Enfermedad de Crohn y colitis

DR. A. HILLARY STEINHART

Enfermedad de Crohn y colitis

Entender y controlar la enfermedad inflamatoria intestinal (EII)

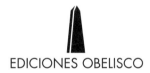

EDICIONES OBELISCO

Si este libro le ha interesado y desea que le mantengamos informado
de nuestras publicaciones, escríbanos indicándonos qué temas son de su interés
(Astrología, Autoayuda, Psicología, Artes Marciales, Naturismo,
Espiritualidad, Tradición…) y gustosamente le complaceremos.

Puede consultar nuestro catálogo en www.edicionesobelisco.com

*Los editores no han comprobado la eficacia ni el resultado de las recetas,
productos, fórmulas técnicas, ejercicios o similares contenidos en este libro.
Instan a los lectores a consultar al médico o especialista de la salud ante
cualquier duda que surja. No asumen, por lo tanto, responsabilidad alguna
en cuanto a su utilización ni realizan asesoramiento al respecto.*

Colección Salud y Vida natural
ENFERMEDAD DE CROHN Y COLITIS
Hillary Steinhart

Título original: *Crohn's & Colitis: Understanding & Managing IBD*

1.ª edición: marzo de 2023

Traducción: *Jordi Font*
Maquetación: *Juan Bejarano*
Corrección: *M.ª Ángeles Olivera*
Diseño de cubierta: *Enrique Iborra*

Texto © 2006, 2012, 2018, A. Hillary Steinhart
Diseño e ilustraciones © 2006, 2012, 2018, Robert Rose, Inc.
(Reservados todos los derechos)
© 2023, Ediciones Obelisco, S. L.
(Reservados los derechos para la presente edición)

Edita: Ediciones Obelisco, S. L.
Collita, 23-25. Pol. Ind. Molí de la Bastida
08191 Rubí - Barcelona - España
Tel. 93 309 85 25
E-mail: info@edicionesobelisco.com

ISBN: 978-84-9111-979-1
Depósito Legal: B-1.440-2023

Impreso en L&C Printing Group

Printed in Poland

PREFACIO

Vivir con la enfermedad inflamatoria intestinal (EII) puede suponer todo un desafío, no sólo para quienes padecen enfermedad de Crohn o colitis ulcerosa, sino también para quienes tienen un familiar o amigo cercano aquejado de uno de estos trastornos. Enfrentarse a este problema requiere la ayuda de profesionales de la salud bien informados. También es muy importante saber qué impacto pueden tener tanto la enfermedad de Crohn como la colitis ulcerosa sobre tu vida y de qué estrategias de manejo dispones.

De todos modos, la cantidad de información que puedes encontrar cuando tratas de aprender sobre la EII puede llegar a ser abrumadora. Hay muchísimas fuentes posibles de información: médicos, enfermeras, libros, folletos, páginas web, asociaciones de pacientes, chats en Internet, amigos y familiares… A menudo, esta información es confusa y contradictoria, y la calidad de la información varía mucho según la fuente. Este exceso de información puede hacer que estés confuso y frustrado, lo que dificulta aún más el manejo de estas enfermedades crónicas.

Hemos escrito este libro para ofrecer a pacientes, familiares, amigos y profesionales de la salud una descripción clara, actual y concisa de las posibles causas subyacentes, las características clínicas y los tratamientos efectivos de la enfermedad de Crohn y la colitis ulcerosa. En lugar de limitarnos a presentar una lista de datos sobre los trastornos, hemos proporcionado un contexto clínico aplicado basado en nuestros años de experiencia con muchos centenares de pacientes que han sido evaluados, seguidos y tratados en el Centro de EII del Hospital Mount Sinai. También hemos intentado que esta información sea relevante para los pacientes con EII y sus familias, explicando historias de casos y respondiendo a las preguntas que los pacientes formulan con frecuencia. Esperamos proporcionar otro medio para tratar estas enfermedades, que sólo ahora estamos realmente comenzando a comprender.

Hemos escrito este libro para ofrecer a pacientes, familiares, amigos y profesionales de la salud una descripción clara, actual y concisa de las posibles causas subyacentes, las características clínicas y los tratamientos efectivos de la enfermedad de Crohn y la colitis ulcerosa.

PRIMERA PARTE

ENTENDER LA ENFERMEDAD DE CROHN Y LA COLITIS ULCEROSA

1

¿QUÉ ES ESTA ENFERMEDAD?

CASO DE ESTUDIO   **Kelly**

Kelly, una estudiante universitaria de 22 años, desarrolló calambres abdominales, urgencia para defecar, diarrea y sangre en las heces. Los síntomas aparecieron gradualmente y al principio eran intermitentes. Comenzaron durante el mes previo a los exámenes del primer trimestre y, aunque parecieron mejorar una vez terminados los exámenes, los síntomas continuaron hasta el segundo trimestre. Acudió al centro de salud de la universidad, donde la examinaron y derivaron a un especialista. Éste le realizó una serie de pruebas y le dijo a Kelly que padecía una EII, en concreto, colitis ulcerosa.

Kelly estaba muy preocupada: colitis ulcerosa sonaba a enfermedad grave. Además, el médico le dijo que no tiene cura, aparte de la cirugía. No era justo. «Soy joven y nadie en mi familia ha tenido esta enfermedad. Siempre he sido muy consciente de la salud… Sigo una dieta saludable, que incluye leche y productos lácteos. Soy una persona activa y no fumo», protestó. No podía dejar de hacer preguntas en su empeño por entender los motivos: «¿Qué es la enfermedad inflamatoria intestinal? ¿La colitis es una infección? ¿Puedo tomar antibióticos para curarme? ¿La ha provocado el estrés de los exámenes? ¿Qué pasa si sigo una dieta diferente? ¿El ibuprofeno que tomo para los dolores de cabeza podría tener algún impacto?».

Su médico la calmó y comenzó a responder las preguntas de Kelly…

(continúa en la página 69)

¿Qué es la enfermedad inflamatoria intestinal?

La EII no es una única enfermedad o problema médico. El término describe de manera general cualquier problema o enfermedad que provoque una inflamación del tracto gastrointestinal. Estrictamente hablando, esta definición incluiría infecciones del intestino, como, por ejemplo, una infección provocada por la bacteria *Salmonella*. Sin embargo, el término «enfermedad intestinal inflamatoria» (EII) suele reservarse para dos trastornos similares: la enfermedad de Crohn y la colitis ulcerosa. Las causas específicas de estos trastornos aún no son totalmente conocidas.

Localización de la inflamación

En la enfermedad de Crohn, la inflamación ocurre con mayor frecuencia en la parte inferior del intestino delgado (el íleon) y en el intestino grueso, también conocido como colon. La enfermedad de Crohn también puede afectar al esófago, al estómago y a las partes superiores del intestino delgado (duodeno y yeyuno).

11

Enfermedad de Crohn

La enfermedad de Crohn tal vez se remonte a principios del siglo XIX, según las descripciones de casos de dolencias similares en la bibliografía médica de esa época. En 1932, los doctores Crohn, Ginzburg y Oppenheimer, del Hospital Mount Sinai de Nueva York, describieron por primera vez el problema como una entidad patológica específica. La forma de la enfermedad que describieron en un primer momento se centraba en la inflamación del íleon, la última parte del intestino delgado, por lo que denominaron a la afección ileítis regional, ya que «ileítis» significa inflamación del íleon. Años después de que el Dr. Crohn y sus colegas describieran la afección, se le dio el nombre de enfermedad de Crohn. A principios de la década de 1950, se reconoció que la enfermedad de Crohn no afectaba necesariamente sólo al íleon, sino que también podía afectar a otras partes del tracto gastrointestinal, como el colon o el intestino grueso.

Colitis ulcerosa

Inflamación limitada
En la colitis ulcerosa, la inflamación se limita al intestino grueso, que también incluye el recto. El resto del tracto gastrointestinal no se ve afectado.

Al igual que la enfermedad de Crohn, es probable que la colitis ulcerosa estuviera algún tiempo entre nosotros antes de que fuera descrita por completo a finales del siglo XIX. La colitis ulcerosa a veces se denomina proctitis ulcerosa, proctosigmoiditis ulcerosa o pancolitis ulcerosa. Estos nombres se relacionan sobre todo con la extensión de la inflamación del colon más que con cualquier diferencia fundamental en las supuestas causas de la colitis ulcerosa. Durante la primera mitad del siglo XX, el tratamiento de la colitis ulcerosa era quirúrgico, y muchos pacientes acababan falleciendo por complicaciones tanto de la enfermedad como de la cirugía. Sin embargo, desde la década de 1940 ha habido una mejora constante en el manejo médico y quirúrgico de la colitis ulcerosa, y hoy en día la muerte por complicaciones de la enfermedad o de su tratamiento es extremadamente rara.

Síndrome del intestino irritable

La enfermedad inflamatoria intestinal (EII) y el síndrome del intestino irritable (SII) se confunden a menudo porque sus nombres son muy parecidos. El SII es una enfermedad poco conocida del tracto gastrointestinal. Aunque el SII se caracteriza por malestar o dolor abdominal crónicos y una alteración en el hábito intestinal normal, es una afección bastante diferente de la EII (enfermedad de Crohn y colitis ulcerosa). Se cree que en el SII los problemas surgen por un cambio en la manera en que funciona el intestino o en el modo en que el cerebro detecta el funcionamiento del intestino.

En el SII, no ha habido una evidencia clara o consistente de que la inflamación juegue un papel en la causa de los síntomas en el ser humano. Esto es diferente en el caso de la EII, en la que la inflamación es la principal característica definitoria de la enfermedad y en la que el tratamiento contra la inflamación ayudará a tratar esta patología y a aliviar sus síntomas. En el SII, el tratamiento suele centrase en modificar la motilidad del tracto gastrointestinal o la transmisión de los impulsos de dolor del intestino al cerebro.

Glosario de la enfermedad inflamatoria intestinal

Los gastroenterólogos utilizan varios términos técnicos para describir la EII. Puedes comenzar a usar el vocabulario de esta enfermedad en tus conversaciones con tu médico especialista. Estos términos se definen con más detalle en su contexto más adelante en el libro.

Absceso: Colección localizada de tejido muerto e infectado (pus), que normalmente se vuelve líquido. Las consecuencias pueden ser graves si no se actúa de forma rápida y adecuada; la actuación implica drenar el material infectado y prescribir antibióticos.

Absorción: Proceso digestivo que consiste en extraer nutrientes de los alimentos y transferirlos al sistema circulatorio; por ejemplo, la absorción de la vitamina B_{12} tiene lugar en el íleon (la última sección del intestino delgado), lo que suele resultar problemático en la EII.

Colon (intestino grueso): Parte inferior del tracto gastrointestinal, principal responsable de reabsorber líquidos y electrolitos (sales) de las heces.

Colonoscopia: Procedimiento de diagnóstico de la EII que consiste en introducir un endoscopio a través del ano y el recto hasta el colon, donde se puede tomar una biopsia de tejido para su análisis.

Distensión: Aumento significativo en el tamaño del abdomen que puede deberse a meteorismo, heces o líquidos.

Duodeno: Primera parte del intestino delgado, que recibe el alimento ingerido después de haber salido del estómago. Aunque el duodeno es relativamente corto (unos 30 cm de longitud), desempeña un papel importante en la absorción de algunos nutrientes, particularmente hierro; también es el lugar donde las enzimas digestivas del páncreas y las sales biliares del hígado se mezclan por primera vez con los alimentos para ayudar en el proceso de digestión.

Enfermedad inflamatoria intestinal (EII): Cualquier afección o enfermedad que provoque la inflamación del tracto gastrointestinal, más comúnmente en el intestino delgado, el intestino grueso y el recto.

Enzima: Proteína que modifica la velocidad de una reacción química, por lo general relacionada con una función metabólica importante del organismo.

Esfínter anal: Válvula muscular que se encuentra al final del recto y que, por lo general, evita que las heces salgan cuando se supone que no deben hacerlo. Un daño en el esfínter o en los nervios que lo inervan puede provocar incontinencia fecal.

Estenosis: Estrechamiento del canal central en un segmento del intestino que puede conducir a obstrucción o bloqueo.

Fístula: Comunicación anormal del intestino a otros órganos, a la pared abdominal o a la piel.

Gastroenterología: Especialidad médica que se ocupa del estudio del sistema, las enfermedades y la salud digestivas.

Granuloma: Colección distintiva de células inflamatorias o inmunitarias que aparece en tejidos afectados por ciertas enfermedades, incluida la enfermedad de Crohn.

Íleon: Última parte del intestino delgado; constituye aproximadamente un tercio de la longitud total del intestino delgado. Es el lugar en el que se absorbe la vitamina B_{12}.

Incontinencia fecal: Pérdida de la capacidad de retener las heces. Puede ocurrir cuando existe inflamación del recto o de la parte inferior del colon, o cuando se ha producido algún daño en el esfínter anal.

Linfocito: Tipo de glóbulo blanco que es importante en la protección inmunitaria contra una serie de posibles bacterias y virus que pueden provocar infecciones.

Motilidad: Movimiento de los alimentos a través del tracto gastrointestinal.

Mucosa: Revestimiento interno del tracto gastrointestinal. La integridad de la mucosa es importante para llevar a cabo muchas de las funciones del tracto gastrointestinal, en particular la digestión de los alimentos y la absorción de nutrientes.

Pancolitis: Inflamación que afecta a todo el colon.

Perforación: Agujero en la pared del intestino que permite que el contenido intestinal, a menudo con numerosas bacterias, penetre en la cavidad abdominal, donde puede provocar una infección grave.

Peristaltismo: Contracciones involuntarias que hacen que los alimentos se desplacen a través del tracto gastrointestinal.

Proctitis: Forma de colitis que afecta sólo al recto.

Proteína: Compuesto formado por cadenas largas de aminoácidos. Las proteínas son responsables de muchas funciones críticas, incluido el mantenimiento de la estructura corporal y las funciones metabólicas.

Recto: Última parte del colon (intestino grueso), donde las heces quedan retenidas antes de ser expulsadas. La inflamación del recto puede provocar dificultad para retener las heces durante un período prolongado.

Serosa: Revestimiento exterior (membrana) que recubre el intestino.

Síndrome del intestino irritable (SII): Síndrome gastrointestinal funcional caracterizado por síntomas de dolor o malestar abdominal, junto con un cambio en el hábito intestinal. No hay inflamación del tracto gastrointestinal.

Tracto gastrointestinal: Tracto que se extiende desde la boca hasta el ano.

Úlcera: Área en el tracto gastrointestinal en la que se observa una pérdida del revestimiento interno normal (mucosa). Las úlceras pueden provocar complicaciones, como sangrado o abscesos.

Vellosidades: Proyecciones digitiformes del revestimiento interno del intestino delgado (mucosa) que tienen la función de aumentar la superficie de mucosa disponible para la absorción de nutrientes.

Yeyuno: Segunda parte del intestino delgado; constituye alrededor de dos tercios de la longitud total del intestino delgado y es responsable de la absorción de la mayoría de los nutrientes de los alimentos.

La paradoja de fumar

Fumar aumenta el riesgo de desarrollar la enfermedad de Crohn, y en aquellas personas que ya están enfermas, puede provocar que esta patología sea más agresiva o más grave. En cambio, fumar parece proteger contra la colitis ulcerosa. Hay más probabilidades de que los pacientes con colitis ulcerosa sean no fumadores o exfumadores. En el caso de los exfumadores, parece ser que el período inmediatamente posterior a dejar de fumar es un momento de riesgo importante de desarrollar colitis ulcerosa. Esta observación ha llevado a algunos investigadores a utilizar nicotina en forma de parches para la piel como tratamiento para la colitis ulcerosa. A pesar de la fuerte asociación entre fumar cigarrillos y la protección contra la colitis ulcerosa, este enfoque de tratamiento no ha sido sistemáticamente efectivo.

¿Quién sufre la enfermedad inflamatoria intestinal?

El inicio de la EII puede estar influenciado por la edad, el género y la geografía.

Factores de edad

La enfermedad de Crohn y la colitis ulcerosa suelen comenzar en personas jóvenes. Aunque es poco frecuente ver este trastorno en niños de menos de 5 años, se produce un aumento en la aparición de EII hasta los 20 años, con un pico de incidencia en el grupo de edad entre los 20 y los 40 años. Es menos común, pero ciertamente no es extraño, que las personas de más de 50 o 60 años sufran por primera vez la EII. En cambio, es bastante raro que la enfermedad aparezca en personas de edad avanzada; cuando los síntomas aparecen por primera vez en alguien de este grupo de edad, el médico suele considerar otras afecciones o enfermedades como más probables que la EII.

Género

La EII parece incidir en hombres y mujeres aproximadamente en el mismo porcentaje, aunque algunos estudios han sugerido que la incidencia puede ser ligeramente superior en mujeres. Estas diferencias pueden variar según la edad de la primera aparición de la EII, pero incluso aunque tales diferencias existan, es probable que sean menores y sin mayor importancia.

Estudios poblacionales

Aunque suele creerse que son enfermedades que se dan con mayor frecuencia en los países desarrollados, se ha observado enfermedad de Crohn y colitis ulcerosa en todas las razas y en todos los países específicamente estudiados. De todos modos, parece que existen algunas diferencias interesantes entre países, así como entre grupos étnicos dentro de un país determinado.

Estas enfermedades son mucho menos comunes en Asia, si bien esto puede estar cambiando. En Japón, por ejemplo, la enfermedad de Crohn era prácticamente desconocida hace más de medio siglo, pero desde entonces parece observarse un aumento constante en la incidencia. La incidencia en la población judía se encuentra entre las más altas de cualquier grupo étnico o racial; de todos modos, dentro de la población judía parece observarse una diferencia en la incidencia según el país de origen. En un estudio, la incidencia de EII fue mayor en los judíos de ascendencia asquenazí (europea) que en las poblaciones judías de ascendencia sefardí (del norte de África y de Oriente Medio).

Gradiente norte-sur
Por lo general, la incidencia de EII es más alta en América del Norte y los países del norte de Europa, y más baja en los países de latitudes más meridionales. Esto se ha descrito como un «gradiente norte-sur». Sin embargo, este gradiente no es exclusivo de la comparación norte-sur, sino que probablemente refleja un gradiente subyacente entre países desarrollados y países en vías de desarrollo.

Los diferentes riesgos de EII en distintos países no se deben sólo a razones puramente hereditarias o genéticas, sino que la incidencia creciente de la enfermedad de Crohn observada en Japón sugiere que los factores ambientales tienen un efecto importante en el riesgo de desarrollar EII. Además, los estudios llevados a cabo con personas del sur de Asia que emigraron a América del Norte han demostrado que mantienen el riesgo más bajo de EII que también se observa en su país de origen, mientras que sus hijos, que por lo general han nacido y han crecido en América del Norte, tienen un riesgo más elevado de desarrollar EII a lo largo de su vida. Estas variaciones en la incidencia de la EII aportan pistas sobre los posibles factores o causas subyacentes, y han dado lugar a una serie de preguntas y teorías interesantes que se están estudiando con más detenimiento.

¿En qué parte del cuerpo se manifiesta la enfermedad inflamatoria intestinal?

Crítico para la vida
El tracto gastrointestinal cumple varias funciones críticas que ayudan a mantenernos con vida. Permite que los nutrientes, el agua, los minerales y las vitaminas entren en nuestro organismo, a la vez que evita la entrada de sustancias nocivas.

La EII aparece en secciones específicas del tracto gastrointestinal. Antes de considerar qué funciona mal en la enfermedad de Crohn y la colitis ulcerosa, debemos comprender cómo funciona un intestino sano. El sistema inmunitario intestinal puede funcionar mal en la EII.

Funciones del tracto gastrointestinal
El tracto gastrointestinal es una estructura tubular que se extiende desde la boca hasta el ano. El intestino tiene dos funciones vitales: absorción de nutrientes y protección inmunitaria.

Absorción de nutrientes
La función principal del intestino es absorber nutrientes. Éstos proporcionan el combustible y los componentes básicos necesarios para mantener todas las demás funciones corporales. El intestino absorbe agua, minerales y vitaminas de los alimentos y bebidas ingeridos.

Partes principales del tracto gastrointestinal

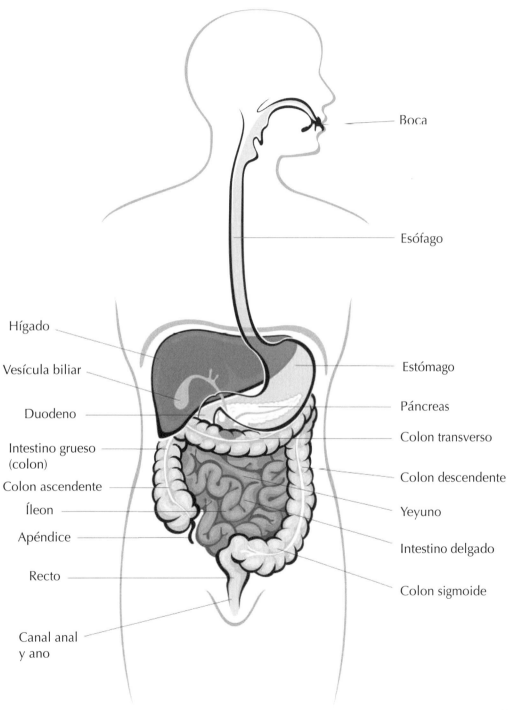

Boca

Esófago

Hígado

Vesícula biliar

Duodeno

Intestino grueso
(colon)

Colon ascendente

Íleon

Apéndice

Recto

Canal anal
y ano

Estómago

Páncreas

Colon transverso

Colon descendente

Yeyuno

Intestino delgado

Colon sigmoide

Protección inmunitaria

Al mismo tiempo que permite o promueve la absorción de nutrientes, el tracto gastrointestinal debe mantener fuera del organismo a numerosos elementos potencialmente dañinos. Entre ellos se incluyen organismos microscópicos, como bacterias, virus y parásitos, así como determinadas proteínas peligrosas que provocan enfermedades si entran en el cuerpo desde el intestino. Así pues, el tracto gastrointestinal es una parte importante del sistema inmunitario de nuestro organismo.

Partes principales del tracto gastrointestinal

El tracto gastrointestinal tiene seis componentes principales: boca, esófago, estómago, intestino delgado, intestino grueso y ano. Todos ellos pueden verse afectados por la EII.

Boca

La boca y las estructuras internas (labios, dientes, lengua y paladar) están involucradas en la ingestión de los alimentos. Los dientes permiten triturar los alimentos en partículas pequeñas que se descomponen y son digeridas con más facilidad por las enzimas presentes en el intestino. Los labios, la lengua y el paladar ayudan a masticar y tragar los alimentos.

Esófago

El esófago es un tubo que transporta los alimentos, una vez tragados, desde la boca hasta el estómago. Una válvula situada en la parte inferior del esófago evita que los alimentos y el ácido del estómago asciendan por el esófago hasta la boca, provocando acidez estomacal que puede dañar el revestimiento interno del esófago. Cuando vomitas, esta válvula se abre para permitir que salgan los ácidos y los alimentos, y cuando eructas, se abre para permitir que salgan los gases.

Estómago

Esta estructura en forma de saco se encuentra en la parte superior del abdomen. Recibe y retiene los alimentos que se acaba de ingerir,

Úlceras en la EII

Una úlcera es una zona que ha perdido su revestimiento mucoso. Cuando una persona habla de úlceras, suele referirse a las úlceras duodenales o gástricas (estómago), que, por lo general, son diferentes de las úlceras que pueden aparecer en caso de EII. En la enfermedad de Crohn y la colitis ulcerosa, las úlceras suelen aparecer en el intestino delgado y el intestino grueso, y, con mucha menos frecuencia, en el estómago y el duodeno.

y los empuja lentamente hacia el intestino delgado, donde tiene lugar la mayor parte de la absorción de nutrientes. En el extremo inferior del estómago hay una válvula que ayuda a regular la rapidez con la que los alimentos abandonan el estómago para entrar en el intestino delgado. El estómago envía una señal importante al cerebro para indicar cuándo se ha comido lo suficiente.

El estómago también segrega ácido desde su revestimiento. Ayuda a proteger contra infecciones provocadas por bacterias dañinas que podrían ser ingeridas inadvertidamente con los alimentos. El ácido estomacal también ayuda con la digestión inicial de las proteínas de los alimentos. Una enzima llamada pepsina, que también es segregada por el estómago, brinda una ayuda adicional para descomponer las proteínas.

Intestino delgado

El intestino delgado es una estructura tubular de unos 4 o 5 m de longitud. Se divide en tres segmentos: de arriba a abajo, el duodeno, el yeyuno y el íleon. En el intestino delgado tiene lugar la absorción de la mayoría de nutrientes de los alimentos.

Mucosa

La absorción de nutrientes depende de la presencia de un revestimiento interno (o mucosa) altamente especializado. El revestimiento de la mucosa está formado por células cuya principal razón de ser es absorber nutrientes del interior (o lumen) del intestino y pasarlos al organismo, donde sirven como componentes básicos o combustible para otras funciones corporales. La superficie de la mucosa se pliega en muchas proyecciones digitiformes, conocidas como vellosidades, que aumentan de manera eficiente la superficie y, por lo tanto, el número de células disponibles para la absorción de nutrientes. La superficie de estas células contiene enzimas que ayudan a descomponer los alimentos en componentes más pequeños para poder ser absorbidos con más facilidad. Cuando el intestino está inflamado, como sucede con la EII, las vellosidades pueden reducirse en número o en tamaño, o incluso pueden desaparecer por completo, de modo que el revestimiento interno del intestino parece liso. Esta pérdida de vellosidades da como resultado una capacidad reducida para absorber nutrientes. Cuando la inflamación es grave, el revestimiento de la mucosa puede llegar a desaparecer por completo, dejando el tejido subyacente expuesto al interior del intestino.

Intestino grueso

El intestino grueso, también conocido como colon, mide aproximadamente de 1 a 1,2 m de longitud. Se conoce como intestino grueso porque su diámetro es mayor que el del intestino delgado. Se divide en varias secciones: ciego, colon ascendente, colon transverso, colon descendente, colon sigmoide y recto.

Recto

La última parte del intestino grueso se conoce como recto. Hasta cierto punto, la pared del recto puede estirarse para permitir que las heces se mantengan en su interior hasta el momento apropiado para evacuar. Cuando el recto está inflamado o tiene algún otro problema, esta capacidad para retener las heces se reduce y es posible que sientas la necesidad de ir al baño con mucha frecuencia y urgencia. En algunos casos, esto puede dar lugar a accidentes con la pérdida asociada del control de la función intestinal, también conocida como incontinencia fecal. Esta necesidad de frecuentes visitas al baño y la urgencia que puede acompañarla pueden ser uno de los síntomas más preocupantes de la EII.

Ano

El ano (o canal anal) es el paso que siguen las heces cuando salen del cuerpo. La función principal del ano es evitar que las heces presentes en el recto salgan cuando no quieres que lo hagan. En otras palabras, ayuda a prevenir la incontinencia fecal. Dentro del canal anal hay dos esfínteres (o válvulas) anales musculares principales que ayudan a evitar que las heces salgan involuntariamente.

Uno de ellos, el llamado esfínter anal externo, se encuentra bajo tu control consciente. En otras palabras, puedes controlar o presionar este esfínter en concreto cuando intentas retener las heces o los

Funciones principales
La función principal del intestino grueso es absorber líquidos (agua) y minerales, como sodio y potasio, presentes en el contenido intestinal, y pasarlos al torrente sanguíneo. Al absorber líquidos, el colon hace que las heces sean sólidas en lugar de líquidas, y ayuda a prevenir la pérdida de líquidos y la deshidratación.

Intestino delgado

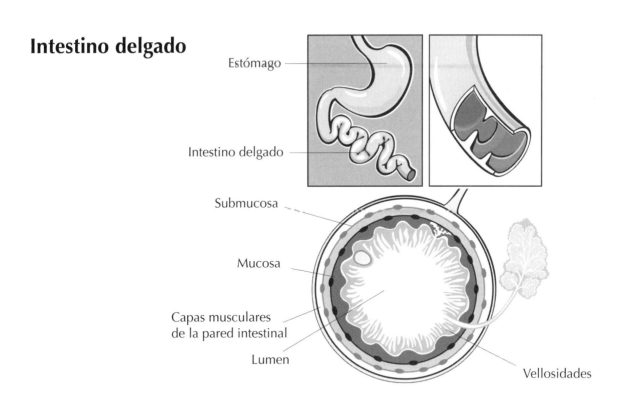

Estómago

Intestino delgado

Submucosa

Mucosa

Capas musculares
de la pared intestinal

Lumen

Vellosidades

Intestino grueso

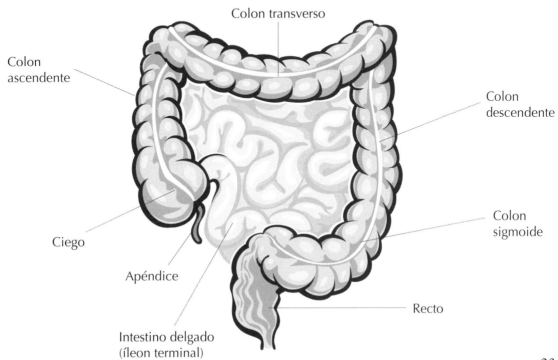

Colon transverso

Colon
ascendente

Colon
descendente

Colon
sigmoide

Ciego

Apéndice

Recto

Intestino delgado
(íleon terminal)

23

Partes relacionadas del tracto gastrointestinal

Hay otras partes del tracto gastrointestinal involucradas en mayor o menor medida en la digestión y la absorción de nutrientes. Estos órganos, que, por lo general, están conectados a la parte tubular del tracto gastrointestinal a través de pequeños canales (o conductos), incluyen el hígado, la vesícula biliar y el páncreas. La vesícula biliar y el páncreas no suelen verse afectados por la EII; en cambio, en un pequeño porcentaje de pacientes, el hígado, sí. En algunas ocasiones, esto puede conducir a daño hepático.

Hígado

El hígado tiene muchas funciones, si bien la producción de bilis es la que está más relacionada con la digestión. La bilis es similar a un detergente, ya que permite que la grasa se descomponga y se convierta en una forma que se puede disolver o mezclar con agua. Por lo general, la grasa permanece separada del agua, como la grasa que flota en una sopa de pollo. Esta capacidad de la bilis para descomponer la grasa en partículas pequeñas y dispersarlas dentro del contenido acuoso del intestino delgado es crucial para la digestión y la absorción de las grasas.

Vesícula biliar

Por lo general, la bilis que produce el hígado se almacena en la vesícula biliar, un pequeño saco situado junto al hígado, hasta que se necesita después de una comida. Cuando la producción de bilis no es adecuada o si la bilis no llega al intestino, se reduce la absorción de grasas de la dieta. Como consecuencia, la grasa puede terminar perdiéndose con las heces y se aprecia como gotitas de grasa o de aceite en las heces.

Páncreas

El páncreas es una glándula que produce una serie de enzimas digestivas que se segregan en la parte superior del intestino delgado. El páncreas se encuentra muy cerca del duodeno y tiene un pequeño conducto que lo atraviesa y que transporta las enzimas pancreáticas hasta el duodeno. Estas enzimas ayudan a descomponer las proteínas, el almidón y las grasas de la dieta en componentes que el intestino puede absorber con más facilidad.

Signos de inflamación

La inflamación aparece como respuesta a cualquier tipo de lesión, ya sea por una infección grave o potencialmente mortal, o por algo tan nimio como un corte con un papel. Los signos clásicos de inflamación son dolor, hinchazón, enrojecimiento y pérdida de la función normal.

gases. El otro, el esfínter anal interno, no se encuentra bajo control voluntario, sino que funciona de manera refleja a nivel subconsciente. Mantener la continencia y asegurar el vaciado suave y completo del recto requiere la coordinación de los dos esfínteres anales; si cualquiera de los dos está dañado o enfermo, puede provocar incontinencia fecal.

¿Qué falla en la enfermedad inflamatoria intestinal?

La enfermedad de Crohn y la colitis ulcerosa implican inflamación del intestino. Una persona sana suele tener cierto grado de inflamación en el tracto gastrointestinal, pero en las personas con EII, la inflamación es extensa y excesiva.

Inflamación intestinal normal

En el intestino, el grado de inflamación presente de manera normal en personas sanas no suele ser suficiente para provocar la pérdida de la función o para ser percibida a simple vista, pero cuando se observa con el aumento de un microscopio, siempre se pueden ver algunos glóbulos blancos, llamados linfocitos, en el revestimiento interno y justo debajo del revestimiento intestinal.

Estas células defensivas son parte del sistema inmunitario del intestino y ayudan a protegerlo de bacterias, virus, parásitos y proteínas potencialmente dañinos que no están presentes en el organismo. La cantidad de inflamación está regulada para que haya suficiente respuesta inmune para proteger frente a estos peligros, pero no tanta como para causar problemas.

Algo bueno en exceso puede ser perjudicial, y la cantidad de inflamación en el revestimiento intestinal no es una excepción. Si hay demasiada inflamación o si no se controla de manera adecuada, la inflamación puede provocar hinchazón y daño a los tejidos del tracto gastrointestinal. Este daño puede dar problemas con el funcionamiento normal del tracto gastrointestinal, incluida la absorción de nutrientes y líquidos, y la retención y expulsión de heces en el momento adecuado.

Cuando el daño es bastante grave, puede desprenderse el revestimiento interno del tracto gastrointestinal, lo que provoca un abanico de síntomas, como dolor abdominal, diarrea, sangre en las heces, pérdida de peso y retraso en el crecimiento infantil.

Inflamación excesiva

La inflamación excesiva o descontrolada es fundamental para la aparición de la enfermedad de Crohn y la colitis ulcerosa. A medida que los científicos aprenden más sobre los factores que controlan el grado de inflamación en el intestino, conocen más sobre las causas de estos trastornos.

Signos de colitis ulcerosa

La inflamación en la colitis ulcerosa se limita al colon, pero la extensión de la inflamación dentro del colon varía de una persona a otra, y en un individuo puede variar a lo largo del curso de la enfermedad.

En la colitis ulcerosa, cualquier porción del colon puede estar inflamada, dejando el resto intacto. Sin embargo, el recto siempre está inflamado o enfermo.

Pancolitis

En muchos casos, todo el colon está inflamado y se conoce como pancolitis. Cuando la inflamación se extiende hacia arriba, lo hace de forma continua. En otras palabras, no hay zonas inflamadas separadas entre sí por zonas normales de colon.

Proctitis

En algunas personas con colitis ulcerosa, sólo hay inflamación en el recto. Esta forma particular de la enfermedad a menudo se conoce como proctitis o proctitis ulcerosa. Se han observado algunas diferencias entre la proctitis y las formas más extendidas de la enfermedad, como la pancolitis. La proctitis ulcerosa es inusual en los niños y tiende a observarse con más frecuencia cuando la enfermedad se presenta por primera vez en personas de mediana edad o de edad avanzada.

Extensión limitada

Como la extensión de la inflamación en la proctitis ulcerosa es tan limitada (suele afectar como máximo a los últimos 15 cm del intestino grueso), los pacientes que padecen esta variante de la enfermedad no suelen estar tan enfermos como aquellos con formas más extensas de colitis ulcerosa.

Signos de enfermedad de Crohn

En la enfermedad de Crohn, la inflamación puede darse en cualquier parte del tracto gastrointestinal. Aunque aparece con mayor frecuencia en el íleon y el colon, puede afectar al esófago, al estómago, al duodeno y al yeyuno.

Lesiones en parche

Las regiones del intestino afectadas por la enfermedad de Crohn pueden no ser adyacentes entre sí, y se habla de lesiones en parche o de islas de lesión. Por ejemplo, una persona con la enfermedad de

Crohn puede tener una región inflamada en la parte media del intestino delgado (yeyuno) y otra región inflamada en el intestino grueso, con un intestino normal entre las dos regiones inflamadas.

Penetración intestinal

En la colitis ulcerosa, la inflamación tiende a estar limitada al revestimiento más interno del intestino, pero en la enfermedad de Crohn, la inflamación tiende a penetrar desde el revestimiento más interno, donde aparecen por primera vez la inflamación y las úlceras, a través de las capas más profundas del intestino hasta la superficie exterior (serosa). Esto da como resultado un defecto u orificio en la pared del intestino, lo que puede provocar infecciones localizadas en la cavidad abdominal (abscesos) o comunicaciones (fístulas) desde el intestino hasta otros órganos, la pared abdominal o la piel. En la enfermedad de Crohn la inflamación también puede aparecer en diminutas colecciones localizadas de células inflamatorias, llamadas granulomas, que sólo se pueden observar con el aumento de un microscopio. Estos granulomas son prácticamente diagnósticos de la enfermedad de Crohn.

Variación regional

La amplia variación en las regiones del intestino que se ven afectadas por la enfermedad de Crohn puede conducir a diferencias importantes en cómo un paciente experimenta la enfermedad y en cómo acude a la atención médica. Esta variación también afecta los enfoques a la hora de tratar la enfermedad.

Signos de colitis indeterminada

En una pequeña proporción de personas con enfermedad inflamatoria intestinal que afecta al colon, no es posible, por las características de la enfermedad, diferenciar entre la colitis ulcerosa y la enfermedad de Crohn. En estos casos, la afección se designa como colitis indeterminada o enfermedad inflamatoria intestinal de tipo indeterminado. En algunos casos de colitis indeterminada, el patrón de la enfermedad cambia con el tiempo, y se hará evidente que, en realidad, el paciente tiene colitis ulcerosa o enfermedad de Crohn. Sin embargo, algunos pacientes seguirán teniendo características tanto de la colitis ulcerosa como de la enfermedad de Crohn, y no será posible distinguir entre las dos.

El enfoque para el tratamiento de las dos enfermedades con medicamentos es similar. En cambio, la diferenciación se vuelve mucho más importante si se contempla la cirugía como tratamiento, ya que los enfoques quirúrgicos de la colitis ulcerosa y de la enfermedad de Crohn pueden ser bastante diferentes debido al hecho de que la enfermedad de Crohn puede reaparecer después de la cirugía en regiones del intestino que no estaban afectadas antes de la intervención quirúrgica.

¿Cuáles son las posibles complicaciones de la enfermedad inflamatoria intestinal?

Complicaciones específicas de la enfermedad de Crohn
- Estenosis.
- Abscesos.
- Fístulas.

Existen varias complicaciones graves que pueden aparecer por sufrir una EII. Aquí es donde radica el peligro. Algunas complicaciones son comunes a la enfermedad de Crohn y la colitis ulcerosa, mientras que otras son exclusivas de una u otra forma de EII. Por lo general, las complicaciones se pueden dividir en aquellas que aparecen por culpa de la propia inflamación o ulceración que ocurre en el intestino y aquellas que surgen en zonas del cuerpo que no están directamente conectadas con el intestino o relacionadas con la propia inflamación intestinal.

Complicaciones de la inflamación y la ulceración

La inflamación y las ulceraciones pueden provocar estenosis, fístulas y abscesos en el intestino. Si estas complicaciones no se tratan adecuadamente, pueden, a su vez, provocar más daños en los tejidos e infecciones descontroladas. Si bien estas complicaciones se observan a menudo en la enfermedad de Crohn, son muy raras en la colitis ulcerosa.

Comidas a evitar si sufres estenosis intestinal
- Palomitas de maíz.
- Frutos secos.
- Semillas.
- Maíz.
- Verduras crudas.
- Pieles de las frutas.

Estenosis

Las estenosis no son necesariamente un problema hasta que provocan una obstrucción intestinal, por lo general conocida como oclusiones. Los alimentos y otros elementos quedan atrapados en la estenosis estrechada, impidiendo el paso de otras sustancias. Esto produce una contrapresión en el intestino «por encima» de la estenosis, lo que provoca un dolor agudo, a menudo de tipo cólico,

Complicaciones de la enfermedad de Crohn: Estenosis, abscesos y fístulas

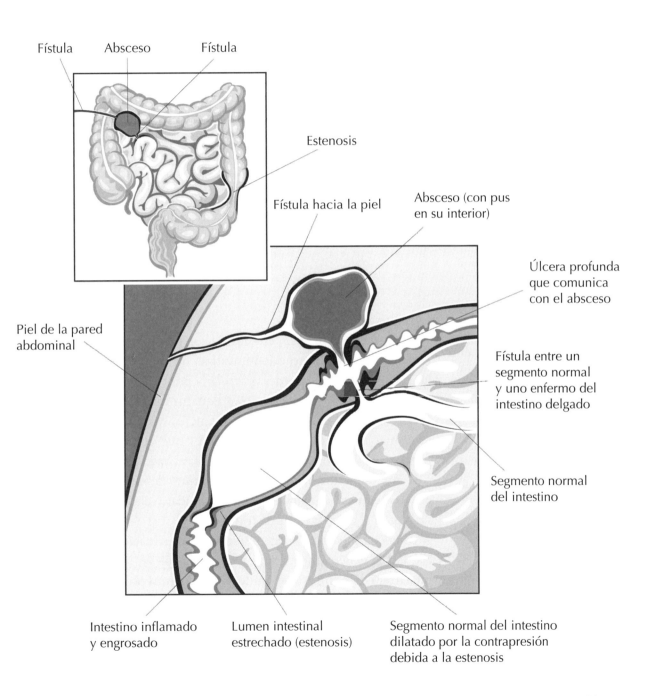

Fístula

Absceso

Fístula

Estenosis

Fístula hacia la piel

Absceso (con pus en su interior)

Úlcera profunda que comunica con el absceso

Piel de la pared abdominal

Fístula entre un segmento normal y uno enfermo del intestino delgado

Segmento normal del intestino

Intestino inflamado y engrosado

Lumen intestinal estrechado (estenosis)

Segmento normal del intestino dilatado por la contrapresión debida a la estenosis distensión abdominal y náuseas y vómitos. A veces puede haber señales de aviso de que una estenosis puede estar empeorando o provocando una obstrucción; entre estos signos se incluyen dolor frecuente o recurrente en el centro del abdomen después de comer, junto con una sensación de distensión o hinchazón de éste.

P ¿Qué son las estenosis?

R Las estenosis son segmentos del intestino en los que la abertura interna, normalmente ancha, se estrecha. Puede deberse a la inflamación que aparece en los tejidos de la pared intestinal como consecuencia de una inflamación activa, similar a la hinchazón que aparece al sufrir una lesión, como un hueso roto. La mayoría de las veces, la estenosis se debe a la cicatrización de los tejidos intestinales después de episodios repetidos o continuos de inflamación y curación.

Atención médica inmediata

Si existe fiebre con los síntomas de la estenosis, si hay vómitos frecuentes o si después de 6 a 8 horas los síntomas de la obstrucción no comienzan a desaparecer, como lo demuestra la reducción del dolor, la disminución de la distensión abdominal y la reanudación de los movimientos intestinales normales y el paso de gases, entonces se necesita atención médica inmediata.

Obstrucción intestinal

No todas las personas con estenosis desarrollan obstrucción intestinal. Si sufres una obstrucción intestinal que no es grave y conoces los síntomas, a veces puedes controlarla por tu cuenta evitando los alimentos sólidos y bebiendo sólo líquidos durante varias horas o incluso algunos días. Si tienes una estenosis, es importante que evites comer alimentos de difícil digestión y que, como consecuencia, puedan quedar obstruidos en la parte estrechada del intestino. Entre estos alimentos se incluyen las palomitas de maíz, los frutos secos, las semillas, el maíz, las verduras crudas (sobre todo las fibrosas, como el apio) y pieles de frutas.

Esta complicación puede resultar en una situación de emergencia. Por lo general, necesitarás monitorización en un entorno hospitalario, con administración de líquidos intravenosos para prevenir la deshidratación y, posiblemente, la inserción de una sonda nasogástrica (un tubo de plástico que se inserta por la nariz y desciende por el esófago hasta el estómago) para extraer líquidos y gases del estómago.

Si la obstrucción no se resuelve con estas medidas, suele ser necesario someterse a una cirugía para extirpar el área del intestino estenosada. Afortunadamente, la mayoría de las obstrucciones que se deben a las estenosis de la enfermedad de Crohn se resuelven sin la necesidad inmediata de cirugía, pero las obstrucciones repetidas acostumbran a significar que se requiere intervención quirúrgica. En ese caso, la cirugía se puede programar de forma electiva para llevarla a cabo cuando el paciente esté bien alimentado, no esté enfermo y no tome fármacos que pudieran afectar a la curación y la recuperación posquirúrgica. Los medicamentos no son muy efectivos para aliviar la obstrucción, sobre todo cuando el estrechamiento se debe a la cicatrización.

Abscesos

Cuando una úlcera profunda atraviesa todas las capas del intestino, el contenido intestinal, sobre todo bacterias y material fecal, puede filtrarse hacia la cavidad abdominal y los tejidos que rodean el intestino. Cuando de repente se filtra una gran cantidad de este material, puede producirse una infección grave, en ocasiones mortal, conocida como peritonitis.

En la enfermedad de Crohn, por lo general esta fuga se produce de forma muy gradual y los tejidos que rodean al intestino tienen la oportunidad de reaccionar y formar una barrera contra la fuga libre de bacterias a la cavidad abdominal. Como resultado, las bacterias se acumulan en un área localizada que queda aislada de manera

Infección bacteriana grave
Cuando un absceso no se trata del modo adecuado, puede aumentar de tamaño y, por último, las bacterias pueden propagarse al torrente sanguíneo y por todo el organismo, o bien pueden aparecer en los órganos y tejidos adyacentes o en la cavidad abdominal, lo que hace que el pus se extienda por todo el abdomen. Cualquiera de estas situaciones puede ser en extremo grave e incluso potencialmente mortal.

efectiva. Las bacterias crecen dentro de esta región aislada, provocando una infección localizada conocida como absceso. Lo normal es que un absceso contenga pus en su interior.

Fístulas

Las fístulas son canales anormales que unen una parte del intestino con otra o con otro órgano. Cuando una región del intestino se inflama y ulcera, la úlcera puede atravesar el grosor de la pared intestinal y llegar a un tejido adyacente. Esto se ve facilitado por el hecho de que la superficie exterior del intestino inflamado tiende a ser «pegajosa» y se adhiere con facilidad a otros segmentos adyacentes del intestino, a los órganos que lo rodean o a la superficie interna de la pared abdominal. Cuando se forma una fístula entre dos segmentos del intestino, es posible que no haya malas consecuencias obvias, pero que la fístula haga que los alimentos ingeridos pasen por alto grandes segmentos del intestino. Esto puede provocar una disminución de la absorción de nutrientes, lo que conduce a pérdida de peso y malnutrición. Las fístulas pueden pasar de los intestinos a los órganos adyacentes, como la vejiga, lo que, a su vez, provoca infecciones urinarias recurrentes.

Fístulas perianales

El tipo más común de fístula aparece en la zona que rodea al ano. Se cree que estas fístulas anales surgen por culpa de una infección o inflamación de las glándulas que se encuentran justo debajo del revestimiento de la abertura anal. La infección o inflamación puede penetrar en varias direcciones a través de los tejidos circundantes y finalmente llegar a la piel que rodea el ano. Las fístulas perianales, también llamadas fístulas perineales, pueden ser extremadamente molestas y, en el caso de algunas personas, dominan todas las demás manifestaciones de la enfermedad de Crohn.

Las personas con fístulas perianales pueden sufrir episodios continuos de dolor alrededor de la región del ano, junto con hinchazón y drenaje de mucosidad, pus, sangre y heces. En las mujeres, la inflamación y las fístulas pueden extenderse desde la zona que rodea el ano hasta el área de la vagina. Cuando son particularmente gra-

Dolor y vergüenza

Cuando una fístula pasa del intestino a la piel de la pared abdominal o a la zona que rodea el ano, el líquido intestinal o las heces salen por la abertura de la fístula hacia la piel. Además de ser antiestético, este líquido intestinal dificulta la limpieza de la zona y puede irritar la piel circundante.

Debido a su ubicación, algunas fístulas también pueden obstaculizar algunos tipos de actividad sexual. Ello no se debe tan sólo al dolor que puede estar asociado con una fístula, sino también a la posible vergüenza de estar «sucio». Si tienes esta impresión, es importante que seas consciente de que no estás solo. Hablar de tus preocupaciones con tu pareja a menudo ayudará a calmar algunos de tus temores sobre la intimidad. Juntos, incluso podéis pensar en actividades o posiciones sexuales que ambos encontréis placenteras y que no te resulten dolorosas o incómodas.

ves, los síntomas relacionados con las fístulas pueden interferir con las actividades cotidianas, como sentarse, caminar, hacer ejercicio o ir en bicicleta.

Manifestaciones extraintestinales

Tanto la enfermedad de Crohn como la colitis ulcerosa pueden estar asociadas con la inflamación de los tejidos fuera del tracto intestinal, en especial las articulaciones, los ojos, la piel y el hígado. Las manifestaciones extraintestinales a menudo ocurren cuando la enfermedad intestinal es más activa o sintomática, pero también pueden aparecer cuando los intestinos no dan ningún problema. Por desgracia, no existe una buena manera de predecir quién podría tener estas complicaciones en particular, ni sabemos cómo evitar que ocurran. De todos modos, sabemos que ciertas complicaciones tienen alguna base genética o hereditaria que contribuye a su aparición en la EII.

Inflamación articular

Probablemente los síntomas articulares son la manifestación extra-intestinal más común de la EII y se presentan hasta en un 30 por 100 de los pacientes. Las articulaciones más a menudo afectadas

Complicaciones de la EII fuera del intestino (manifestaciones extraintestinales)
- Síntomas articulares (dolor, rigidez, hinchazón).
- Sacroilitis.
- Inflamación ocular.
- Lesiones en la piel.
- Enfermedad hepática (colangitis esclerosante primaria).
- Enfermedad ósea.

son las rodillas, los tobillos, las muñecas y las articulaciones pequeñas de los dedos de las manos (nudillos) y de los pies. Los síntomas de afectación o inflamación de las articulaciones incluyen dolor y rigidez en las articulaciones o, cuando son más graves, hinchazón y enrojecimiento.

Sacroilitis

En los pacientes con enfermedad de Crohn o con colitis ulcerosa puede aparecer en la parte baja de la espalda un tipo específico de artritis, conocida como sacroilitis. Por lo general, se presenta primero con rigidez en la parte inferior de la espalda por las mañanas y una vaga molestia en la parte inferior de la espalda o en las caderas. En una forma más grave, llamada espondilitis anquilosante, la inflamación puede extenderse hacia la parte superior de la columna vertebral y, en última instancia, hacer que los huesos de la columna se fusionen, lo que reduce la flexibilidad y la movilidad. Para la espondilitis anquilosante, existe un análisis de sangre que puede predecir quién está en riesgo de desarrollarla, pero por desgracia no es posible prevenir su desarrollo.

Inflamación ocular

La inflamación ocular es una consecuencia poco común, pero potencialmente grave, de la EII. Pueden aparecer varias formas diferentes de inflamación ocular (conocidas como iritis, uveítis y epiescleritis), todas ellas muy relacionadas entre sí, que provocan enrojecimiento ocular y, a menudo, dolor. En algunos casos, el dolor empeora con las luces brillantes y también puede existir visión borrosa. Cualquiera de estos síntomas debe ser evaluado de inmediato por un médico e iniciar el tratamiento, que por lo general consiste en colirios medicados que contienen esteroideos, aunque sólo deben administrarse después de un examen adecuado por parte de un médico cualificado.

Lesiones cutáneas

Hay dos tipos principales de lesiones cutáneas que suelen aparecer, aunque no con mucha frecuencia, en pacientes con EII: eritema

Problemas agravados

Por desgracia, algunos de estos problemas articulares, en especial la sacroilitis, tienden a persistir incluso cuando se trata y se controla adecuadamente la enfermedad intestinal subyacente. Para agravar el problema, algunos de los medicamentos que se suelen utilizar para tratar la inflamación de las articulaciones, como los antiinflamatorios no esteroideos, pueden ser dañinos para el tracto intestinal de los pacientes con EII.

nodoso y pioderma gangrenoso. Si bien no se sabe con certeza si el tratamiento temprano de las lesiones cutáneas de la EII produce mejores resultados, es importante estar atento a cualquier lesión cutánea que resulte en especial dolorosa o que aumente de tamaño sin razón aparente.

Aunque no está causada directamente por la propia enfermedad, un tercer tipo de lesión cutánea, la psoriasis, se puede observar con más frecuencia en la EII, sobre todo en pacientes con enfermedad de Crohn. La psoriasis produce erupciones rojizas, elevadas, escamosas y con comezón que pueden aparecer casi en cualquier parte del cuerpo. Lo interesante es que la enfermedad de Crohn y la psoriasis comparten algunos factores genéticos que aumentan el riesgo de ambas afecciones, y los tratamientos farmacológicos de las dos afecciones inflamatorias se superponen. Algunas terapias, como los tratamientos basados en el factor de necrosis antitumoral (infliximab o adalimumab) o en la anti-interleucina-12 y la anti-interleucina-23 (ustekinumab), pueden resultar eficaces para tratar ambas enfermedades.

Eritema nodoso

Las lesiones del eritema nodoso son rojizas o violáceas, elevadas y dolorosas, y aparecen con mayor frecuencia en las espinillas. Por lo general, surgen cuando los síntomas intestinales son más activos y desaparecen a medida que la enfermedad intestinal responde al tratamiento, a veces dejando una pequeña área de decoloración.

Lesiones agrandadas

- Los pacientes a menudo comentan que las lesiones de eritema nodoso y pioderma gangrenoso parecen comenzar con lo que creían que era un hematoma o una picadura de insecto, pero que se agranda y empeora rápidamente. Cuando esto sucede, se debe notificar de inmediato a un médico.
- Se ha demostrado que el fármaco infliximab es bastante eficaz para curar las lesiones del pioderma gangrenoso.

Erupciones en la piel

Aunque los tratamientos basados en el factor de necrosis antitumoral (infliximab, adalimumab y golimumab) pueden ser eficaces para tratar las lesiones cutáneas asociadas a la EII, su uso también puede dar lugar a erupciones cutáneas inusuales. Por lo general, no son graves y normalmente se pueden controlar con cremas o pomadas aplicadas en el lugar de la erupción. En casos raros, estos medicamentos pueden estar asociados con una nueva aparición de una enfermedad de la piel conocida como psoriasis o, en algunos casos, con un empeoramiento de la psoriasis que ya estaba presente antes del inicio de la terapia. Se trata de una reacción inusual a la terapia porque estos medicamentos suelen ser bastante efectivos para tratar la psoriasis.

Pioderma gangrenoso

El pioderma gangrenoso es una zona de piel ulcerada que suele aparecer en las piernas, aunque lo puede hacer en otras regiones del cuerpo, en particular cerca de una ileostomía o colostomía. La lesión a veces es dolorosa, pero a menudo tiene mucho peor aspecto de lo que se siente. El área ulcerada puede llegar a ser bastante extensa, en ocasiones de 5 cm de anchura o incluso más, y, con frecuencia, puede exudar líquido. Aunque puede mejorar cuando se trata la enfermedad intestinal, no siempre es así. Cuando las lesiones sanan, pueden dejar áreas de cicatrización o zonas con cambio de pigmentación.

Infliximab (Remicade®) y adalimumab (Humira®), dos de los tratamientos basados en el factor de necrosis antitumoral (anti-TNF) que se utilizan para tratar la EII, pueden resultar eficaces para curar las lesiones del pioderma gangrenoso.

Aunque no se sabe con certeza si el tratamiento temprano de las lesiones cutáneas de la EII produce mejores resultados con el tratamiento, es importante estar atento a cualquier lesión cutánea que resulte especialmente dolorosa, ulcerada o que se extienda sin motivo aparente. Los pacientes a menudo informan de que las lesiones de eritema nodoso y de pioderma gangrenoso parecen comenzar como lo que pensaban que era un hematoma o una picadura de insecto, pero que se extienden y empeoran con bastante rapidez.

Cuando suceda esto, consulte de inmediato a su médico.

Incidencia de CEP
No más del 5 por 100 de las personas con EII se ven afectadas por una complicación hepática grave conocida como colangitis esclerosante primaria (CEP). Si la afección continúa progresando, puede llegar a provocar cirrosis hepática e insuficiencia hepática.

Hígado

La afección hepática más grave relacionada con la EII es la colangitis esclerosante primaria (CEP). La CEP parece ser algo más común en la colitis ulcerosa que en la enfermedad de Crohn, y cuando ocurre en la enfermedad de Crohn, a menudo hay afectación del intestino grueso (colon) con inflamación. Se cree que la CEP comienza como una inflamación que afecta específicamente a los pequeños canales (conductos) que transportan la bilis desde el hígado hasta el intestino delgado. Esta inflamación provoca cicatrización y estrechamiento de los conductos biliares y, cuando es grave o avanzada, puede llegar a producir daños en el hígado. Si la afección continúa progresando, puede causar cirrosis e insuficiencia hepática. La CEP también predispone al paciente a episodios de infección bacteriana de las vías biliares.

La primera sospecha de CEP suele ser por un análisis de sangre anormal. Por lo general, el diagnóstico requiere más pruebas o exploraciones para ver si están presentes las estenosis características de la CEP. En casos excepcionales, puede ser necesaria una biopsia hepática para resolver las posibles causas. La mayoría de los médicos solicitarán análisis de sangre de la función hepática como parte del chequeo de rutina, incluso para aquellos pacientes cuya EII es bastante estable y no empeora. Esto puede facilitar una detección más temprana de la CEP, pero no existe una terapia eficaz que prevenga su progresión a cirrosis hepática.

Los análisis de sangre ligeramente alterados que indican inflamación o irritación hepática suelen ser temporales y no indican ningún daño grave o consecuencia a largo plazo para el hígado. Es probable que los análisis de sangre anormales se deban a pequeñas zonas de inflamación dentro del tejido hepático que son consecuencia de una reacción a la inflamación intestinal asociada. No se sabe cómo o por qué ocurre, pero tienden a remitir por sí solas, aunque pueden reaparecer de manera repetida con el tiempo.

La CEP también se asocia con un mayor riesgo de cáncer colorrectal. Este riesgo incrementado requiere una monitorización o una vigilancia especializada e intensiva con colonoscopias periódicas. Finalmente, la CEP también se vincula con un mayor riesgo de cáncer de las vías biliares; por desgracia, no existe una buena manera de controlar esta complicación.

Enfermedades óseas

Aunque estrictamente hablando la enfermedad ósea no se considera una manifestación extraintestinal de la EII, las personas con EII tienen un mayor riesgo de desarrollar ciertos tipos de enfermedades óseas. En el pasado, se observaban la osteomalacia y el raquitismo –problemas serios de formación de hueso– como resultado de una deficiencia grave de vitamina D en pacientes con enfermedad de

Fiebre e ictericia
En una persona con CEP, cualquier episodio de fiebre, en especial si se presenta asociado con ictericia (color amarillo) de la piel o de los ojos, debe evaluarse y tratarse de inmediato.

Crohn. Sin embargo, hoy en día rara vez se detectan estos problemas, muy posiblemente como consecuencia de la mejora en los tratamientos médicos y nutricionales de los pacientes con EII.

Osteoporosis

La osteoporosis ha sido reconocida como una enfermedad prevalente. Implica una disminución en la densidad ósea que aparece como consecuencia de una reducción en la cantidad de minerales, como el calcio, en los huesos. Los huesos pierden fuerza y, por lo tanto, son susceptibles de sufrir fracturas con un traumatismo menor o a veces incluso sin un motivo aparente. La osteoporosis no produce ningún síntoma hasta que tiene lugar una fractura.

Si bien la osteoporosis suele aparecer en personas mayores sin EII, sobre todo en mujeres, se observa que aparece a una edad más temprana en pacientes con EII. Hay varias razones por las que los pacientes con EII son más susceptibles a desarrollar osteoporosis a una edad más temprana. La propia EII, en particular en el caso de la enfermedad de Crohn, y la inflamación asociada parecen provocar una reducción de la densidad ósea, tal vez como consecuencia de factores liberados en el torrente circulatorio procedentes de los tejidos inflamados. A su vez, estos factores interfieren con la formación de hueso. La ingesta y la absorción pobres de determinados nutrientes clave, como el calcio y la vitamina D, también pueden desempeñar un papel importante en algunos pacientes. Además, el estado nutricional general de una persona, reflejado en el peso corporal, también es un factor importante para determinar la densidad ósea. En general, las personas con bajo peso o malnutridas suelen tener un mayor riesgo de desarrollar osteoporosis.

Fármacos

Los fármacos son un factor importante en el desarrollo de osteoporosis en pacientes con EII. En particular, los fármacos con esteroideos, como la prednisona, se han asociado con un mayor riesgo. La mayoría de los médicos tratan de limitar la duración del tratamiento con esteroideos en pacientes con EII, y cuando comienzan a tomar esteroideos, a menudo recetan suplementos de calcio y vitamina D, o inician al paciente con medicamentos con bisfosfonatos (por ejemplo, etidronato, alendronato, zoledronato y risedronato), que pueden ayudar a prevenir una mayor pérdida de densidad ósea. La mayoría de los demás fármacos utilizados para tratar la EII no afectan a la densidad ósea.

El tratamiento de la baja densidad ósea en niños y adolescentes con EII es algo diferente al de los adultos. El período durante la adolescencia y la vida adulta temprana es crítico para determinar la salud de los huesos en la edad adulta. Las personas alcanzan su máxima densidad ósea en la edad adulta temprana; sin embargo, es posible que los adolescentes con EII no puedan alcanzar su densidad ósea máxima potencial debido a una ingesta nutricional deficiente, a la EII subyacente o a los fármacos. Se debe prestar especial atención al tratamiento adecuado de la EII, al mantenimiento de una nutrición adecuada y a la minimización de la ingesta de esteroideos durante estos años críticos.

Cáncer

Si bien las personas con EII tienen un mayor riesgo de sufrir cáncer, esto no debería ser motivo de preocupación.

El cáncer es una enfermedad común que puede presentarse en muchas formas y grados de gravedad. El mayor riesgo de padecer cáncer en pacientes con EII parece estar limitado a uno o –como máximo– a unos pocos tipos de cáncer. El riesgo de cáncer colorrectal (cáncer de recto o de intestino grueso) parece ser mayor en personas con EII.

Algunas investigaciones recientes han sugerido que los pacientes con más inflamación durante muchos años tienen un riesgo incrementado, pero los cánceres colorrectales también se pueden dar en personas que han tenido un curso de EII muy leve.

Si bien no todas las personas con EII tienen un riesgo incrementado de desarrollar cáncer colorrectal, es importante conocer los factores que parecen aumentar el riesgo. Durante muchos años, se consideró que tan sólo las personas con colitis ulcerosa tenían un mayor riesgo de sufrir cáncer colorrectal, pero ahora se cree que las personas con la enfermedad de Crohn, en la que el intestino grueso

Pruebas de densidad ósea

La mayoría de los pacientes con EII, en especial aquellos con enfermedad de Crohn, deben medir su densidad ósea, y, si es más baja de lo normal, debe controlarse periódicamente (cada 1 o 2 años). La densidad ósea se mide mediante una prueba segura y fácil conocida como DEXA (del inglés *dual energy X-ray absorptiometry*, absorciometría con rayos X de doble energía), que no requiere inyecciones.

Factores de riesgo para el cáncer colorrectal

- Inflamación extensa del colon (colitis ulcerosa o colitis de Crohn).
- Edad temprana de diagnóstico (menos de 20 años).
- Larga duración de la enfermedad (más de 8 años).
- Síntomas de enfermedad activa.
- Antecedentes familiares de cáncer colorrectal.
- Colangitis esclerosante primaria (CEP).

está muy afectado, también tienen un mayor riesgo. Sin embargo, en aquellos individuos con colitis ulcerosa en los que la enfermedad se limita al recto y la última parte del colon, no existe un aumento significativo en el riesgo de padecer cáncer. Los pacientes diagnosticados antes de los 20 años de edad, con antecedentes de EII de más de 8 años o con colangitis esclerosante primaria asociada, tienen un mayor riesgo de cáncer colorrectal. El riesgo parece aumentar aún más cuanto más tiempo se ha sufrido la enfermedad. Es probable que los pacientes con antecedentes familiares de cáncer colorrectal (un progenitor, un hermano o una hermana) también tengan un mayor riesgo. No se sabe con seguridad si la gravedad de la EII afecta o no al riesgo de padecer cáncer.

P ¿Qué puedo hacer para reducir el riesgo de desarrollar cáncer colorrectal ahora que tengo EII?

R Lo primero que tienes que hacer es determinar tu grado de riesgo. Debe hacerse en la consulta de tu médico. Si en virtud de los factores de riesgo se determina que tienes un mayor riesgo, es posible que tu médico te recomiende que formes parte de un programa de detección. De todos modos, aunque no se recomiende la detección, es importante un seguimiento regular con tu médico.

Es posible que hayas oído hablar de las pruebas de detección de cáncer colorrectal para personas que no tienen EII. Es diferente del cribado que requeriría un paciente con EII. Algunos de los métodos de detección utilizados en personas que no tienen EII, como el análisis de las heces en busca de rastros microscópicos de sangre, no son efectivos para la detección en pacientes con EII. El control de los síntomas del cáncer no es eficaz porque los síntomas del cáncer colorrectal pueden ser muy similares a los de la EII. El cribado que se lleva a cabo en pacientes con EII implica realizar una colonoscopia para tomar al azar numerosas muestras de biopsia del revestimiento del colon. Aunque este tipo de programa de detección parece reducir las tasas de cáncer y hace que los cánceres se detecten antes en etapas curables, aún no es un método perfecto.

En los últimos años, los esfuerzos se han centrado en detectar cambios precancerosos mediante el uso de tecnologías de colonoscopia más novedosas para que las zonas de posible preocupación resulten visibles a simple vista, lo que permite biopsias específicamente dirigidas a esas zonas en lugar de aquellas aleatorias que tradicionalmente se han llevado a cabo.

Displasia

Un patólogo se encarga de examinar con cuidado las biopsias en busca de cambios precancerosos, llamados displasias. Si se encuentran estos cambios, indican una mayor posibilidad (entre el 10 y el 20 por 100) de que el paciente ya sufra cáncer. Si el cáncer aún no está presente, el paciente tiene una posibilidad sustancial de desarrollar cáncer en los años posteriores. Cuando se encuentra y se confirma la displasia, se suele recomendar la cirugía para extirpar el colon.

Prevención y tratamiento

Dado que aún no podemos predecir con certeza quién sufrirá EII intestinal y que las causas de esta enfermedad aún no se han determinado de manera concluyente, es difícil recomendar estrategias de prevención efectivas. Por ahora, la mejor estrategia es aprender a reconocer los síntomas de la enfermedad y comunicárselos al médico para una evaluación, un diagnóstico y un tratamiento inmediatos. En el siguiente capítulo exponemos los síntomas de la EII y las pruebas que utilizan los médicos para diagnosticar esta enfermedad.

Riesgo de cáncer colorrectal

Se ha estimado que las personas con colitis ulcerosa tienen un riesgo de entre el 10 y el 15 por 100 de desarrollar cáncer colorrectal durante su vida.

2

¿Cómo sé si padezco una enfermedad inflamatoria intestinal?

CASO DE ESTUDIO **Jonathan**

Jonathan es un oficial de policía de 33 años que ha tenido varios episodios de dolor abdominal cada seis o nueve meses durante los últimos cinco años. Cada vez duran entre dos y seis semanas. Por lo general, el dolor es tipo cólico y tiende a aparecer entre 30 y 90 minutos después de comer. Se siente hinchado e incómodo. Jonathan también sufre diarrea acuosa hasta ocho veces al día durante los episodios de dolor. Los episodios desaparecen por sí solos.

Cuando ocurren los episodios, Jonathan pierde el apetito y puede llegar a perder hasta 5 kg. Entre episodio y episodio, no tiene dolor y recupera la mayor parte del peso perdido. Sin embargo, durante los últimos dos años se ha sentido más cansado que de costumbre.

Jonathan no sabe mucho de estos episodios. Su esposa tiene el síndrome del intestino irritable, una enfermedad que le han dicho que está relacionada con la dieta y el estrés, y él cree que tiene algo similar. Sin embargo, este año Jonathan ha tenido la revisión médica anual poco después de un episodio de dolor y diarrea, y se lo ha mencionado de pasada a su médico.

Después de hacerle más preguntas, a su médico le preocupa que Jonathan pueda sufrir algo más grave que el síndrome del intestino irritable. Le preocupa la pérdida de peso que se produce durante los episodios y el hecho de que Jonathan se despierta con dolor y diarrea. Además, el médico puede palpar una zona sensible e inflamada en la parte inferior derecha del abdomen.

Basándose en estos hallazgos, al médico le preocupa que Jonathan pueda sufrir la enfermedad de Crohn en el íleon, la última parte del intestino delgado. Decide solicitar pruebas para estudiarlo más a fondo…

(continúa en la página 181)

Reconocer los síntomas

A veces, las personas, especialmente las más jóvenes, retrasan la búsqueda de atención médica por enfermedad inflamatoria intestinal porque creen que se mantendrán sanas y que cualquier síntoma que están experimentando tal vez se deba a una afección simple que no perdurará durante mucho tiempo. Aunque algunas personas perciben que los síntomas son sospechosos, pueden negar la posibilidad de tener una enfermedad crónica grave, sobre todo si ya tienen antecedentes familiares de EII y no desean enfrentarse a la posibilidad de que también van a tener que convivir con esta enfermedad. En algunos casos, el retraso en el diagnóstico puede deberse a una falta general de conocimiento por parte del individuo sobre lo que constituye un síntoma anormal o inaceptable, o por la vergüenza que puede sentir al hablar de sus síntomas.

Otra característica de la EII que puede conducir a un retraso en el diagnóstico es el hecho de que los síntomas pueden aparecer y desaparecer sin ningún tratamiento, por lo que una persona con EII puede tener síntomas que duran días o semanas y que acaban remitiendo por sí solos, y volver a sentirse totalmente sana durante semanas o meses antes de la reaparición de los síntomas. Con este patrón de síntomas, las personas pueden descartar los episodios cuando ocurren, pensando que acabarán desapareciendo por sí solos, y a menudo no se los mencionarán a su médico de atención primaria.

En muy pocas ocasiones, puede ocurrir un retraso en el diagnóstico cuando un médico descarta la descripción de los síntomas de un paciente o pierde pistas clínicas importantes para hacer el diagnóstico.

Para la mayoría de las personas, cualquier retraso entre el momento en que comienzan los síntomas y el momento en que piden consejo a su médico se debe al cambio gradual desde un estado de buena salud hasta un estado de enfermedad. Es probable que haya muy pocas personas con EII que no acaben sometiéndose a una evaluación y se confirme un diagnóstico de enfermedad de Crohn o de colitis ulcerosa.

Buena salud
La enfermedad de Crohn y la colitis ulcerosa suelen aparecer en personas que previamente gozaban de buena salud y que no tenían síntomas intestinales ni problemas digestivos previos.

Síntomas comunes

La EII –y, en particular, la enfermedad de Crohn– puede presentarse con síntomas bastante diferentes de una persona a otra, y éstos dependen de muchos factores distintos.

Algunos de ellos no están directamente relacionados con la enfermedad. Entre éstos se incluyen hábitos intestinales habituales antes de desarrollar EII, tolerancia al dolor o umbral y tal vez incluso el estado de ánimo. Aunque estos factores individuales pueden modificar la experiencia de los síntomas, la naturaleza de la inflamación –su gravedad, su extensión y su ubicación– es lo más importante para determinar los síntomas.

La enfermedad de Crohn y la colitis ulcerosa tienden a compartir una serie de síntomas, como dolor abdominal y diarrea, pero pueden ser bastante diferentes con respecto a la importancia de estos síntomas y su evolución a lo largo del tiempo. A continuación se enumeran los síntomas comunes de ambos trastornos y cómo se manifiestan.

Guía rápida de los síntomas de colitis ulcerosa

Si experimentas alguno de los siguientes síntomas o una combinación de ellos, consulta con tu médico.
- Sangrado rectal (sangre y mucosidad en las heces).
- Urgencia rectal (viajes frecuentes al baño y necesidad urgente de defecar que a menudo no se puede posponer).
- Calambres abdominales frecuentes.
- Diarreas frecuentes.
- Aumento de meteorismo.
- Fatiga persistente.
- Pérdida de peso.

Síntomas de colitis ulcerosa

Dado que la colitis ulcerosa afecta sólo al intestino grueso, los síntomas se deben a la inflamación, el daño y la ulceración del revestimiento del intestino grueso. La inflamación suele estar limitada a los revestimientos internos más superficiales del intestino grueso. Esto determina el tipo de síntomas que el enfermo puede experimentar. Por culpa de estos síntomas, los pacientes con colitis ulcerosa a menudo notan que deben estar cerca de un baño cuando la enfermedad está activa.

Sangre en las heces
La manifestación más
evidente y constante de
la colitis ulcerosa es la
presencia de sangre en
las heces, que se da en
prácticamente todas las
personas con colitis
ulcerosa. De hecho,
si alguien con EII nunca
ha tenido sangre en las
heces, es muy posible
que la afección sea la
enfermedad de Crohn
y no colitis ulcerosa, ya
que la enfermedad de
Crohn no siempre se
asocia con sangre en
las heces.

Dolor continuo
Entre brote y brote,
los pacientes no suelen
sentir ningún dolor.
Si un paciente con colitis
ulcerosa comunica
un dolor abdominal
continuo e implacable,
sugiere la posibilidad
de otro diagnóstico
o de una complicación,
como una perforación
intestinal. Consulta con
tu médico si el dolor
abdominal tiene esta
característica.

Sangrado rectal

La sangre en las heces aparece con independencia de si la inflamación se limita tan sólo al tramo inferior del intestino grueso (recto) o afecta a todo el intestino grueso. La mucosidad a menudo pasa junto con la sangre a las heces, pero a veces puede aparecer sola. En algunos casos puede existir pérdida de sangre y mucosidad sin heces. Aunque este sangrado puede ocurrir con cada evacuación intestinal y puede parecer bastante grave, casi nunca provoca un descenso repentino de la hemoglobina (hemograma), por lo que el sangrado casi nunca supone una situación de emergencia. Sin embargo, es una indicación de la gravedad de la inflamación subyacente y requiere atención médica.

Otros problemas comunes, como hemorroides, también pueden provocar pérdida de sangre con las heces, por lo que no todo sangrado rectal se debe a la colitis ulcerosa.

Urgencia rectal

En la colitis ulcerosa siempre existe inflamación del recto y afecta a la capacidad normal para retener las heces y los gases. Los pacientes con colitis ulcerosa pueden experimentar urgencias frecuentes y muy fuertes para defecar ante la más mínima cantidad de heces, sangre, mucosidad o gas en el recto. Esta urgencia a menudo va acompañada de fuertes calambres en la parte inferior del abdomen, que probablemente se deban a la contracción o el espasmo del recto y el colon sigmoide.

Cuando los pacientes experimentan este tipo de urgencia y no se encuentran cerca de un baño, es posible que no puedan controlar la urgencia el tiempo suficiente y que tengan incontinencia. A veces, esta pérdida de control puede ser el síntoma más preocupante para los pacientes con colitis ulcerosa. En muchos casos, las personas con colitis ulcerosa activa planificarán sus actividades para tener siempre un acceso fácil y rápido a un baño.

El aumento de la actividad intestinal suele ocurrir durante las primeras horas de la mañana y poco después de comer. Como consecuencia de ello, los pacientes evitarán salir por la mañana hasta que desaparezcan las ganas de defecar y evitarán comer antes de salir de casa. Cuando la colitis ulcerosa es más grave, la actividad intestinal puede continuar durante toda la noche y hará que el paciente se despierte varias veces para ir al baño.

Urgencias falsas

Las urgencias falsas son otro síntoma preocupante que experimentan muchos pacientes con colitis ulcerosa activa. Cuando el recto se distiende con gases o heces, envía una señal al cerebro que indica la necesidad de defecar. Cuando el recto está inflamado, se irrita y envía estas señales al cerebro ante la más mínima distensión o incluso sin distensión alguna.

En este caso, una persona tendrá una fuerte necesidad de defecar y correrá al baño, sólo para descubrir que no sale nada o, como mucho, sólo una pequeña cantidad de sangre y mucosidad. Como consecuencia, es posible que las personas con colitis ulcerosa tengan que ir innumerables veces al baño todos los días, aunque sólo defequen unas pocas veces.

Por lo general, sólo se elimina una pequeña cantidad de heces cada vez. Dado que los pacientes expulsarán con muy poca frecuencia lo que se reconoce como heces, a veces tendrán la sensación de que están estreñidos. Cuando sólo está inflamado el recto, la inflamación y el espasmo pueden bloquear el paso y la excreción de heces normales que se encuentran en el intestino grueso por encima del recto.

Dolor abdominal

La inflamación del revestimiento interno del intestino puede provocar dolor abdominal, pero como el revestimiento interno del intestino no tiene terminaciones nerviosas que puedan detectar estímulos dolorosos, el dolor abdominal no es una característica constante en la mayoría de los casos de colitis ulcerosa. Cuando aparece, el dolor tiende a ser de tipo cólico y próximo en el tiempo con las deposiciones, y a menudo se asocia con urgencia rectal. Es probable que este dolor se deba más a la contracción o al espasmo del intestino que a la inflamación del propio revestimiento interno.

Diarrea

Cuando la inflamación del intestino grueso se extiende por encima del recto, afecta a la absorción normal de líquidos del intestino grueso, lo que provoca unas heces sueltas o líquidas, también conocidas como diarrea. Las heces líquidas pueden estar mezcladas con cantidades variables de sangre y mucosidad.

Meteorismo

Algunos pacientes que experimentan un brote de colitis ulcerosa advertirán que tienen una mayor cantidad de gases o que el olor de los gases cambia. Algunos incluso informan que pueden saber cuándo un brote está a punto de aparecer por culpa de este cambio en el olor. En realidad, nunca se ha estudiado la cantidad de gases producidos durante un brote de colitis, si bien es probable que, aunque no aumente la cantidad, el recto y el intestino grueso inflamados sean más sensibles a su presencia y, por lo tanto, los gases pasarán más a menudo.

Fatiga

Cuando la inflamación de colon es particularmente grave o cuando afecta a una gran parte de éste, los pacientes con colitis ulcerosa pueden sufrir fatiga y pérdida de peso. La mayoría de las veces, la fatiga se debe a la propia inflamación, pero también a la anemia provocada por la pérdida de sangre en las heces. Con el tiempo, la pérdida crónica de sangre puede provocar anemia por deficiencia de hierro. Cuando una persona está anémica, la sangre no puede transportar oxígeno a los tejidos del cuerpo con la misma eficacia, y, como consecuencia de ello, la persona puede experimentar fatiga y dificultad para respirar ante el más mínimo esfuerzo.

Citoquinas

Aunque no exista anemia o deficiencia de hierro, la propia inflamación intestinal también puede provocar fatiga. Es probable que esto ocurra por culpa de determinadas proteínas, llamadas citoquinas, que son liberadas por los tejidos inflamados y que pueden dar lugar a síntomas como fatiga, pérdida del apetito y fiebre.

Pérdida de peso

Las citoquinas también pueden provocar cambios en el metabolismo que dan como resultado la pérdida de peso corporal, incluso en el caso de que la ingesta de alimentos se encuentre en un nivel suficiente como para mantener el estado nutricional saludable de una persona.

Síntomas de la enfermedad de Crohn

La enfermedad de Crohn puede afectar a cualquier parte del tracto gastrointestinal, y, como consecuencia de ello, los síntomas comunicados por los pacientes con enfermedad de Crohn pueden ser mucho más variados que los comunicados por los pacientes con colitis ulcerosa.

Al igual que sucede con la colitis ulcerosa, los síntomas experimentados en la enfermedad de Crohn dependen en gran medida de la ubicación y de la gravedad de la inflamación en el tracto gastrointestinal. Sin embargo, la importancia relativa de los síntomas puede ser diferente en la enfermedad de Crohn que en la colitis ulcerosa. Dado que hay lugares que se ven afectados con mucha más frecuencia que otros, hay síntomas que también tienden a ser más comunes que otros. Como regla general, el dolor abdominal, la diarrea, la fatiga y la pérdida de peso suelen ser los síntomas de presentación más comunes en la enfermedad de Crohn. En niños, el retraso en el crecimiento es un síntoma que se presenta muy a menudo.

Síntomas atípicos

Dado que en la enfermedad de Crohn las zonas del intestino que están afectadas por la enfermedad varían de una persona a otra, no existe un paciente «típico» o una presentación de síntomas «típica».

Guía rápida de los síntomas de la enfermedad de Crohn

Los síntomas de la enfermedad de Crohn son similares a los de la colitis ulcerosa. Sin embargo, los pacientes con enfermedad de Crohn pueden experimentar una serie de síntomas adicionales que, por lo general, no se sufren en la colitis ulcerosa. Un problema que es muy poco común en la colitis ulcerosa, pero que, en cambio, puede verse en la enfermedad de Crohn es la aparición de fístulas y abscesos alrededor del ano y úlceras en el canal anal. Estas complicaciones se deben a la tendencia de la enfermedad de Crohn a penetrar más profundamente en el revestimiento del intestino.

Si experimentas alguno de los siguientes síntomas o una combinación de ellos, consulta con tu médico:

- Sangrado rectal (sangre y mucosidad en las heces).
- Urgencia rectal (viajes frecuentes al baño y necesidad urgente de defecar que a menudo no se puede posponer).
- Calambres abdominales frecuentes.
- Diarreas frecuentes.
- Aumento de gases intestinales.
- Fatiga persistente.
- Pérdida de peso.
- Fístulas y abscesos alrededor del ano y úlceras en el canal anal.
- Retraso en el crecimiento en los niños.

Consejos para trabajar con tu médico

Trabajar con tu médico para diagnosticar tus síntomas es el primer paso para comprender y tratar la EII. Sin embargo, algunos pacientes consideran su primera visita con su médico algo insatisfactoria porque no tienen suficiente tiempo para formular todas las preguntas que puedan tener. Si bien la mayoría de los médicos tienen horarios en los que están muy ocupados, puedes aprovechar al máximo tus citas con él si acudes bien preparado. Para aprovechar al máximo tu visita al médico, prueba los siguientes consejos:

Asegúrate de tener tiempo suficiente

Si crees que para hablar de tus problemas y tus inquietudes vas a necesitar más tiempo que el que tu médico suele asignar a cada visita, pide una visita más larga. Lo encontrarás mucho más satisfactorio que tratar de «encontrar un momento» al final de la visita para plantear tus preguntas e inquietudes más apremiantes. Si se ha acabado el tiempo de visita, reconócele al médico que se ha acabado el tiempo, pero que aún tienes algunos temas que comentar. Probablemente el médico te pedirá que continúes o bien te sugerirá que programes otra visita.

Mantén una descripción de los síntomas centrada y objetiva

El médico quiere saber qué sientes, por lo que limítate a describir lo que estás experimentando sin sacar conclusiones precipitadas ni hacer especulaciones. Por ejemplo, podrías decirle a tu médico: «Hoy he venido porque sigo teniendo episodios en los que no puedo defecar, mi abdomen se distiende como si estuviera embarazada de nueve meses y empiezo a vomitar. Siento exactamente lo mismo que cuando me operaron por una obstrucción intestinal hace cuatro años, pero tal vez un poco menos intenso». Si bien puedes sospechar que se debe a una obstrucción intestinal, no tienes que interpretar la experiencia o hacer un diagnóstico. Ése es el trabajo del médico: determinar si los síntomas se deben a una obstrucción intestinal o a alguna otra causa o enfermedad que podría provocar síntomas similares.

Realiza una lista con tus preguntas y problemas

Procura que la lista de preguntas sea lo bastante breve para poder tratarla en el tiempo disponible y asegúrate de que las preguntas sean específicas y vayan al grano en lugar de ser demasiado generales y difíciles de responder de manera concisa. Por ejemplo, responder a una pregunta del tipo «¿Cuáles son los posibles efectos secundarios de este medicamento?» puede ocupar toda la visita, mientras que si preguntas «¿Cuáles son los efectos secundarios frecuentes y graves de este medicamento?», obtendrás la información que estás buscando en un tiempo relativamente corto, dejando más tiempo para poder formular otras preguntas.

Prioriza tu lista de preguntas de la más importante a la menos importante

Ocúpate primero de las preguntas que te provocan más preocupación para que te puedas sentir más tranquilo y cómodo haciendo otras preguntas. A menudo, la respuesta de tu médico a la pregunta más apremiante también responde a otras preguntas de tu lista.

Pídele a un amigo o a un familiar que te acompañe para que te ayude a recordar lo que habéis hablado

Muchos pacientes le piden a su pareja, a un familiar o a un amigo que les acompañen a la visita para que les ayuden a recordar las preguntas que han planeado hacer y tomen nota de las respuestas ofrecidas por el médico. Su apoyo emocional también es importante.

Toma notas sobre los puntos clave de la conversación

Tú o tu acompañante debéis hacer un registro de lo que tu médico investiga y concluye para que puedas seguir cualquier programa de tratamiento que el médico pueda recetarte. Es especialmente importante si el médico te presenta varias opciones de tratamiento y debes escoger una; es posible que desees consultar tus anotaciones antes de tomar una decisión.

P **¿Qué es un absceso?**

R Las áreas inflamadas del intestino pueden ser sensibles al tacto, por lo que cualquier presión aplicada sobre el abdomen puede provocar dolor. Cuando las úlceras se extienden a lo largo de la pared intestinal, pueden provocar una reacción alrededor del intestino, lo que acaba causando una hinchazón que el médico puede palpar al examinar al paciente. En ocasiones, esta zona puede infectarse con las bacterias del intestino que pueden penetrar a través de la úlcera hacia la zona de la inflamación. Es lo que se conoce como absceso. Cuando ocurre esto, los pacientes suelen sentir un dolor constante sobre la zona afectada y también pueden tener fiebre.

Dolor abdominal

A diferencia de la colitis ulcerosa, donde la inflamación se limita al revestimiento más interno del intestino, en la enfermedad de Crohn, la inflamación y las úlceras pueden penetrar a través de todas las capas de la pared intestinal. Dado que en las capas más profundas del intestino hay nervios que pueden transmitir señales de dolor, el dolor puede ser una característica más consistente de la enfermedad de Crohn.

**Atención médica
inmediata**
Los episodios de dolor
abdominal que duran
más de 4 a 6 horas sin
evacuación de gases
o heces requieren
atención médica
inmediata y, a menudo,
hospitalización.

Estenosis y obstrucciones

Si la enfermedad de Crohn produce algún estrechamiento del intestino (más a menudo en el intestino delgado), puede producir cierto grado de obstrucción, lo que dificulta que los alimentos y el contenido intestinal pasen a través de las áreas estrechadas. Esto se puede experimentar como un dolor abdominal tipo cólico que aparece entre unos minutos y varias horas después de una comida, dependiendo de la ubicación precisa del estrechamiento. Junto con este dolor puede aparecer hinchazón abdominal y, cuando es particularmente grave, también pueden aparecer náuseas y vómitos. Pueden producirse bloqueos más completos, que estarán asociados con síntomas de dolor abdominal, distensión, náuseas y vómitos. Durante el episodio, es posible que la persona no pueda expulsar heces ni gases.

Defecaciones

Como es el caso de la colitis ulcerosa, los pacientes con enfermedad de Crohn pueden sufrir dolor abdominal tipo cólico alrededor del momento de defecar. Puede deberse a la irritabilidad del intestino y al espasmo asociado que puede aparecer como consecuencia de la inflamación.

Diarrea

La diarrea es un síntoma común, pero no universal, de la enfermedad de Crohn. De hecho, en realidad algunos pacientes con estrechamiento intestinal presentan reducción de las deposiciones y estreñimiento. La diarrea que se presenta en pacientes con la enfermedad de Crohn no suele ser sanguinolenta, pero cuando el tramo inferior del intestino grueso está inflamado, puede ocurrir sangrado con mayor frecuencia.

Fatiga

La fatiga es un síntoma muy común en la enfermedad de Crohn, y puede ser uno de los síntomas más difíciles de revertir por completo con terapia médica. Como en la colitis ulcerosa, es probable que se deba a la liberación de citoquinas de los tejidos intestinales inflamados.

Pérdida de peso

La pérdida de peso puede deberse a los cambios en el metabolismo provocados por las citoquinas, pero también puede ser causada por una ingesta reducida de nutrientes como consecuencia del dolor que aparece después de comer. En pacientes con inflamación del intestino delgado, puede haber problemas con la absorción de nutrientes, lo que puede conducir a la pérdida de peso.

Problemas anales

Mientras que los pacientes con colitis ulcerosa pueden describir irritación de la piel que rodea al ano o incluso pueden desarrollar hemorroides (venas hinchadas) por culpa de las deposiciones frecuentes, los pacientes con enfermedad de Crohn corren el riesgo de desarrollar ciertos problemas específicos más graves. Pueden desarrollar fisuras o úlceras anales (rupturas dolorosas en la piel dentro del ano), abscesos (acumulación dolorosa de pus) y fístulas (pequeñas aberturas en la piel alrededor del ano que pueden drenar heces, pus o sangre).

Síntomas extraintestinales

Tanto la colitis ulcerosa como la enfermedad de Crohn pueden presentarse con ciertos síntomas o problemas asociados fuera del intestino. Se denominan manifestaciones extraintestinales y suelen deberse a la inflamación de otros tejidos fuera del intestino, como, por ejemplo, articulaciones, ojos, piel e hígado. Las manifestaciones articulares (artritis) son las más comunes. Estas manifestaciones extraintestinales pueden aparecer en el momento del primer diagnóstico de EII o bien más adelante en el curso de la enfermedad. En casos ocasionales, pueden ocurrir primero, meses o incluso años antes de que los síntomas intestinales se manifiesten por primera vez. En ambos trastornos pueden suceder las mismas manifestaciones y los mismos síntomas extraintestinales (articulaciones, ojos, piel e hígado).

Deficiencias de nutrientes

Dependiendo de la parte del intestino implicada en la enfermedad de Crohn, los pacientes pueden desarrollar deficiencias nutricionales específicas. Por ejemplo, en la enfermedad de Crohn, la última parte del intestino delgado (íleon terminal) está con frecuencia afectada; en esta parte también es donde se absorbe la vitamina B_{12}. Como consecuencia de ello, en pacientes con enfermedad de Crohn del íleon terminal puede aparecer deficiencia de vitamina B_{12}.

Inicio de los síntomas

La EII suele desarrollarse siguiendo uno de estos tres patrones de aparición de síntomas: gradual, repentino y recurrente o remitente.

Inicio gradual

La mayoría de las veces, la enfermedad de Crohn y la colitis ulcerosa se desarrollan de forma muy gradual, por lo que pasan muchas semanas, meses o, en algunos casos, incluso años antes de que los pacientes reconozcan los síntomas y se los mencionen a su médico para el diagnóstico.

Inicio repentino

Con muy poca frecuencia, aunque no rara vez, la EII se desarrolla de manera abrupta. Los síntomas pueden aparecer de manera repentina, en ocasiones con tanta rapidez que la enfermedad parece desarrollarse casi de la noche a la mañana, y la persona pasa de un estado de buena salud a sufrir una enfermedad grave sin aviso previo. Este tipo de presentación es bastante sorprendente y a menudo puede ponérselo muy difícil a los pacientes y sus familias. Es posible que se requieran importantes decisiones de tratamiento médico, incluidas la elección de medicamentos y la posibilidad de someterse a una cirugía, antes de que el paciente tenga la oportunidad de conocer la enfermedad y sus consecuencias, complicaciones y posibles tratamientos.

Comienzo recurrente o remitente

La EII también puede desarrollarse siguiendo el llamado curso recurrente o remitente. Los pacientes pueden presentar episodios o brotes leves que duran días, semanas o incluso meses. Durante estos brotes, los síntomas empeoran notablemente, pero luego parecen desaparecer de manera espontánea (entran en remisión), de modo que la persona vuelve a un estado de salud normal sin síntomas durante semanas, meses o incluso años antes de que se produzca otro episodio o brote.

Dado que estos brotes a menudo desaparecen por sí solos, los pacientes a veces no acuden al médico para un diagnóstico o un tratamiento hasta que un episodio es más grave o dura más de lo habitual, o de alguna manera es más preocupante.

Métodos de diagnóstico

Si sospechas que tú o un miembro de tu familia experimenta algún síntoma de EII, consulta a tu médico lo antes posible. Un historial médico de los síntomas y un examen físico suelen ser adecuados para sospechar un diagnóstico de enfermedad de Crohn o de colitis ulcerosa, pero es importante realizar más pruebas de diagnóstico para confirmar el diagnóstico sospechado, determinar el alcance y la gravedad de la enfermedad, y detectar posibles complicaciones de ésta. Estos procedimientos incluyen análisis estándar de sangre y heces, varios estudios de imágenes, endoscopias y biopsias.

No todas las pruebas son necesarias en todos los pacientes, sino que las elegidas dependerán de sus síntomas específicos, así como de la disponibilidad, el riesgo potencial y la incomodidad de la investigación específica.

Análisis de sangre

El recuento de glóbulos blancos y de plaquetas puede aumentar en infecciones y problemas inflamatorios, y puede ser elevado en la EII activa. En la sangre de pacientes con EII están presentes determinados anticuerpos con mayor frecuencia. Los anticuerpos son proteínas producidas por el sistema inmunitario para defenderse frente a ciertos tipos de infecciones al unirse a moléculas específicas presentes en la superficie de virus y bacterias. Algunas proteínas, y más comúnmente la proteína C reactiva, se encuentran en niveles más elevados en la sangre de las personas con afecciones inflamatorias.

Patrones de anticuerpos

El patrón de anticuerpos puede ayudar a diferenciar entre la colitis ulcerosa y la enfermedad de Crohn. Entre los anticuerpos presentes en la sangre en una persona con EII se incluyen anti-ompC, anti-

Pruebas de diagnóstico para EII
- Análisis de sangre.
- Coprocultivos (cultivos de heces).
- Estudios de imagen.
  - Radiografía.
  - Ecografía.
  - Tomografía axial computarizada (TAC).
  - Resonancia magnética (RM).
- Endoscopia.
  - Gastroscopia.
  - Colonoscopia.
  - Endoscopia capsular.
  - Enteroscopia.
- Biopsias.

Cribado
Aunque los análisis de sangre no pueden sustituir las pruebas diagnósticas más definitivas, como los estudios por imágenes, la endoscopia o la biopsia, y aunque no se pueden utilizar para confirmar un diagnóstico, pueden ser útiles para descartar a los pacientes con una posible EII antes de proceder a pruebas diagnósticas más definitivas y a menudo invasivas.

CBir1 y anti-fla-X, entre otros. Son todos ellos anticuerpos que se dirigen a determinadas proteínas que se encuentran en las bacterias. Se han combinado en un panel de análisis de sangre disponible comercialmente con algunas otras proteínas y marcadores genéticos presentes en la sangre; juntos, estos marcadores proporcionan una probabilidad de que un individuo determinado sufra EII. Uno de estos anticuerpos, el llamado anticuerpo anticitoplasma de neutrófilo perinuclear (pANCA), aparece más a menudo en la colitis ulcerosa, mientras que otro, el anticuerpo anti-*Saccharomyces cerevisiae* (ASCA), es bastante específico para la enfermedad de Crohn.

Existen otras pruebas de anticuerpos que se encuentran comercialmente disponibles junto con pANCA y ASCA. Aunque este panel de pruebas de anticuerpos no puede reemplazar las pruebas diagnósticas más definitivas, como los estudios por imágenes, la endoscopia o la biopsia, y aunque aún no se pueden utilizar para confirmar un diagnóstico de EII, pueden ser útiles para descartar a los pacientes con una posible EII antes de pasar a pruebas diagnósticas más definitivas y a menudo invasivas. Esto puede ser en especial útil en el caso de los niños, en los que las pruebas diagnósticas invasivas son más difíciles de justificar y de llevar a cabo, sobre todo cuando la sospecha de encontrar una enfermedad es más o menos baja. Se pueden emplear estas pruebas de anticuerpos para ayudar a determinar quién debe someterse a más pruebas, ya que es muy poco probable que un niño con una prueba negativa de pANCA y ASCA tenga EII. También parece que, en un paciente con enfermedad de Crohn conocida o colitis ulcerosa, determinados patrones de los diferentes anticuerpos y los niveles de anticuerpos presentes en la sangre pueden estar asociados con ciertas localizaciones de la enfermedad y con un mayor riesgo de acabar desarrollando determinadas complicaciones.

Otros análisis de sangre indican evidencia de posibles complicaciones o de deficiencias nutricionales que pueden haber ocurrido como consecuencia de la EII. Entre ellos se incluyen análisis de sangre para anemia, enfermedad hepática, deficiencia de hierro, deficiencia de vitamina B_{12} y deficiencia de calcio.

P ¿Qué pruebas me recomendará mi médico?

R Tu médico tendrá en cuenta varios factores a la hora de recomendar una prueba o una serie de pruebas específicas. En primer lugar, la elección de la prueba está determinada por tus síntomas y cuál considere tu médico que es el diagnóstico probable o la posible ubicación de la enfermedad. En segundo lugar, al solicitar las pruebas se tiene en cuenta la necesidad de buscar posibles complicaciones de la EII. Después de tener en cuenta estos dos factores, tu médico considerará la precisión de la prueba de diagnóstico, sobre todo si hay dos o más pruebas posibles que podrían aportar información similar. Además, algunas pruebas pueden tener grados de riesgo de complicación o de incomodidad. También hay que tener en cuenta la disponibilidad de las pruebas, ya que no todas ellas se pueden realizar en todas las comunidades o regiones. Y, en tercer lugar, el médico considerará tus necesidades especiales. En este sentido, por ejemplo, las pruebas que se ordenarían sin problemas en adultos pueden no ser tan interesantes en niños, o algunos pacientes pueden haber tenido muy malas experiencias con ciertas pruebas o pueden tener mucho miedo a otro tipo de pruebas.

Cultivos de heces

Se pueden enviar muestras de heces para cultivo para descartar una infección bacteriana como la causa de los síntomas de un paciente. Si bien el rendimiento de esta prueba es bastante bajo, en especial cuando los síntomas han estado presentes durante muchas semanas o incluso meses, es importante descartar infecciones antes de embarcarse en muchos tipos de terapia para la enfermedad de Crohn y la colitis ulcerosa.

También pueden examinarse las heces en busca de parásitos o de huevos de parásitos. En algunas ocasiones, el laboratorio comunicará que no se han observado parásitos, pero que hay muchos glóbulos blancos en las heces. La presencia de glóbulos blancos casi siempre indica algún tipo de problema inflamatorio en el intestino. Las heces también se pueden analizar para detectar determinadas proteínas (calprotectina y lactoferrina) presentes en los glóbulos blancos y que indican la existencia de inflamación intestinal activa. El nivel de calprotectina en las heces ha demostrado ser bastante útil en personas que presentan síntomas que no son claramente o con mucha probabilidad debidos a la EII. En esta situación, un nivel elevado de calprotectina es muy sugestivo de una enfermedad

Actividad de la enfermedad
Los cultivos de heces se pueden usar para controlar la actividad de la enfermedad y la respuesta al tratamiento. Cuando se combinan con análisis de sangre, estas pruebas ayudan a tomar decisiones sobre cambios en las estrategias de tratamiento.

inflamatoria subyacente, como la EII, y apoyaría la realización de otras pruebas, como la endoscopia y la biopsia, que puedan confirmar el diagnóstico.

Radiografías

Dado que el intestino no aparece con suficiente detalle en las radiografías, se utiliza un agente de contraste, por lo general bario, para llenar el intestino de modo que el revestimiento y la pared intestinal puedan verse en contraste con el bario. El bario se administra de varias maneras, dependiendo del área del intestino que se vaya a examinar. Dada la limitación bidimensional de estas técnicas, han sido reemplazadas en gran medida por estudios de imágenes transversales, como la ecografía, la tomografía computarizada y la resonancia magnética.

Serie gastrointestinal superior y monitorización del intestino delgado

Para examinar el intestino delgado, el bario se puede administrar dándoselo al paciente para que se lo beba. Se toman radiografías cada pocos minutos a medida que el bario sale del estómago y atraviesa el intestino delgado. Este tipo de radiografía también permite detectar problemas en el esófago, el estómago y el duodeno. No requiere preparación por parte del paciente, aparte de tener que estar en ayunas el día de la prueba.

Enema de intestino delgado o enteroclisis

En algunos casos, las radiografías de seguimiento del intestino delgado no brindan suficientes detalles por problemas con el movimiento del bario a lo largo del intestino delgado o porque las imágenes se captan sólo cada pocos minutos y se puede perder información importante. Para solventar este problema, el bario se administra directamente en el intestino delgado a través de un tubo que se coloca por la nariz hasta el esófago, el estómago y el duodeno. El radiólogo puede observar continuamente el flujo de bario a lo largo de todo el intestino delgado. Esta prueba también requiere sólo ayuno antes del procedimiento.

Enema de bario

El enema de bario proporciona imágenes del intestino grueso (colon). Se bombea una solución líquida de bario y de aire hasta el intestino grueso. De todos modos, rara vez se aplica un enema de bario, ya que esta prueba ha sido sustituida por una colonoscopia y una tomografía computarizada.

Peligro de las radiografías

Todas las radiografías implican cierto grado de exposición a la radiación, pero, siempre que las pruebas no se repitan muy a menudo, la cantidad de radiación a la que se expone el paciente es relativamente pequeña en comparación con la cantidad de radiación de fondo que recibimos todos los días.

Por el contrario, un nivel normal de calprotectina indica que la probabilidad de EII es mucho más baja, y el médico y el paciente o la familia pueden decidir no realizar más pruebas. Esta decisión puede ser valiosa cuando se trata de niños, para quienes una prueba invasiva como la endoscopia es más complicada de llevar a cabo.

Estudios por imágenes

Como el nombre indica, los estudios por imágenes proporcionan «imágenes» de los intestinos y otros órganos internos sin tener que abrir el abdomen mediante una cirugía. Los estudios por imágenes han sido el pilar del diagnóstico de la EII durante muchos años. Los rayos X proporcionan imágenes bidimensionales del intestino, mientras que otros tipos de estudios por imágenes también proporcionan información sobre las estructuras del interior del abdomen, algo que los estudios de rayos X convencionales no pueden hacer. Entre ellos se incluyen las ecografías, las tomografías computarizadas (TC o TAC) y las resonancias magnéticas (MRI). Proporcionan múltiples imágenes del abdomen en «cortes» que pueden obtenerse transversal o longitudinalmente a través del abdomen. De esta forma, es posible conseguir una representación tridimensional de los intestinos, de otros órganos abdominales e incluso de los vasos sanguíneos. Gracias a esta capacidad, estos estudios por imágenes pueden proporcionar información de diagnóstico mejorada en comparación con los estudios de rayos X convencionales.

Ecografía

Las ecografías son muy seguras y utilizadas. Se hace mover por encima de la pared abdominal una sonda que transmite una onda de sonido de alta frecuencia. Esta onda de sonido se refleja en las estructuras del interior del abdomen y regresa hasta la sonda, que tiene un sensor para detectar las ondas de sonido reflejadas o ecos. A continuación, estos ecos se convierten en una imagen. Los pacientes deben estar en ayunas antes de realizar una ecografía abdominal. Hay ciertas modificaciones de la técnica de la ecografía que pueden permitirle al radiólogo determinar la tasa de flujo sanguí-

Detección de complicaciones
La ecografía puede ser útil para detectar complicaciones de la EII, como abscesos, pero no es el estudio de imagen más sensible, sobre todo cuando se trata de evaluar los intestinos.

neo dentro del intestino. Un aumento del flujo sanguíneo puede indicar que el intestino está inflamado.

Para evaluar a los pacientes en busca de posibles abscesos y fístulas anales, se utiliza un tipo particular de ecografía: una ecografía transanal. Consiste en colocar una sonda ecográfica especial en el ano para obtener imágenes de los tejidos circundantes. Aunque puede proporcionar un detalle excelente, el procedimiento puede resultar muy difícil o imposible en el caso de los pacientes con afecciones anales dolorosas asociadas con la enfermedad de Crohn.

Tomografía computarizada

La tomografía computarizada (TC o TAC) es una técnica de imagen muy segura y utilizada. Esta tecnología, junto con la resonancia magnética, prácticamente ha reemplazado a los procedimientos de monitorización del intestino delgado y de enema del intestino delgado.

Durante una TC, el paciente permanece acostado en una mesa, que está rodeada por una gran estructura en forma de donut que emite y detecta rayos X, que se convierten en imágenes muy detalladas cuando se procesan en el ordenador de la máquina.

Los pacientes que se someten a una TC del abdomen a menudo reciben una solución de contraste que deben beber de 1 a 2 horas antes de la exploración para obtener mejores imágenes de diagnóstico o una inyección intravenosa de otro material de contraste para mostrar el aporte de sangre al intestino y a otros tejidos.

Por lo general, las TC no son necesarias para la monitorización rutinaria de la actividad de la enfermedad clínica de un paciente. Si con la TC se detecta un absceso, el radiólogo puede utilizar las imágenes para insertar una aguja o un tubo de plástico a través de la piel hasta llegar al absceso para permitir que drene adecuadamente.

Las TC implican la exposición a la radiación, que siempre supone una preocupación, sobre todo en las personas jóvenes. De todos modos, las TC de «dosis baja» más nuevas exponen a los pacientes a una fracción de la radiación a la que estarían expuestos con una TC estándar sin perder gran parte de la información importante de diagnóstico.

Prueba sensible
Las tomografías computarizadas son muy sensibles para detectar complicaciones de la EII, como abscesos y obstrucciones intestinales. Implican cierta exposición a la radiación y, por lo tanto, no deben repetirse con demasiada frecuencia o innecesariamente.

Resonancia magnética

La resonancia magnética (RM) es una prueba más o menos nueva en el diagnóstico de la EII. Utiliza un imán de gran tamaño para crear imágenes basadas en las diferencias en el contenido de agua y de composición molecular en los diferentes tejidos. Un paciente que se somete a una RM se acuesta en una mesa que se desliza hasta el interior de la máquina. El paciente debe permanecer inmóvil durante el procedimiento, que puede durar hasta 20 o 30 minutos. Al igual que una TC, la RM proporciona imágenes transversales, pero como los intestinos se contraen continuamente en el abdomen durante el procedimiento, es posible que las imágenes de los intestinos no sean tan claras como en una TC, donde la imagen se obtiene en una fracción de segundo. Algunos estudios se llevan a cabo después de que al paciente se le haya inyectado un agente de contraste. Dado que no implica ninguna exposición a la radiación, la RM puede convertirse en la prueba de elección una vez que la tecnología haya avanzado hasta el punto en que proporcione imágenes de calidad comparable a las de la TC.

También resulta útil para determinar si hay zonas del intestino que están inflamadas o si los cambios observados se deben a la cicatrización. Se trata de una distinción bastante útil, porque el tejido que está inflamado puede responder a la terapia con medicamentos, mientras que las zonas con cicatrices es probable que no mejoren con la terapia médica.

Endoscopia

En la endoscopia, se hace pasar un tubo largo y estrecho con una luz y una cámara en el extremo hasta el tracto gastrointestinal. El endoscopio puede orientarse en la dirección deseada para proporcionar imágenes muy detalladas del revestimiento interno del tracto gastrointestinal en un monitor de vídeo. Cuando el procedimiento examina el esófago, el estómago y el duodeno, se denomina endoscopia gastrointestinal superior o, más comúnmente, gastroscopia. Cuando el instrumento se introduce a través del ano para llegar al recto y al colon, se llama colonoscopia. Al realizar una colonoscopia, a menudo el médico también puede examinar el íleon,

Evaluación del ano

La resonancia magnética es una prueba especialmente útil para evaluar el ano y el tejido circundante en busca de complicaciones, como fístulas y abscesos, en la enfermedad de Crohn.

Endoscopia gastrointestinal superior

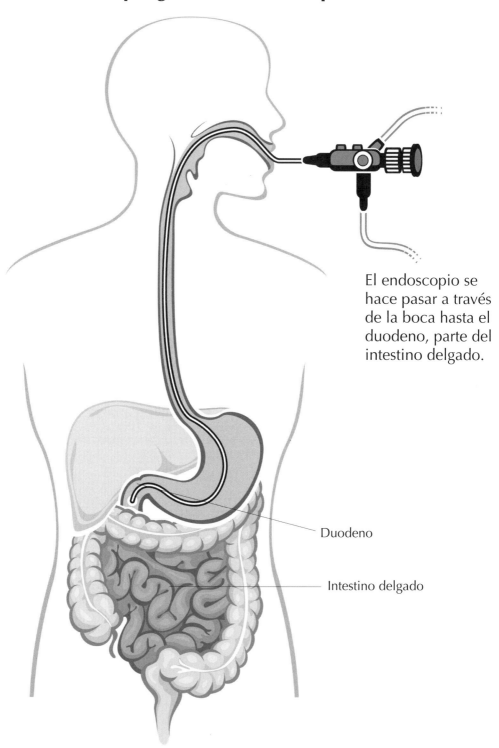

El endoscopio se hace pasar a través de la boca hasta el duodeno, parte del intestino delgado.

Duodeno

Intestino delgado

la última parte del intestino delgado. Ésta es una de las áreas que resulta con mayor frecuencia afectada por la enfermedad de Crohn.

Gastroscopia

La gastroscopia es un procedimiento relativamente sencillo, pero en la EII se realiza con mucha menos frecuencia que la colonoscopia, con la posible excepción de las personas diagnosticadas por primera vez durante la infancia. En este caso, la gastroscopia se suele realizar en el momento del diagnóstico. La gastroscopia suele hacerse después de un ayuno nocturno para que el estómago esté vacío. Se rocía la parte posterior de la garganta con un anestésico local para reducir el reflejo faríngeo y, en algunos casos, se administra un sedante suave por vía intravenosa para relajar al paciente. El procedimiento completo suele durar entre 10 y 15 minutos, y por lo general no es doloroso. En niños pequeños, en algunos casos se tiene que administrar una sedación más intensa o incluso anestesia general para poder llevar a cabo el procedimiento.

Colonoscopia

La colonoscopia requiere la preparación del intestino con una dieta especial (normalmente, líquidos claros) y un laxante especial durante uno o más días antes del procedimiento. Esto es importante porque la presencia de heces puede interferir con la visibilidad y hacer que el procedimiento resulte casi inútil. De todos modos, en algunos casos es posible que el médico no prescriba un laxante especial para el paciente. Por lo general, esto es así cuando la EII está muy activa, pero incluso en estos casos, tal vez sea recomendable y segura una preparación más pequeña o más suave.

El procedimiento de la colonoscopia en sí acostumbra a realizarse con un sedante y un analgésico (fármaco para el dolor). Por lo general, tarda entre 15 y 45 minutos en completarse. Suele ser un procedimiento bastante seguro, con un riesgo muy pequeño de complicaciones graves, pero no es inusual cierto grado de dolor abdominal y calambres durante el procedimiento. En la mayoría de los casos, la medicación que se administra antes del procedimiento ayuda a minimizar las molestias.

Extremadamente útil
La colonoscopia es una prueba diagnóstica extremadamente útil en caso de EII. Si está presente, siempre detectará la colitis ulcerosa, y detectará la enfermedad de Crohn en el 80-90 por 100 de los casos. En el 10-20 por 100 de casos restantes, el procedimiento no puede examinar las áreas de la enfermedad debido a factores técnicos o porque la enfermedad está fuera del alcance del colonoscopio.

Colonoscopia

El endoscopio se introduce por el ano y llega al intestino delgado pasando por el colon.

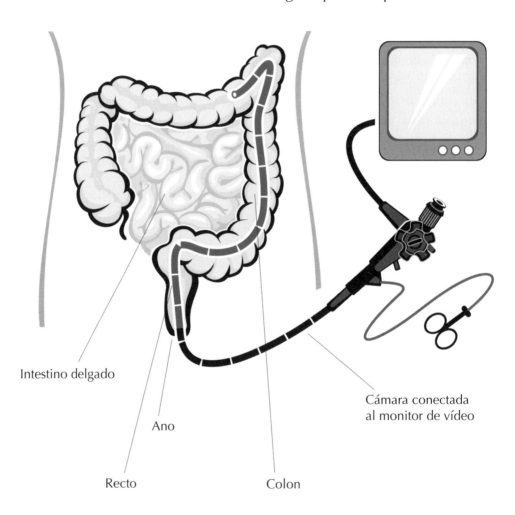

Intestino delgado

Ano

Recto

Colon

Cámara conectada al monitor de vídeo

Endoscopia capsular

La gastroscopia y la colonoscopia estándar no pueden llegar a grandes segmentos del intestino delgado que pueden verse afectados en la enfermedad de Crohn. Los estudios por imágenes que permiten tomar imágenes de esas áreas del intestino delgado están mejorando, pero no siempre aportan las imágenes detalladas que requiere el médico para hacer recomendaciones de manejo. La cápsula endoscópica inalámbrica (WCE, por sus siglas en inglés), o tecnología PillCam®, se desarrolló para proporcionar los tipos de imágenes visuales de alta calidad del revestimiento interno del intestino delgado que proporcionan la gastroscopia en el estómago y el duodeno y la colonoscopia en el colon y el íleon. En la mayoría de los casos, el procedimiento permite el examen de toda la longitud del intestino delgado.

El paciente se traga una cápsula (de aproximadamente el tamaño de una píldora o una cápsula grande de vitaminas) que contiene una batería, una fuente de luz, una lente diminuta y un chip de cámara, y la cápsula comienza a tomar dos fotografías por segundo durante un período de 8 horas. Se va desplazando a lo largo del esófago, el estómago y el intestino delgado gracias a los movimientos musculares normales del tracto gastrointestinal de la misma manera que los alimentos viajan a lo largo del tracto gastrointestinal. El paciente lleva un dispositivo de grabación muy parecido a un teléfono celular, y puede realizar sus actividades diarias sin ningún problema. Cuando termina el procedimiento, las imágenes se descargan de la grabadora a un ordenador. Entonces, el médico puede buscar signos de la enfermedad de Crohn a partir de las imágenes.

A pesar de que la cápsula endoscópica inalámbrica puede proporcionar excelentes imágenes de todo el intestino delgado, no se suele utilizar en el diagnóstico de la EII. En la colitis ulcerosa, el intestino delgado no se ve afectado y no requiere este tipo de evaluación detallada. En la enfermedad de Crohn hay que tener cuidado porque la cápsula podría provocar una obstrucción intestinal en cualquier estenosis del intestino. Sin embargo, la cápsula puede ser útil para diagnosticar grados sutiles de la enfermedad de Crohn en el intestino delgado, donde las otras técnicas de imagen no aportan una respuesta completa a los síntomas del paciente.

Enteroscopia

Se han desarrollado numerosas innovaciones en el terreno de la endoscopia que permiten el examen de regiones del intestino delgado que se encuentran lejos del alcance del gastroscopio y del colonoscopio estándares.

* La enteroscopia por pulsión utiliza un gastroscopio más largo de lo normal para penetrar más en el intestino delgado, pero el éxito de este procedimiento es limitado debido a la laxitud y a los muchos giros y vueltas del intestino delgado.
* Por lo general, la enteroscopia de doble balón (EDB) permite un examen más extenso del intestino delgado mediante el inflado y el desinflado secuencial de dos balones cerca del extremo del dispositivo. Este inflado y desinflado ayuda a impulsar el extremo del dispositivo a lo largo del intestino delgado. La técnica se puede llevar a cabo a través de la boca, el esófago y el estómago hasta la primera parte del intestino delgado, o bien a través del colon hasta la última parte del intestino delgado. Tiende a ser un procedimiento más largo que la endoscopia estándar y normalmente requiere anestesia general o propofol para una sedación profunda. Con esta técnica, a menudo es posible examinar toda la longitud del intestino delgado que no se puede examinar mediante una gastroscopia o una colonoscopia. También se pueden obtener biopsias del revestimiento interno del intestino delgado y la velocidad de avance a través del intestino delgado está bajo el control del médico, a diferencia de la endoscopia capsular, en la que el avance a través del tracto intestinal está determinado en gran medida por las contracciones del intestino delgado.

Biopsias

La endoscopia también le permite al técnico realizar biopsias del revestimiento interno del tracto gastrointestinal. Se toman pequeñas muestras con un instrumento diminuto con unas pequeñas pinzas que permiten cortar o arrancar fragmentos del revestimiento interior. Esta parte del procedimiento no es dolorosa y, por lo general, el paciente no es consciente de que está pasando. El proceso de la biopsia es muy seguro y las complicaciones, como hemorragias graves, son extremadamente raras.

En algunos casos, se toman biopsias para detectar cambios precancerosos. Algunos pacientes con EII que afecta al intestino grueso desde hace al menos ocho años tienen un mayor riesgo de padecer cáncer de colon, y sus médicos pueden recomendar un programa de vigilancia que incluya colonoscopia regular con muchas biopsias tomadas a lo largo de todo el colon.

Pronóstico

Una vez que se ha confirmado el diagnóstico de EII utilizando una o más de las pruebas disponibles, parte de esa información se puede emplear para ayudar al médico a determinar la gravedad y el pronóstico de la EII concreta de un paciente. De todos modos, incluso con la estadificación diagnóstica más completa, el pronóstico final puede ser impredecible, ya que varía de una persona a otra con el mismo trastorno. A los pacientes les surgen muchas preguntas apremiantes sobre el curso de su enfermedad, que se formulan y responden en el siguiente capítulo.

Descartar otras patologías

Por lo general, se toman biopsias para confirmar el diagnóstico sospechado de EII y ayudar a descartar otras patologías, como una infección. Por sorprendente que parezca, las biopsias no siempre brindan un cien por cien de certeza sobre el diagnóstico, sobre todo cuando se trata de distinguir entre enfermedad de Crohn y colitis ulcerosa. Otra información, como la localización de la inflamación u otras características asociadas, ayuda más en el diagnóstico.

3

¿Qué puedo esperar ahora que padezco una EII?

CASO DE ESTUDIO   **Kelly**

Después de hacerle una serie de preguntas a su médico sobre los síntomas y el diagnóstico de la colitis ulcerosa, Kelly todavía estaba molesta porque conocía el caso de un niño que iba a su escuela secundaria que tenía colitis ulcerosa. Su recuerdo es que estuvo enfermo muchos días seguidos. Finalmente tuvo que faltar varias semanas a la escuela y someterse a una intervención quirúrgica. Le preocupa que le aguarde un futuro similar y que se retrase en sus estudios universitarios o incluso tenga que abandonarlos. Peor aún, teme tener que usar una bolsa para recoger sus heces. Ha oído que las personas con colitis tienen una vida más corta y es probable que acaben desarrollando cáncer de colon.

De su médico, Kelly quiere saber si la enfermedad empeorará. ¿Cuáles son las posibilidades de que mejore? ¿Necesitará cirugía y una bolsa para recoger sus heces? ¿Podrá vivir una vida plena y productiva, completar sus estudios, trabajar, tener una familia? ¿Puede esperar vivir una vida normal? ¿Puede viajar? Y lo más urgente, ¿puede acabar muriendo de EII?

De nuevo, su médico se dispuso a brindarle la información que necesitaba para hacer frente a sus incertidumbres y ansiedades. Cada persona con EII es única, le dijo. El hecho de que alguien que ella conoce haya pasado por una época difícil no significa que necesariamente ella pase por lo mismo. La EII no es una enfermedad fatal, le aseguró, y la mayoría de las personas con EII llevan vidas productivas: pueden completar sus estudios, trabajar y tener una familia.

Kelly tenía muchas más preguntas que formular, pero su médico le proporcionó algunos enlaces a páginas web valiosas y fiables, y le advirtió que no confiara en páginas web de fuentes no reconocidas y que no hablara sobre su enfermedad con otras personas en chats de Internet o en otros sitios. La invitó a que, si alguna vez se sentía preocupada por la fiabilidad de la información que encontraba en una fuente, la comentara con él.

(continúa en la página 253)

Preguntas frecuentes

Si a ti o a un miembro de tu familia le han diagnosticado recientemente una EII, es probable que tengas una serie de preguntas desconcertantes, preocupaciones, pensamientos y sentimientos acerca de esta enfermedad. Diferentes individuos tienen distintas formas

Una manera de afrontar esta enfermedad es aprender todo lo posible sobre ella. En la mayoría de los casos, esto te ayudará a reducir tu miedo y tu ansiedad, e incluso también la ira y la tristeza.

de reaccionar ante las malas noticias. Algunos tendrán miedo y ansiedad; otros sentirán ira; otros estarán tristes. Algunos se tomarán la noticia con calma y verán la enfermedad como un reto, un obstáculo que debe superarse como cualquier otro reto que puedan encontrar en el día a día. Algunos intentarán negar su enfermedad o tratarán de minimizar su importancia. Ninguno de estos sentimientos o de enfoques para hacer frente a la enfermedad está mal, siempre que no impida que el paciente con EII obtenga el asesoramiento y la atención de profesionales médicos.

En la mayoría de los casos, sabrás muy poco sobre la enfermedad, lo cual es de esperar, ya que la mayoría de nosotros, a menos que trabajemos en el campo de la salud o tengamos un amigo o un familiar con EII, es posible que ni siquiera hayamos oído hablar de estos trastornos. Probablemente querrás hacer una serie de preguntas muy específicas, aunque ya conozcas a alguien con EII o te hayas informado de la EII por otros medios. Formúlale a tu médico todas las preguntas que te vengan a la mente. En este capítulo se abordan las respuestas a preguntas comunes sobre el curso y el pronóstico de la EII.

Preguntas frecuentes sobre el pronóstico

- ¿Puedo morir por culpa de esta enfermedad?
- ¿Empeorará la enfermedad?
- ¿Puede mejorar mi enfermedad?
- ¿Puedo seguir yendo a la escuela?
- ¿Puedo conseguir y mantener un trabajo?
- ¿Tendré que ser hospitalizado?
- ¿Tendré que pasar por el quirófano?
- ¿Necesitaré una «bolsa» fuera de mi cuerpo para recoger las heces?
- ¿Qué cambios en el estilo de vida tendré que hacer?
- ¿Podré quedarme embarazada?
- ¿Puedo tomar mi medicación durante el embarazo?
- ¿Empeorará mi enfermedad durante el embarazo?
- ¿Esta enfermedad afectará al nacimiento de mi hijo?
- ¿Puedo viajar si tengo una EII?

¿Puedo morir por culpa de esta enfermedad?

Cuando a alguien se le diagnostica una EII, el primer pensamiento que puede tener es «¿Puedo morir por culpa de esta enfermedad?». Con las mejoras en el tratamiento médico y quirúrgico de la EII, hoy en día la muerte como consecuencia de la propia EII o de una de sus complicaciones es extremadamente rara, y tampoco se acorta la esperanza de vida.

Si bien algunos estudios anteriores de las décadas de 1950, 1960 y 1970 sugieren que el riesgo de morir aumenta en las personas con EII, estos estudios examinaron a pacientes que tenían la enfermedad antes de que existieran muchos de los avances modernos en la atención médica y quirúrgica de los pacientes con EII, lo que podría explicar la tasa de mortalidad ligeramente más alta. De todos modos, sí parece que hay un mayor riesgo de mortalidad durante el primer año después del diagnóstico.

En algunos casos, la cirugía puede demorarse innecesariamente, lo que genera más complicaciones y, en última instancia, la muerte. Los médicos, los pacientes y sus familias a veces son reacios a considerar la cirugía en el momento del diagnóstico, incluso cuando puede ser la forma más adecuada de manejar la enfermedad si es muy grave. Esta reticencia puede deberse, en parte, al sentimiento del médico de que se debe dar una oportunidad a la medicación. Dado que el paciente y la familia aún no están familiarizados con la enfermedad, es posible que no hayan asumido la necesidad de una cirugía.

¿Empeorará la enfermedad?

Es muy difícil predecir el curso de la enfermedad en un determinado individuo. Sin embargo, esto es algo que casi todos los pacientes recientemente diagnosticados con EII quieren saber.

Tanto la enfermedad de Crohn como la colitis ulcerosa son trastornos crónicos de por vida cuya gravedad tiende a fluctuar con el tiempo, es decir, la enfermedad mejora o empeora por sí sola sin un

Esperanza de vida
Por suerte, la muerte por EII es un acontecimiento raro y, en promedio, la esperanza de vida de las personas con EII parece ser prácticamente la misma que la de las personas sin EII.

Riesgo durante el primer año
Estudios recientes han sugerido que aún puede haber un ligero aumento del riesgo de morir durante el primer año después del diagnóstico, pero transcurrido el primer año, el riesgo parece no ser diferente al de una persona sin EII. La razón de este mayor riesgo de morir durante el primer año después del diagnóstico no está muy clara, pero puede deberse al hecho de que algunas personas con EII presentarán una aparición muy repentina de síntomas graves e inflamación intensa, con la consecuencia de que es posible que el diagnóstico correcto no se lleve a cabo lo bastante pronto como para comenzar el tratamiento adecuado.

motivo aparente. No es extraño que una persona con EII se encuentre bastante bien durante un período de meses o incluso años y que experimente un brote de los síntomas durante unos días o unas semanas. Por el contrario, otras personas tienen síntomas crónicos que no responden al tratamiento durante muchos meses o, en algunos casos, incluso años, y, de repente, por algún motivo, los síntomas comienzan a mejorar por sí solos.

Perfiles de riesgo

El uso de medicamentos esteroideos para tratar el primer brote de la enfermedad tiende a predecir un peor pronóstico. Sin embargo, es probable que este mayor riesgo no se deba tan sólo a que el fármaco en sí empeore el pronóstico; más bien, el hecho de que el médico decidiera recetar este potente medicamento indica que la enfermedad es, según la opinión general del facultativo, relativamente grave y requiere este fármaco para ser tratada. Para tomar esta decisión, tu médico suele utilizar una serie de pistas clínicas basadas en su experiencia que le indican que la enfermedad es más grave y es más probable que acabe desarrollando complicaciones o que requiera cirugía.

Se ha investigado mucho cómo estas pistas pueden ayudar a predecir el pronóstico de un paciente concreto con un elevado grado de fiabilidad. Parece que el uso de perfiles de riesgo de pacientes individuales, que consisten en una combinación de factores tomados en conjunto, puede aportar la mejor probabilidad para evaluar el pronóstico. Tradicionalmente, estos perfiles de riesgo se han basado en factores del paciente y en factores de la enfermedad, como la edad del primer diagnóstico, la localización de la enfermedad, la gravedad del primer ataque y el aspecto del revestimiento intestinal durante la colonoscopia.

Funcionan más o menos bien, pero es probable que no lo bastante bien como para ayudar a pacientes y médicos a tomar decisiones sobre el manejo de enfermedades en pacientes individuales. Más recientemente se han hecho intentos de incorporar análisis de sangre y pruebas genéticas en los perfiles de riesgo de los pacientes.

Paciente correcto, momento correcto, tratamiento correcto

Es probable que en los próximos años la capacidad de predecir el curso y el pronóstico de la enfermedad en pacientes individuales sea mucho más precisa, hasta el punto de que estos perfiles de riesgo puedan utilizarse para tomar decisiones de manejo en los pacientes individuales. El uso de este tipo de evaluación de riesgos ayudará a incrementar la probabilidad de que se aplique el tratamiento correcto al paciente correcto en el momento correcto.

Primer ataque

No hay duda de que la gravedad del primer ataque de EII tiende a predecir el curso posterior de la enfermedad. No todos los brotes subsiguientes son necesariamente tan graves como el primero, pero aun así provocan síntomas, requieren tratamiento y tienen un impacto significativo en la vida de una persona. Los pacientes cuyos primeros ataques son menos graves suelen tener un menor riesgo de tener brotes subsiguientes, pero el riesgo sigue presente años después del primer ataque.

Frecuencia de brotes

Cuando se produce un brote de la enfermedad, no suele existir un motivo concreto que permita identificar por qué ha tenido lugar en ese momento determinado en el curso de la enfermedad de una persona. Es natural tratar de atribuir el brote a varios acontecimientos que pueden haber ocurrido en la vida de esa persona o a varios alimentos que puede haber ingerido. Por ejemplo, si desarrollas un brote de la enfermedad de Crohn, puedes pensar que es porque últimamente has estado comiendo mucha comida basura o porque estás sometido a un estrés considerable por culpa del trabajo y no descansas lo suficiente.

Dado que la enfermedad de Crohn y la colitis ulcerosa son bastante variables en su presentación de una persona a otra, tiene sentido que los factores que provoquen los brotes también varíen de un individuo a otro. La identificación de estos factores requiere una cuidadosa observación por parte del paciente y el médico para determinar qué podría estar provocando un brote. Identificar algo que desencadena de manera sistemática un brote en un individuo puede brindar la oportunidad de tomar medidas para reducir ese riesgo, medidas que no siempre implican el consumo de medicamentos. Sin embargo, en muchos, si no en la mayoría de los casos, no se puede identificar claramente un desencadenante o una causa específica de un brote. Incluso si una persona con EII puede identificar algo que parece provocar un brote, no hay ninguna garantía de que evitar ese desencadenante o minimizar su

Riesgo del primer brote
Por lo general, los pacientes con episodios graves de EII, sobre todo aquellos cuya enfermedad es lo bastante grave como para requerir tratamiento con un medicamento esteroide, como la prednisona, tendrán más o menos un 50 por 100 de probabilidades de tener otro brote antes de un año una vez que se disminuya e interrumpa el medicamento esteroide.

efecto de manera necesaria le permita evitar por completo el riesgo de un brote.

Gravedad de la enfermedad

Algunas personas tendrán síntomas muy leves que no interferirán con sus actividades cotidianas, mientras que otras estarán prácticamente incapacitadas por la gravedad de los síntomas. Resulta difícil predecir en qué categoría se encontrará una persona cuando le diagnostiquen la enfermedad por primera vez.

Al igual que sucede con el riesgo de brotes, la posibilidad de tener una enfermedad más agresiva o grave tiende a ser mayor si la primera presentación es más grave, a pesar de que existen excepciones. Una persona puede tener un brote grave en la primera presentación, pero una vez resuelto con el tratamiento, la enfermedad entrará en un período prolongado de remisión durante el cual puede tener muy pocos o incluso ningún síntoma. Este escenario es más común en personas con colitis ulcerosa que con la enfermedad de Crohn.

Puede que la enfermedad, que es muy limitada (por ejemplo, la colitis ulcerosa que afecta tan sólo al recto), no progrese y empeore. En este caso, la zona de inflamación o de enfermedad suele permanecer confinada al recto y mantenerse estable durante muchos años. Sin embargo, en más o menos el 10-20 por 100 de los pacientes, la inflamación se extenderá hasta afectar a una zona más amplia del colon, lo que provoca que el paciente enferme con más gravedad y tenga más síntomas cuando surge un brote.

¿Puede mejorar mi enfermedad?

La gravedad de la enfermedad de Crohn y de la colitis ulcerosa puede fluctuar significativamente durante un período de días, semanas o meses sin razón aparente. Del mismo modo que puede aparecer un brote en una persona que ha estado bastante estable durante muchos meses o incluso años, los síntomas de la enfermedad pueden mejorar de un modo misterioso sin ninguna interven-

Riesgo incrementado de brote

Es muy difícil atribuir los brotes a acontecimientos específicos de la vida o a alimentos concretos. Los investigadores llevan muchos años estudiando este problema, y ningún factor (ni el estrés, ni la dieta, ni las infecciones) provoca sistemáticamente un aumento del riesgo de brotes o un empeoramiento de la enfermedad.

Extensión de la enfermedad

Hasta cierto punto, la probabilidad de que la enfermedad progrese o empeore depende de la extensión del intestino afectado. En general, es más probable que la enfermedad que es más extensa (por ejemplo, la enfermedad de Crohn que afecta a segmentos largos tanto del intestino delgado como del grueso) permanezca activa o empeore.

ción por parte del médico y sin un motivo evidente. Las personas con enfermedad leve se pueden arriesgar y esperar un poco para ver si su situación mejora sin tratamiento. Dicho esto, es muy poco frecuente que alguien con una enfermedad grave mejore sin ningún tratamiento.

Recuperación espontánea

A veces, los brotes leves de EII pueden desaparecer sin ningún tratamiento adicional. Este fenómeno ha quedado bien demostrado en estudios clínicos en los que los pacientes con EII reciben un placebo (medicamento inactivo) como medio para comparar un nuevo tratamiento con ningún tratamiento. Curiosamente, los estudios han demostrado que entre el 5 y el 30 por 100 de los pacientes tratados sólo con placebo experimentarán una mejoría. Esta mejoría no es siempre completa, pero indica que la enfermedad puede mejorar sin medicación.

Se han propuesto varias teorías para explicar esta mejora espontánea, pero nadie sabe con certeza qué factores están detrás de ella. Las mejoras que tienen lugar sin la ingesta de medicamentos o sin la incorporación de nuevos fármacos pueden deberse a cambios en la dieta o en los niveles de estrés, o quizás tan sólo a una fluctua-

Remisión

En estudios de pacientes con enfermedad de Crohn y colitis ulcerosa, un porcentaje de aquellos que no reciben tratamiento experimentarán una mejora predecible en sus síntomas, y en algunos casos ésta puede ser completa (aunque no necesariamente permanente). Esta mejora espontánea se observa con más frecuencia en personas con brotes o síntomas leves. En algunos casos, el simple control de un paciente con un brote muy leve puede ser un enfoque de tratamiento razonable.

ción natural diaria o semanal en la respuesta inmunitaria de un individuo. Los científicos están investigando para determinar por qué se producen los brotes y a qué se deben las mejoras espontáneas. Esta información puede ayudar a desarrollar nuevas formas de prevenir los brotes de enfermedad y de tratar la EII.

¿Puedo seguir asistiendo a la escuela?

Dado que la enfermedad de Crohn y la colitis ulcerosa se suelen diagnosticar en niños en edad escolar y en jóvenes, estas enfermedades pueden interferir con la educación. Explica a tus profesores que tienes EII y los síntomas para que entiendan que es posible que faltes a clase por culpa de los brotes y las visitas médicas. Los profesores pueden amoldarse a los estudiantes que necesiten permiso para ir al baño durante una clase o un examen. Si precisas faltar a clase durante un período prolongado de tiempo (por hospitalización o cirugía, por ejemplo), es muy probable que puedas organizarte para que tus amigos o tus compañeros de clase te lleven los deberes. Algunos hospitales brindan acceso a Internet para pacientes que desean mantenerse al día en sus estudios. La mayoría de las escuelas utilizan Internet para colgar deberes y proporcionar un foro de debate y establecer un *feedback* con los maestros.

De todos modos, es muy posible que cuando te encuentres enfermo o estés ingresado en el hospital, no tengas ganas de trabajar o de leer. Tu capacidad de concentración puede verse reducida. Si no has podido ir a la escuela durante muchas semanas y no has podido seguir las clases desde tu casa o desde el hospital, es posible que necesites ayuda adicional de los profesores o de los tutores para ponerte al día. En la educación postsecundaria, debido a la naturaleza intensiva de la carga de trabajo y los semestres relativamente cortos, no siempre es posible ponerse al día. En algunos casos, tal vez debas dejar algunas asignaturas y recuperarlas en verano o el curso siguiente. Puedes pedirle a tu médico que te haga un justificante. Aunque es posible que tardes más en completar los estudios, irás menos estresado y descansarás más.

Discriminación

Quizá tengas miedo de que los posibles empleadores te descarten para un trabajo una vez que sepan sufres esta enfermedad. De todos modos, no estás obligado a revelar enfermedades o discapacidades a un posible empleador, ni el empleador puede discriminar a alguien en función de una discapacidad. No obstante, lo mejor es asesorarse con un profesional.

Un pequeño porcentaje de estudiantes tiene síntomas que son suficientemente graves o persistentes como para obligarlos a cambiar sus objetivos educativos. Es la imprevisibilidad de la enfermedad lo que hace que los pacientes con EII cambien sus planes escolares. Los brotes frecuentes en personas con una enfermedad más grave pueden requerir ausencias escolares más o menos prolongadas, lo que, a su vez, puede tener un efecto negativo sobre las notas.

¿Puedo conseguir y mantener un trabajo?

Hay muchos enfermos de EII que han conseguido terminar con éxito sus estudios y han continuado su carrera profesional como maestros, ejecutivos, empresarios, abogados, profesores, ingenieros, policías, agricultores, médicos, enfermeros, autores, artistas o atletas profesionales. La EII no significa necesariamente que estarás limitado a la hora de elegir una carrera o que no podrás destacar en tu trabajo.

Revelaciones

Los empleadores pueden sentirse engañados si no se comenta el problema durante la entrevista de trabajo y el solicitante enferma o queda incapacitado poco tiempo después de la contratación. Puedes aprovechar esta oportunidad para concienciar a tus empleadores sobre tu enfermedad, aunque no hace falta que expliques todos

Más comprensivos
Aunque la ley no exige dar explicaciones, algunas personas con problemas médicos crónicos prefieren revelar su enfermedad al empleador durante la entrevista. Si le explicas tu problema, es posible que descubras que es más comprensivo cuando tienes que ausentarte del trabajo uno o dos días puntuales por culpa de tu enfermedad.

los detalles de tus síntomas. Al final, debes decidir tú cuánto revelar al empleador durante la entrevista de trabajo.

Ten en cuenta la perspectiva de tus empleadores. Es posible que no tengan mucho conocimiento sobre la enfermedad y se pregunten si influirá en tu rendimiento laboral, si es probable que la enfermedad progrese, si el trabajo afectará a tu enfermedad y si necesitas algún cambio en el horario de trabajo o en las obligaciones. Estate preparado para responder todas estas preguntas con sinceridad. Además de desarrollar una relación de mayor confianza con el empleador, explicar el problema puede tener como consecuencia un horario o unas condiciones de trabajo más flexibles. Como alternativa, puedes dejar claro que no esperas tener ningún trato especial.

Discapacidad

Si bien la mayoría de los enfermos de EII pueden conseguir y mantener buenos trabajos, hay un pequeño porcentaje que sufre brotes con tanta frecuencia o que tiene síntomas tan continuamente que no puede trabajar. A final, es posible que necesiten un grado de discapacidad a corto o largo plazo. A veces pueden reincorporarse al trabajo de manera limitada si la enfermedad se puede controlar con tratamiento médico o quirúrgico. Algunas personas con síntomas graves se decantan por trabajos en los que el empleador se muestra más comprensivo con sus necesidades especiales o por trabajos en los que la flexibilidad horaria es mayor. Muchas grandes empresas tienen consejeros de discapacitados que ayudan a las personas a reincorporarse al lugar de trabajo de manera gradual buscándoles puestos y horarios de trabajo apropiados que se ajusten a sus síntomas crónicos.

Por suerte, la mayoría de las personas con EII pueden continuar trabajando en su puesto habitual. Las encuestas han demostrado que más del 80 por 100 de los enfermos pueden continuar con sus actividades habituales. Parece que hay un aumento del tiempo perdido en la escuela o en el trabajo durante el primer y el segundo años después del primer diagnóstico de EII, pero después de eso, en promedio, la cantidad de días perdidos no es muy diferente de la de aquellas personas que no sufren EII. Sin embargo, pueden pasar varios años después del diagnóstico para que alguien recupere el ritmo.

Historias de éxito

La mayoría de los pacientes con EII pueden llevar vidas felices y productivas, siguiendo una carrera que los atraiga y se ajuste a sus capacidades. Por lo general, estas personas pueden tener éxito porque ven su enfermedad como un reto más que superar para lograr sus objetivos profesionales, de la misma manera que tienen que aprobar un examen, desarrollar una campaña publicitaria innovadora o perfeccionar una nueva técnica quirúrgica. Por suerte, es muy raro el caso de una persona que no pueda seguir la carrera profesional que ha elegido únicamente por culpa de su EII.

¿Tendré que ser hospitalizado?

En el pasado, la hospitalización de pacientes con EII era muy común, en especial en el momento del primer diagnóstico. En los últimos años, los brotes de la enfermedad se manejan de forma ambulatoria y la hospitalización se reserva sobre todo para los brotes muy graves, para las complicaciones de la enfermedad y para la cirugía. Hoy en día muchos médicos se han dado cuenta de que, en la mayoría de los casos, la hospitalización no es necesaria para brindar una terapia médica eficiente o para monitorear de forma adecuada la respuesta de un paciente a la terapia.

Sin embargo, el tratamiento ambulatorio requiere más tiempo y esfuerzos por parte del médico y de los otros miembros del equipo de atención médica. Hoy en día, los profesionales de la salud dedican más tiempo a educar a los pacientes y sus familias sobre qué esperar de la terapia y qué buscar en cuanto a efectos secundarios o posibles complicaciones. Esto requiere una estrecha comunicación entre el equipo de tratamiento (el médico o las enfermeras) y el paciente y la familia.

Gestionar la imprevisibilidad

La imprevisibilidad de la EII puede hacer que a algunas personas les resulte muy difícil manejar la enfermedad de Crohn o la colitis ulcerosa. No resulta fácil planificar tu día a día, y mucho menos tu vida, cuando la posibilidad de un brote o de un empeoramiento de la enfermedad pende sobre tu cabeza. Deberás desarrollar maneras de ser más flexible para hacer frente a esta imprevisibilidad.

¿Tendré que pasar por el quirófano?

En promedio, entre el 20 y el 34 por 100 de los pacientes con colitis ulcerosa y entre el 70 y el 80 por 100 de los pacientes con enfermedad de Crohn requerirán cirugía en algún momento durante el curso de su enfermedad.

La probabilidad de necesitar cirugía depende, en gran medida, de la respuesta de la enfermedad a tratamientos no quirúrgicos, como soporte nutricional o medicamentos. La cirugía también depende de la gravedad, de la extensión y de la localización de la enfermedad. Los pacientes y las familias deben tener en cuenta que la hospitalización y la cirugía no son lo mismo que admitir la derrota, y que muchos pacientes con EII llevan una vida muy satisfactoria con muchos años sin enfermedad recurrente después de la cirugía.

En la colitis ulcerosa, se dice que la cirugía «cura» la enfermedad, aunque deja al individuo con una anatomía interna y, ocasionalmente, externa diferente. La cirugía también tiene algunos riesgos de complicación. Por desgracia, en las personas con enfermedad de Crohn, muchas operaciones conllevan el riesgo de una posible recurrencia de la enfermedad en zonas del intestino que no estaban afectadas antes de la cirugía.

¿Necesitaré una «bolsa» fuera de mi cuerpo para recoger las heces?

En algunas ocasiones, el cirujano debe sacar parte del intestino hasta la piel para que las heces se acumulen en una bolsa, procedimiento conocido como estoma. Se hacen dos tipos principales de estomas en pacientes con EII: una ileostomía, que consiste en sacar la última parte del intestino delgado hacia la piel, y una colostomía, que consiste en sacar el intestino grueso hacia la piel. Ambos tipos de estomas son algo diferentes tanto en su apariencia como en su función.

¿Qué cambios en el estilo de vida tendré que hacer?

El estrés, la fatiga, los resfriados, la gripe, los medicamentos, el tabaquismo, el alcohol y otros factores del estilo de vida parecen tener un impacto en la enfermedad de Crohn y la colitis ulcerosa. Aunque los investigadores han tratado de probar la conexión entre estos factores y la gravedad de la enfermedad, es muy difícil demostrar científicamente que existen estas asociaciones. ¿Cómo se mide el estrés o la fatiga? ¿Cómo puedes estar seguro de que el resfriado que tuviste hace dos semanas está haciendo que tu enfermedad se recrudezca ahora? ¿Son suficientes dos o tres dosis de un medicamento antiinflamatorio para el dolor de cabeza para provocar un aumento de los síntomas?

En realidad, no hay nada que garantice que se producirá un brote en un individuo determinado. Es posible que experimentes un brote durante los exámenes finales de tu primer curso universitario (un momento de gran estrés para la mayoría de los estudiantes) y que al año siguiente pases por un calendario de exámenes igualmente estresante sin ningún brote.

Estrés y fatiga

El estrés a menudo se asocia con patrones de sueño alterados y fatiga. La fatiga puede afectar al funcionamiento del sistema inmunitario y, posiblemente, a los brotes de EII. La fatiga es un síntoma de la EII que puede ser muy difícil de tratar, pero, por lo general, se considera un buen consejo dormir y descansar lo bastante, sobre todo si presientes que se acerca un brote.

Si puedes dormir bien por la noche, pero aun así te despiertas cansado, o si te cansas con rapidez durante el día y tienes que acostarte, es posible que tu enfermedad esté activa y te provoque fatiga. En algunos casos, incluso una inflamación mínima del intestino (que no es suficiente para provocar ningún otro síntoma) puede producir una fatiga muy profunda. En otros casos, una deficiencia de vitaminas o minerales, como la deficiencia de hierro, ácido fóli-

Principales factores de estilo de vida

Ciertos factores del estilo de vida aumentarán la probabilidad de que se produzca un brote de EII. Los principales factores que pueden provocar un brote son el estrés y el uso de antiinflamatorios no esteroideos. En un brote o empeoramiento de la enfermedad interviene algo más que un único factor. Es probable que varios factores, muchos de los cuales probablemente no comprendamos del todo, actúen conjuntamente para aumentar la probabilidad de un brote.

Sueño alterado

Si no duermes bien, puede deberse a los síntomas de tu enfermedad, como diarrea frecuente por la noche, pero si no duermes bien a pesar de la ausencia de síntomas, debes consultarlo con tu médico. La falta de sueño puede ser un signo de ansiedad o depresión, y el tratamiento adecuado puede mejorar tus patrones de sueño.

co o vitamina B$_{12}$, puede provocar fatiga. En esos casos, la suplementación adecuada puede corregir el síntoma.

Tabaco

El tabaco tiene muchos riesgos para la salud. Además de sus efectos nocivos en los pulmones y el corazón, fumar también puede ser perjudicial para la enfermedad de Crohn. Fumar aumenta el riesgo de desarrollar la enfermedad de Crohn, y si una persona ya la padece, puede hacer que sea más agresiva. En fumadores, la enfermedad reaparece más rápida y agresivamente después de la cirugía. Si fumas y sufres la enfermedad de Crohn, hazte un gran favor y deja de fumar. Busca toda la ayuda que puedas: apoyo de familiares y amigos (incluso si son fumadores y también tienen que dejar de fumar) y de tu médico para que te remita a un programa para dejar de fumar o te recete algún fármaco que pueda ayudarte a dejar el hábito.

En cambio, en realidad, fumar parece que protege frente al desarrollo de colitis ulcerosa. Para los pacientes con colitis ulcerosa que han dejado de fumar, el período inmediatamente posterior al abandono del hábito de fumar parece ser un momento de mayor riesgo de desarrollar esta enfermedad. En el paciente ocasional con colitis ulcerosa que resulta ser fumador, la enfermedad puede volverse más activa después de dejar de fumar. Esta observación incluso ha llevado a algunos investigadores a utilizar la nicotina en forma de parches para la piel como tratamiento para la colitis ulcerosa.

A pesar de la fuerte asociación entre fumar y la protección frente a la colitis ulcerosa, no se ha demostrado que este tratamiento resulte siempre efectivo. Si no fumas y desarrollas colitis ulcerosa, no comiences a fumar, porque los otros riesgos para la salud superan cualquier posible beneficio que te pueda aportar fumar.

¿Podré quedarme embarazada?

Si tu enfermedad está bien controlada, debes esperar las mismas posibilidades de quedarte embarazada que una mujer que no sufre una EII. En cambio, si la enfermedad está activa, puede obstaculizar el embarazo.

Si estás bastante enferma por culpa de un brote, probablemente no tengas ganas de quedarte embarazada… y es posible que no puedas. Tus síntomas y cualquier pérdida de peso resultante pueden interrumpir tu ciclo menstrual normal, por lo que es posible que tus ovarios no liberen un óvulo todos los meses. Si no se liberan óvulos, no puede haber embarazo. Por suerte, cuando te recuperas de un brote de EII, el ciclo menstrual tiende a regularizarse de nuevo, se reanuda la ovulación (liberación de óvulos) y es posible el embarazo.

La cirugía para la EII o las complicaciones de la EII, en particular los abscesos de la enfermedad de Crohn, pueden aumentar las tasas de infertilidad, probablemente debido a la cicatrización alrededor de las trompas de Falopio, que transportan el óvulo desde el ovario hasta el útero. Las complicaciones de la cirugía, como una fuga o un absceso, aumentan aún más la tasa de problemas de fertilidad.

Aunque los brotes tienden a hacer que quedar embarazada sea más difícil, no es una garantía de que no sea posible. Si eres sexualmente activa durante un brote de la enfermedad y no quieres quedarte embarazada, debes utilizar métodos anticonceptivos apropiados.

¿Puedo tomar mi medicación durante el embarazo?

La mayoría de los fármacos que se utilizan para el tratamiento de la EII se pueden tomar durante el embarazo si realmente se necesitan para controlar la enfermedad o para mantener la remisión en una persona que ha tenido un curso muy inestable. Sin embargo, no

Precauciones antes de la cirugía
Antes de cualquier cirugía para una EII o sus complicaciones, asegúrate de informar a tu cirujano sobre tus planes para tener hijos y pregúntale qué procedimiento se adaptaría mejor a ellos.

Evita el metotrexato
Si estás considerando quedarte embarazada, no debes tomar metotrexato, y si lo estás, no debes comenzar a tomar metotrexato. Se ha demostrado que este fármaco provoca abortos espontáneos y malformaciones en el feto.

tomes metotrexato. También existe cierta preocupación sobre el consumo de ciprofloxacina y su efecto sobre el desarrollo del cartílago en el feto. Por supuesto, los medicamentos y los esteroideos que contienen ácido 5-aminosalicílico (5-ASA), como la prednisona, pueden usarse durante el embarazo y parecen ser extremadamente seguros con respecto a sus efectos tanto sobre el feto como sobre la madre.

En los últimos años se han comercializado diversos fármacos nuevos y efectivos para el tratamiento de la EII, y es muy probable que haya más en los próximos años. Aunque se trata de una gran noticia para los enfermos de EII, el hecho de que estos tratamientos sean tan novedosos hace que resulte imposible saber con certeza cuál podría ser el riesgo de tomarlos durante el embarazo y si deben evitarse o suspenderse durante ese período. Sin embargo, con el tiempo, cada vez más mujeres embarazadas probarán estos nuevos tratamientos y nos iremos familiarizando más con cuáles podrían ser sus beneficios durante el embarazo y, al contrario, cuáles podrían ser sus riesgos para el feto.

Idealmente, las preguntas sobre fármacos debes planteárselas a tu médico mucho antes de quedarte embarazada para que puedas tener una exposición completa de todas las opciones disponibles y tomar una decisión informada sobre qué hacer durante el embarazo.

Durante el embarazo, debes ser controlada de cerca por un gastroenterólogo u otro experto en EII, así como por un obstetra. Algunos centros de salud cuentan con unidades de obstetricia de alto riesgo para mujeres embarazadas con problemas médicos crónicos subyacentes, como es el caso de la enfermedad de Crohn o de la colitis ulcerosa.

¿Empeorará mi enfermedad durante el embarazo?

Si la enfermedad está activa cuando te quedes embarazada, existe una elevada probabilidad de que permanezca activa durante todo el embarazo. De todos modos, hay un porcentaje significativo de mujeres que afirman que «nunca se sintieron tan bien» como cuando estaban embarazadas. Muchas de ellas afirman que les gustaría poder descubrir cómo estar embarazadas todo el tiempo para que su EII se mantenga bajo control. Si la enfermedad se encuentra en remisión al comienzo del embarazo, pero se activa más adelante, se puede tratar según convenga con la mayoría de medicamentos que se suelen recetar a las mujeres que no están embarazadas, con la excepción de metotrexato. Como se ha comentado antes, puede haber cierta falta de información sobre la seguridad y la eficacia de los fármacos más recientes durante el embarazo, por lo que sólo deben utilizarse después de hablar con el médico sobre posibles alternativas.

Precauciones durante el embarazo
Siempre es mejor quedarse embarazada cuando la EII está bien controlada. Si es así, hay muchas posibilidades de que permanezca bien controlada durante todo el embarazo.

¿Esta enfermedad afectará al nacimiento de mi hijo?

Por lo general, es muy probable que las mujeres con EII tengan el bebé a término, si bien parece que existe un porcentaje ligeramente superior de parto prematuro en pacientes con EII, en especial si la enfermedad está activa durante el embarazo. Además, también hay una tendencia a que los bebés sean algo más pequeños para su edad gestacional.

La episiotomía es un procedimiento adecuado si evita un desgarro incontrolado en el esfínter anal o en el recto. La única situación en la que se puede considerar una cesárea pensando sólo en la EII y no por razones obstétricas es en una mujer con enfermedad de Crohn que tiene una enfermedad perianal complicada con mucha inflamación y una posible infección en torno al ano y la vagina. En este caso concreto, la cesárea probablemente sea la forma más segura de proceder.

Si tienes EII, puedes esperar tener tantas posibilidades como cualquier otra mujer de que el parto sea vaginal. De todos modos, es importante que el obstetra que sigue el parto sepa que sufres una EII y evitar un desgarro incontrolado.

¿Puedo viajar si tengo una EII?

Viajar por negocios o por placer y visitar a amigos y familiares lejos de casa a menudo puede resultar estresante para los pacientes con EII. Si te sientes bien y tu EII está bien controlada, no debería suponer ningún obstáculo para tu viaje. Si la enfermedad está activa o ha sido bastante impredecible, lo mejor sería retrasar tus planes de viaje, si es posible, hasta que la enfermedad se encuentre en un período más estable. No hay nada peor que tener que pasar la mayor parte de tus vacaciones dentro de la habitación de un hotel porque tienes síntomas de la EII.

Los síntomas de la EII no sólo te hacen sentir mal, sino que probablemente te sentirás doblemente mal porque te estás perdiendo la diversión y los buenos momentos. Eso no quiere decir que no debas viajar por temor a que se produzca un brote mientras te encuentras fuera; en su lugar, debes tratar de elegir el mejor momento para viajar en función de cómo te sientas y de cómo se ha comportado tu enfermedad en el pasado. Si no estás seguro, puedes hablar con tu médico acerca de tus planes de viaje.

Muchas personas con EII descubren que viajar, ya sea por el cambio de rutina o el cambio en la dieta, puede provocar cambios en la forma en que funciona su tracto gastrointestinal. Pueden sufrir diarrea, calambres, aumento de gases y distensión abdominal. Viajar puede resultar bastante agotador, sobre todo si se trata de largos desplazamientos en automóvil, autobús, tren o avión, o si se trata de viajar a través de muchos husos horarios. En la mayoría de los casos, los síntomas experimentados no representan necesariamente un brote de la enfermedad, sino que son síntomas que cualquier persona, tenga o no una EII, puede experimentar.

Diarrea del viajero

Cuando viajas, a menudo consumes alimentos que no has preparado tú mismo y es posible que no estés seguro de dónde se ha elaborado la comida. Como consecuencia de ello, puede existir una posibilidad de que puedas contraer la llamada «diarrea del viajero». Se

Precauciones de viaje
Habla con tu médico sobre las precauciones que puedes tomar contra la diarrea del viajero. Algunos médicos te darán una receta para que dispongas de antibióticos que debes tomar si presentas diarrea, sangrado rectal y fiebre. Sin embargo, el mejor tratamiento es ser precavido.

Consejos para viajar

Cuando se viaja con EIII, se deben tomar ciertas precauciones y llevar a cabo algunos preparativos. Variará de un individuo a otro, dependiendo de la gravedad de la enfermedad, de sus síntomas y complicaciones, de los medicamentos que se toman y de la presencia o no de estoma.

- Si no viajas solo, trata de elegir compañeros de viaje que comprendan tu enfermedad y los síntomas que podrías experimentar. Sé honesto con ellos. Por ejemplo, puedes decirles: «Tengo que asegurarme de ir al baño al menos cada dos horas». El itinerario de viaje se puede planificar en consecuencia.
- Si viajas en avión, trata de planificar tus visitas al baño evitando los momentos en los que el baño está más ocupado, por lo general después de las comidas o a primera hora de la mañana en vuelos nocturnos. Trata de ir al baño justo antes de subir a un avión, un tren o un autocar, o antes de hacer cola en el mostrador de facturación, en el control o en la aduana. A algunas personas les resulta útil tomar un medicamento antidiarreico, como Imodium® o Lomotil®, justo antes de embarcar o de hacer un viaje largo en automóvil. Esto puede reducir la cantidad de diarrea y de urgencia, aportando así cierta sensación de seguridad. Sin embargo, no funciona con todas las personas con EII ni en todas las situaciones. Consulta con su médico antes de intentar este enfoque.
- Si existe la posibilidad de pérdida del control intestinal o es un tema que te preocupa, asegúrate de tener una muda de ropa y algunas toallitas desechables en tu equipaje de mano.
- Descansa lo suficiente y come siguiendo un horario. Idealmente, estas comidas deberían ser nutritivas, pero esto no siempre es posible viajando. En un avión, a veces es mejor comer ligero y evitar alimentos y bebidas que contengan cafeína (café, chocolates y refrescos de cola), ya que pueden aumentar la diarrea.
- Asegúrate de mantener una ingesta adecuada de líquidos (preferiblemente agua), sobre todo si te sientes deshidratado y sediento. Como regla general, bastaría con unos 6 u 8 vasos (entre 1,5 y 2 litros) al día.
- Si viajas en avión o cruzas una frontera internacional y llevas medicamentos encima, llévalos en el frasco o en la caja original, junto con la receta en la que aparece tu nombre, el nombre del fármaco y el nombre del médico. Si viajas a otro país, anota el nombre genérico de los medicamentos, porque los nombres de marca suelen ser diferentes en cada país.
- Si viajas con fármacos que requieren agujas o jeringas, pide a tu médico una carta en la que se describa el diagnóstico e indica tu necesidad de medicamentos administrados por inyección. Es absolutamente necesario si planeas llevar el fármaco como equipaje de mano en un avión. Lo mismo se aplica en el caso de una ostomía.
- Asegúrate de que los medicamentos no estén expuestos a temperaturas extremas (tanto elevadas como bajas) durante períodos prolongados, y lo mismo con el material para estomas. Si viajas en automóvil, no dejes estos productos en la guantera o en el asiento trasero del vehículo en un día caluroso de verano o un día gélido de invierno. Si tienes medicamentos que requieren almacenamiento en frío, considera el uso de una bolsa isotérmica con acumuladores de frío.
- Lleva contigo más medicamentos de los que crees que necesitarás. A algunas personas les gusta guardar algunos en su equipaje facturado y llevar algunos en su equipaje de mano.

Efectos devastadores
Si bien la diarrea del viajero puede darse en cualquier persona, los efectos pueden ser especialmente devastadores en alguien con EII. En algunos casos, puede provocar un brote de EII.

trata de un término general para una variedad de infecciones diferentes causadas por virus y bacterias que pueden transmitirse al comer alimentos o beber agua contaminados.

Hay determinados países y lugares que son bien conocidos por ser sitios donde se puede contraer la diarrea del viajero si no se tiene cuidado con lo que se come y se bebe. La mayoría de las veces se trata de destinos tropicales. Aunque algunas zonas turísticas y la mayoría de hoteles tienen suministros de agua y alimentos razonablemente seguros, debes tener cuidado al beber agua sin embotellar o bebidas con hielo, o al comer ensaladas, verduras y frutas sin pelar. Por lo general, es mejor evitar cualquier alimento que no esté cocido y que pueda haberse lavado con agua contaminada. Sin duda, evita ingerir alimentos de vendedores ambulantes.

¿Qué provoca la EII?

Aunque el impacto potencial de la enfermedad de Crohn y de la colitis ulcerosa sobre tu vida es la preocupación más apremiante en el momento del diagnóstico, es probable que también quieras saber cómo es posible que hayas desarrollado esta enfermedad. En el siguiente capítulo se analizan los factores que pueden contribuir al desarrollo de la EII y cómo los investigadores están buscando sus causas.

4

¿Cómo he enfermado?

CASO DE ESTUDIO   **Allison**

Allison es una mujer de 27 años que trabaja como vendedora en una tienda. Está prometida y va a casarse. Considera que este momento de su vida es muy emocionante, pero también muy estresante.

Su hermano de 25 años sufre la enfermedad de Crohn desde los 20 años. A grandes rasgos, Allison ha gozado de buena salud, pero fuma medio paquete de cigarrillos al día. Ha tenido calambres abdominales progresivos, sangrado rectal y diarrea durante los últimos dos meses. Recientemente tuvo que ir a urgencias de un hospital con una inflamación dolorosa cerca del ano. El cirujano que la examinó drenó lo que resultó ser un absceso.

Dado su historial, el cirujano la derivó a un gastroenterólogo, quien le hizo una serie de pruebas, incluida una colonoscopia, y descubrió que tenía la enfermedad de Crohn tanto en el intestino delgado como en el grueso. Le informó del diagnóstico y le recetó varios medicamentos.

Tras el shock que le supuso el nuevo diagnóstico, Allison tenía una serie de preguntas, pero para entonces ya había sido dada de alta del hospital y su próxima cita con el especialista no era hasta al cabo de cuatro semanas. Se había dado cuenta de que dos de los fármacos que le habían recetado eran antibióticos, pero su hermano le dijo que la enfermedad de Crohn no se debe a una infección. En cambio, una amiga cercana le había comentado que había leído que la enfermedad de Crohn está provocada por un tipo inusual de tuberculosis y se puede curar tomando antibióticos contra la tuberculosis.

Allison se pregunta por qué ha desarrollado la enfermedad de Crohn. ¿Es una infección? ¿Podría haber jugado el estrés algún papel? Dado que su hermano también tiene la enfermedad de Crohn, ¿podría ser genético? ¿Podría ser por culpa de algo relacionado con lo que comían cuando eran niños? ¿Podría ser como consecuencia de su alimentación actual? ¿Podría estar relacionado de alguna manera con el hecho de que es fumadora? La lista de posibles causas parecía interminable.

Factores causales

Cuando se les explica a los pacientes que tienen una EII, la primera pregunta que probablemente formulen es: «¿Qué es esta enfermedad?». La siguiente pregunta más importante para la mayoría de las personas se refiere a sus síntomas apremiantes y su pronóstico. Una vez que se confirma el diagnóstico de EII y se comprende el pronóstico, comienzan a preguntarse: «¿Cómo he contraído esta enfermedad?». Lógicamente, entender las causas de la enfermedad debería conducir al desarrollo de una «cura». Sin embargo, no se han

Modelos de investigación

Existen muchos métodos mediante los cuales los investigadores trabajan para descubrir las causas de la EII y por qué aparece en determinadas personas y no en otras:

- Experimentos realizados en tubos de ensayo utilizando células del organismo o células cultivadas en un medio de cultivo.
- Experimentos realizados en animales que desarrollan EII, ya sea de manera espontánea o después de algún tipo de manipulación experimental.
- Experimentos llevados a cabo en muestras genéticas tomadas de seres humanos.
- Experimentos realizados con bacterias presentes en los intestinos de pacientes con EII.
- Experimentos que prueban diferentes enfoques de tratamiento en humanos.
- Estudios de investigación que analizan los factores que pueden predecir quién contrae y quién no contrae una EII.
- Estudios que examinan los factores ambientales, tales como la ubicación geográfica, la dieta, las bacterias intestinales y la exposición a sustancias químicas, por nombrar algunos, que podrían potenciar la EII o evitar su desarrollo.

Desde que se describieron por primera vez la enfermedad de Crohn y la colitis ulcerosa, se han desarrollado varias teorías que pretenden explicar las causas de la EII y del proceso de inflamación intestinal:

- La EII es una infección.
- La EII es una inmunodeficiencia hereditaria o adquirida.
- La EII se debe a un sistema inmunitario hiperactivo que actúa contra sí mismo (autoinmunidad).
- La EII es una reacción a algún factor conocido o no conocido presente en el medio ambiente.
- La EII es un trastorno genético.

Aunque los investigadores a menudo creen que su propio método de investigación descubrirá las causas de la EII y, en última instancia, su cura, en realidad los diferentes métodos se complementan entre sí. Es muy probable que se demuestre que la EII se debe a múltiples factores, tanto los que heredamos de nuestros padres (factores genéticos) como aquellos a los que estamos expuestos con los alimentos que ingerimos, las infecciones que contraemos y los productos químicos y las toxinas a los que podemos estar expuestos (factores ambientales).

determinado de manera concluyente las causas de la EII. Según parece, hay una serie de factores causales… y una serie de tratamientos respectivos.

Aunque ha habido grandes avances en nuestra comprensión de lo que sucede cuando el intestino se inflama en la EII, aún no sabemos exactamente qué causa esta afección. Tampoco sabemos qué desencadena el proceso de inflamación intestinal o por qué una persona puede desarrollarla mientras que el vecino, el hermano, la hermana o el hijo, no. Esta aparente falta de progreso en la investigación puede resultar frustrante para los pacientes y sus familias.

De todos modos, no han faltado los esfuerzos para descifrar los misterios de la enfermedad de Crohn y de la colitis ulcerosa. A partir de estos estudios, hemos llegado a reconocer que es posible que no haya una única causa que explique todas las manifestaciones de la EII en cada individuo, sino que, por el contrario, la enfermedad puede tener muchas causas que interactúan entre sí para provocar una EII en un individuo que antes estaba sano.

Posibles causas infecciosas

Hay muchas similitudes entre la forma en que se presenta la EII en los intestinos y una serie de infecciones específicas provocadas por bacterias, virus y parásitos. Infecciones intestinales bien conocidas, provocadas por bacterias específicas (como *Salmonella*, *Campylobacter*, *Yersinia* o varias cepas de *E. coli*), por virus específicos (como el virus de Norwalk y rotavirus) y por parásitos (como *Entamoeba histolytica* y *Giardia*), a menudo provocan inflamación y daño intestinal, junto con los síntomas asociados de dolor abdominal, diarrea y sangrado rectal, pero, por lo general, no duran más de unos pocos días antes de que el sistema inmunitario las elimine. Estos microbios (bacterias, virus y parásitos) no suelen producir inflamación intestinal crónica o duradera, y no se han encontrado en los intestinos o heces de pacientes con EII. Por lo general, no vuelven a aparecer una vez que el sistema inmunitario elimina los microbios, a menos que la persona vuelva a estar expuesta al microbio en cuestión.

Bacterias

Aunque parece poco probable que una bacteria causante de enfermedades (patógena) sea la causa de la EII, los millones de millones de bacterias de los cientos de especies de bacterias que están presentes en el intestino pueden contribuir de alguna manera al proceso

Causas inespecíficas
Dado que aún no se han identificado las causas que provocan la enfermedad de Crohn y la colitis ulcerosa, a veces se las conoce como enfermedades inflamatorias intestinales inespecíficas. Esto las distingue de otros trastornos inflamatorios, como las infecciones bacterianas, en los que se conoce o se ha establecido claramente la causa de la inflamación.

inflamatorio. Ninguna especie o cepa bacteriana es la única responsable del efecto inflamatorio, sino que se necesita una combinación particular de cepas para inducir inflamación en una persona que es genéticamente susceptible.

Clostridium difficile

Una infección bacteriana en particular, conocida como *Clostridium difficile*, se encuentra de vez en cuando en las heces de los pacientes con EII, sobre todo durante un brote de la enfermedad. De todos modos, no se sabe que *Clostridium difficile* provoque EII; más bien es más probable que la EII proporcione las condiciones adecuadas para el desarrollo de esta especie bacteriana.

Formas L

Otras bacterias que no causan infección pueden contribuir a provocar una EII. Los investigadores han experimentado con bacterias a las que les faltaba la pared celular como posible causa. Se sospechó que estas bacterias, llamadas formas L, podrían producir una infección crónica que no se puede diferenciar de la EII. Sin embargo, estudios posteriores han demostrado que estas formas bacterianas no están implicadas en la EII.

Micobacterias

Otra especie de micobacteria, *Mycobacterium paratuberculosis*, provoca la enfermedad de Johne (o paratuberculosis) en el ganado. La enfermedad de Johne se parece un poco a la enfermedad de Crohn en humanos. Predominante entre el ganado lechero y excretada en la leche de vacas infectadas, esta bacteria no se elimina por completo con la pasteurización de la leche y, por lo tanto, potencialmente está presente en ella. Algunos expertos han sugerido que *Mycobacterium paratuberculosis* puede infectar al ser humano y que esta infección crónica puede ser la causa de la enfermedad de Crohn, al menos en algunos pacientes.

En algunos estudios, los investigadores han podido detectar anticuerpos contra segmentos específicos de proteínas micobacterianas en

Tuberculosis
Algunos investigadores han sugerido que la bacteria que causa la tuberculosis en el ser humano podría ser la causante de la enfermedad de Crohn. *Mycobacterium tuberculosis* puede infectar los intestinos y la apariencia de la enfermedad de Crohn tiene algunas similitudes con la tuberculosis intestinal. Sin embargo, un estudio preciso de los tejidos intestinales de pacientes con la enfermedad de Crohn no ha demostrado que la infección por tuberculosis sea una causa.

la sangre de pacientes con enfermedad de Crohn, y en otros estudios han podido detectar secuencias genéticas específicas de micobacterias en tejidos intestinales inflamados de pacientes con esta patología.

Aparentemente, algunos investigadores han tenido éxito en el tratamiento de la enfermedad de Crohn utilizando regímenes que consisten en múltiples antibióticos que son activos frente a *Mycobacterium paratuberculosis*. Sin embargo, el número de pacientes tratados ha sido en mayor o menor grado reducido y la mayoría de los investigadores no han podido reproducir los hallazgos de micobacterias en los tejidos intestinales ni la respuesta a la terapia contra las micobacterias.

Virus

Otros microbios distintos de las bacterias pueden provocar inflamación intestinal y, por lo tanto, también se han considerado posibles causas de la EII. En concreto, los virus pueden ser muy difíciles de detectar en el revestimiento intestinal o en una muestra fecal, y se ha especulado que un virus que ha eludido la detección puede ser la causa de la EII.

Paramixovirus *(sarampión)*

Los paramixovirus, de los cuales el virus del sarampión es el más conocido, han recibido una atención considerable. A partir de análisis de sangre para detectar anticuerpos dirigidos contra el paramixovirus o mediante el empleo de la potente microscopía electrónica en muestras de biopsia y resección quirúrgica, algunos investigadores han encontrado lo que creen que es una evidencia de una infección por paramixovirus en pacientes con enfermedad de Crohn. Sin embargo, estudios más recientes que utilizan sondas genéticas muy sensibles para el paramixovirus no han podido detectar esta evidencia del virus del sarampión.

Más tarde, los defensores de la «teoría del sarampión» han sugerido que no es necesariamente una infección real por el virus del sarampión lo que provoca la enfermedad de Crohn, sino los efectos tardíos de la infección en la primera infancia o la exposición de la

Sin relación viral directa
Se han sugerido numerosos virus como posibles agentes patógenos, pero no se ha encontrado ninguno de manera sistemática en el revestimiento intestinal o en las heces, a pesar de las técnicas más recientes y sofisticadas que se han utilizado en los últimos diez años.

madre al virus del sarampión durante el embarazo. También han sugerido que la enfermedad de Crohn puede ser el resultado de la inmunización infantil contra el sarampión con la vacuna viva contra el sarampión, en la que el virus todavía está vivo, pero no es capaz de provocar la infección habitual de esta enfermedad. Hay algunas pruebas indirectas que respaldan esta teoría, pero se basan sobre todo en el aparente aumento de la incidencia de la enfermedad de Crohn tras los programas universales de vacunación contra el sarampión en los países desarrollados en la década de 1960. El peso de la evidencia respalda la conclusión de que la EII no se debe a la infección, la exposición o la vacunación frente al sarampión.

Posibles causas ambientales

Existen diferencias en la prevalencia de la enfermedad de Crohn y la colitis ulcerosa entre países, así como entre grupos étnicos dentro de un mismo país. Estas diferencias han llevado a los científicos a sugerir que, aparte de las infecciones, hay otros factores ambientales, como las toxinas, la dieta, el tabaco, el consumo de medicamentos e incluso la geografía, que pueden tener una influencia significativa en el desarrollo de la EII.

Estudios de gemelos

A partir de estudios de gemelos sabemos que los factores ambientales influyen en la EII. Cuando un gemelo idéntico tiene enfermedad de Crohn o colitis ulcerosa, el otro gemelo, que es genéticamente idéntico, no siempre desarrolla EII. Para desencadenar la enfermedad, debe interactuar alguna exposición o influencia ambiental con el *background* genético que hace que una persona sea susceptible de desarrollar EII. Presumiblemente, un gemelo ha estado expuesto a factores ambientales que provocan enfermedad, mientras que el otro no ha estado expuesto a esos factores o no lo ha estado durante el tiempo suficiente o en el momento adecuado durante su crecimiento y desarrollo.

Estudios poblacionales

Los investigadores han tratado de determinar de diversas maneras cuáles podrían ser algunos de estos factores ambientales. A menudo, toman un grupo de pacientes con EII y descubren varios posibles factores de riesgo a los que podrían haber estado expuestos, y los comparan con un grupo de personas similares que no tienen EII. Los investigadores también examinan dónde nacieron y crecieron las personas con EII mientras buscan pistas sobre posibles exposiciones ambientales.

Gracias a estos estudios, se ha observado que la incidencia de EII es más alta en los países desarrollados de América del Norte y del norte de Europa, y más baja en los países menos desarrollados y en los más meridionales. Esto ha permitido plantear la teoría de que algún factor al que estamos expuestos en los países desarrollados contribuye al desarrollo de la EII. Una observación interesante es el cambio en el patrón de EII en otras regiones del mundo. En Japón, por ejemplo, la enfermedad de Crohn era casi desconocida en 1950, pero la incidencia de la enfermedad ha ido aumentando de manera progresiva desde entonces. Algunos expertos han interpretado este aumento como una consecuencia de un cambio en la dieta japonesa. Paralelamente al aumento de la incidencia de la enfermedad de Crohn en Japón, la dieta se ha ido occidentalizando cada vez más, con menos arroz y pescado tradicionales, y más carne roja. De todos modos, el cambio en la dieta y el aumento de la incidencia no prueban causa y efecto, ya que en Japón cambiaron muchos otros aspectos de la vida entre 1950 y la actualidad.

Protección de la lactancia materna

Los niños que han sido amamantados pueden tener un menor riesgo de desarrollar EII más adelante que los niños que han sido alimentados con leche de fórmula. De ser cierto, significaría que hay algo potencialmente dañino en la fórmula infantil o, tal vez, algún factor protector en la leche materna.

Dieta

Los factores dietéticos son factores de riesgo potenciales evidentes, puesto que la enfermedad de Crohn y la colitis ulcerosa son trastornos intestinales. Los alimentos entran en contacto directo con el revestimiento intestinal. Aunque no se ha encontrado de manera sistemática ningún alimento específico ni ningún tipo de alimento como posible factor desencadenante de la EII, algunos estudios han observado que las dietas ricas en carnes rojas o azúcares refinados pueden aumentar el riesgo de desarrollar EII.

Alterar la ingesta dietética puede conducir a una mejora en la inflamación intestinal y los síntomas de la enfermedad. Esto no quiere decir que los factores dietéticos provoquen la EII, pero una vez que se ha establecido ésta, en algunos casos la modificación de la dieta puede mejorar la actividad y los síntomas de la enfermedad.

Puede haber algún factor en la dieta que empeore o propague la reacción inflamatoria en los intestinos de los pacientes con EII, si bien no está claro cuál podría ser este factor o factores. Los intentos de llevar a cabo dietas de exclusión o eliminación, en las que se eliminan alimentos específicos y luego se vuelven a añadir a la dieta de uno en uno, no han identificado un desencadenante alimentario específico en la mayoría de los pacientes.

Higiene

En los últimos años ha habido cierto interés en la llamada «hipótesis de la higiene» para explicar una serie de enfermedades crónicas inflamatorias o autoinmunes, como el asma. Como consecuencia de vivir en una sociedad cada vez más limpia e higiénica, no estamos expuestos a muchas de las infecciones a las que antaño sí estábamos expuestos. Esto es en particular cierto durante los primeros años de la infancia. Como consecuencia de ello, el sistema inmunológico de una persona puede volverse hiperactivo porque no está acostumbrado a enfrentarse a bacterias, virus y parásitos. Esto conduce a un aumento de las respuestas inmunitarias o inflamatorias a proteínas, bacterias y virus que en el pasado no se habrían considerado «extraños» o que no habrían producido una respuesta tan potente y dañina.

Exposiciones ambientales

Dado que la aparición de la EII parece haber coincidido con el surgimiento de la sociedad industrializada moderna, se están explorando otros aspectos de nuestra sociedad moderna como factores ambientales importantes que han contribuido de alguna manera al incremento de la EII. Entre ellos destacan los contaminantes ambientales transportados por el aire, liberados por los vehículos de combustión interna y por la industria. Los estudios que investigan las numerosas exposiciones ambientales posibles aún se encuentran en una etapa en cierto sentido temprana, pero existen determinados contaminantes ambientales o toxinas que en teoría pueden tener cierto impacto sobre el sistema inmunitario.

Tabaco

La relación entre fumar y la EII es conocida desde hace mucho tiempo. Los pacientes con colitis ulcerosa tienen más probabilidades de ser no fumadores o exfumadores, mientras que los pacientes con enfermedad de Crohn tienen más probabilidades de ser fumadores. Se desconoce por completo cómo interactúa el tabaquismo con otros factores para aumentar o disminuir el riesgo de enfermedad.

Fármacos

Se sabe que algunos medicamentos provocan irritación e incluso daños en el revestimiento del tracto intestinal. También se sabe que la aspirina y los antiinflamatorios no esteroideos (por ejemplo, ibuprofeno, naproxeno, diclofenaco y sulindaco) provocan úlceras en el estómago y el duodeno. Estos fármacos también pueden tener efectos dañinos en el revestimiento del tracto intestinal en el último tramo del intestino delgado (íleon) y el intestino grueso, las zonas más a menudo afectadas en la EII.

Los antibióticos han despertado una atención considerable como posibles contribuyentes en la aparición de la EII. En particular, en algunos estudios se ha asociado el consumo de antibióticos durante la primera infancia con un mayor riesgo de desarrollar EII en la infancia tardía o incluso en la adolescencia o en la edad adulta temprana. Una teoría que intenta explicar por qué podría ser así es que el consumo de antibióticos en los primeros años de vida puede tener un impacto sobre el tipo y la variedad de bacterias que habitualmente están presentes en nuestros intestinos, y este cambio en nuestra flora bacteriana puede afectar al riesgo de desarrollar EII.

Posibles factores hereditarios (genéticos)

La enfermedad de Crohn y la colitis ulcerosa tienden a ser hereditarias. Esta susceptibilidad heredada a la enfermedad se encuentra en el código genético. El código genético está presente en cada una de las células del organismo y se transmite de padres a hijos. Inves-

Factores psicológicos

Muchos pacientes con EII mencionan el estrés y los factores psicológicos como circunstancias que tienden a provocar brotes de la enfermedad. Aunque pueden existir algunas razones científicas por las que esto puede ser cierto, no se ha demostrado que el estrés y los factores psicológicos desempeñen un papel en la causa de la colitis ulcerosa o la enfermedad de Crohn.

Sin causa farmacológica

A pesar del potencial de daño tisular y el riesgo de un brote cuando se consume aspirina y medicamentos antiinflamatorios no esteroideos, no se ha demostrado que estos fármacos provoquen la enfermedad de Crohn o la colitis ulcerosa.

tigaciones recientes han demostrado que hay más de doscientos factores de susceptibilidad heredados (genes) que, cuando se alteran, pueden aumentar las posibilidades de que una persona desarrolle una EII. Algunos de estos genes parecen ser específicos del riesgo de la enfermedad de Crohn; otros, de la colitis ulcerosa, y otros más parecen ser compartidos por los dos trastornos.

Conceptos básicos sobre los genes

Los genes contienen el código que determina la mayoría de las características físicas de un ser vivo. Los genes no sólo determinan la altura, el color del cabello y de los ojos, y el grupo sanguíneo de una persona, por ejemplo, sino que también determinan la susceptibilidad que se tiene a desarrollar un amplio abanico de enfermedades y trastornos.

- Los genes están formados por una molécula llamada ácido desoxirribonucleico (ADN). Hay decenas de miles de genes en cada ser humano, cada uno de los cuales codifica para una de las decenas de miles de proteínas correspondientes que son producidas por las células y los tejidos de una persona. A través de estos productos proteicos, los genes pueden determinar las características físicas o la susceptibilidad a una enfermedad de una persona.
- Cada gen está formado por una serie de fragmentos moleculares, llamados bases. La secuencia de estas bases (hay cuatro bases en total: adenina, timina, citosina y guanina, representadas por las letras A, T, C y G) informa a la célula de cómo fabricar la proteína en cuestión. Si una o más de estas letras faltan o están desordenadas, o si hay una o más letras adicionales en el lugar equivocado (las llamadas mutaciones), la proteína que se fabrica puede ser defectuosa o puede que ni siquiera se llegue a fabricar.
- Cada persona tiene dos copias de cada gen: una heredada de la madre y otra heredada del padre. Algunas enfermedades requieren que sólo una de las dos copias sea defectuosa para provocar la enfermedad, mientras que otras requieren que ambas copias sean defectuosas. En algunas patologías, el riesgo aumenta sólo levemente con una copia defectuosa, y mucho más cuando las dos copias son anormales.

Riesgo genético

Aproximadamente entre el 10 y el 20 por 100 de las personas con EII tienen otro familiar afectado. Si una persona dentro de una familia sufre enfermedad de Crohn o colitis ulcerosa, la posibilidad de que un miembro no afectado de la familia desarrolle EII es de hasta un 10 por 100, dependiendo de la naturaleza de la relación y de si el individuo tiene enfermedad de Crohn o colitis ulcerosa. En términos generales, la enfermedad de Crohn parece tener una mayor tendencia a ser hereditaria.

Genoma humano

Los investigadores han identificado más de doscientas variaciones genéticas que parecen influir en la probabilidad de desarrollar enfermedad de Crohn o colitis ulcerosa. Algunas de estas variaciones parecen ser específicas de la enfermedad de Crohn, mientras que otras parecen ser más específicas de la colitis ulcerosa y aún otras parecen estar asociadas a ambas enfermedades.

- Uno de los mayores avances en el campo de la genética de la EII ha sido el descubrimiento de que un gen llamado *NOD-2* (también conocido como *CARD15*) puede provocar la susceptibilidad a desarrollar la enfermedad de Crohn. Cuando una de las dos copias del gen *NOD-2* está mutada, lo que implica un producto proteico anormal o ausente, el riesgo de desarrollar la enfermedad de Crohn se suele duplicar o triplicar. Si ambas copias del gen *NOD-2* son anormales, el riesgo de desarrollar la enfermedad de Crohn es hasta treinta veces mayor que si ambas copias del gen fueran normales.
- Hay tres anomalías comunes del gen *NOD-2*, cualquiera de las cuales incrementa el riesgo de enfermedad. Las mutaciones en el gen *NOD-2* pueden ser responsables de hasta el 20 por 100 de la enfermedad de Crohn en poblaciones de origen europeo. Cuando el gen *NOD-2* es defectuoso, diversas células del organismo, y, en particular, las células inmunorreactivas, pueden producir una versión anormal de la proteína NOD-2 o incluso no producirla.
- El producto del gen *NOD-2* parece estar involucrado en la parte de la respuesta inmunitaria de una persona que es importante para combatir determinadas infecciones bacterianas o para responder a los subproductos de ciertas bacterias. Esto puede significar que las mutaciones del gen *NOD-2* pueden provocar una interrupción de esta parte de la respuesta inmunitaria ante las bacterias y puede conducir a una interacción anormal entre el huésped humano y las bacterias en los intestinos. Finalmente, esta interacción anormal puede provocar una inflamación intestinal descontrolada y, en última instancia, EII.
- Algunos de los otros genes que se han relacionado con el desarrollo de la EII es posible que estén implicados en el mantenimiento de la función de barrera del revestimiento intestinal. Cuando la función de barrera del intestino es defectuosa, moléculas grandes, como proteínas e incluso bacterias intestinales, pueden atravesar la pared intestinal. Estas proteínas y bacterias, que el sistema inmunitario de la persona considera «extrañas», pueden llegar a provocar una reacción inflamatoria. Por lo general, esta reacción inflamatoria tiene como objetivo eliminar la proteína o la bacteria extraña, pero cuando hay EII, la reacción no está controlada ni regulada de manera adecuada.
- Hay otros genes asociados con la EII que, como el gen *NOD-2* (o *CARD15*), son responsables de la respuesta a las bacterias. Otro grupo de genes es el responsable del proceso de «limpieza» celular, que da como resultado la eliminación de desechos dentro de las células y también hace que las células viejas o dañadas se eliminen. Por último, otro grupo más de genes asociados con la EII es responsable de varios aspectos de la respuesta inmunitaria del organismo.

Constantes dentro de una misma familia

Tener un familiar con EII es, quizá, el factor de riesgo más importante para desarrollar enfermedad de Crohn o colitis ulcerosa. Estas enfermedades tienden a ser constantes dentro de una familia (cuando varias personas dentro de una familia sufren EII, todas las personas afectadas suelen tener únicamente enfermedad de Crohn o únicamente colitis ulcerosa), si bien hay muchas excepciones en las que se encuentran casos de colitis ulcerosa y de enfermedad de Crohn dentro de una misma familia.

P ¿Cuál es el riesgo que tiene un hermano o una hermana de una persona con EII?

R Cuando una persona padece la enfermedad de Crohn, los hermanos tienen una probabilidad de alrededor de 1/12 de desarrollar EII, ya sea enfermedad de Crohn o colitis ulcerosa, en el transcurso de su vida. El riesgo de sufrir enfermedad de Crohn es de unas cinco veces mayor que el de la colitis ulcerosa. Cuando una persona tiene colitis ulcerosa, sus hermanos tienen una probabilidad de aproximadamente 1/20 de desarrollar EII a lo largo de su vida. En ese caso, el riesgo de padecer colitis ulcerosa es, tal vez, el doble del riesgo de sufrir enfermedad de Crohn.

P ¿Cuál es el riesgo para el hijo de una madre o un padre con EII?

R Cuando un padre o una madre tienen la enfermedad de Crohn, sus hijos tienen más o menos una posibilidad de 1/15 de desarrollar EII en el transcurso de su vida. El riesgo es de tres a cinco veces mayor si uno de los progenitores tiene enfermedad de Crohn que si tiene colitis ulcerosa. Cuando uno de los progenitores tiene colitis ulcerosa, los hijos tienen una posibilidad de 1/25, aproximadamente, de desarrollar EII en el transcurso de su vida. Cuando uno de los progenitores tiene colitis ulcerosa, es más probable que el tipo de EII que desarrollen los hijos sea colitis ulcerosa que enfermedad de Crohn; en este caso, la colitis ulcerosa es más o menos el doble de probable que la enfermedad de Crohn. No parece que tenga importancia si es el padre o la madre quien padece una EII cuando se habla del riesgo para el hijo: la enfermedad la puede transmitir cualquiera de los progenitores. Cuando ambos sufren EII, lo cual es poco frecuente, los niños tienen un riesgo mucho mayor de desarrollar EII que si sólo uno de los progenitores tuviera EII. Si bien es difícil dar una estimación exacta de cuál sería este riesgo para el hijo de dos progenitores afectados, es probable que sea de más de 1/10, y que posiblemente llegue a 1/3.

P **¿Cuál es el riesgo para el progenitor de una persona con EII?**

R Aunque el riesgo para el progenitor de una persona con EII es muy bajo, es más alto que si la madre o el padre no tuvieran antecedentes familiares de EII. En la mayoría de los casos en los que tanto el niño como un progenitor tienen EII, el progenitor suele haber desarrollado la enfermedad antes que el hijo, a menudo incluso muchos años antes.

P **Tengo EII. ¿Qué puedo hacer para evitar que mi hijo desarrolle EII en un futuro?**

R Aunque los antecedentes familiares de EII que involucran a uno de los progenitores o a un hermano son el factor de riesgo conocido más importante para padecer la enfermedad, no se puede hacer mucho para prevenir su desarrollo en un niño o un hermano de una persona con EII.

Esto se debe, sobre todo, a que no conocemos con precisión qué desencadena la aparición de la EII en una persona con riesgo. Tampoco sabemos cómo interactuarán los posibles factores de riesgo a los que los individuos podrían exponerse con su conformación genética. Algunos factores ambientales pueden ser protectores en individuos con determinada conformación genética, mientras que pueden aumentar el riesgo de enfermedad en otros individuos con otra conformación genética. Un ejemplo de ello es el efecto de fumar, que parece proteger contra el desarrollo de colitis ulcerosa, mientras que puede aumentar el riesgo de enfermedad de Crohn o, posiblemente, hacer que el curso de la enfermedad sea más grave.

Sin garantías
Los hijos de un progenitor con EII tienen muchas más probabilidades de no desarrollar EII a lo largo de su vida que de padecer la enfermedad. En otras palabras, la presencia de una prueba genética positiva o de un factor de riesgo genético positivo, como un antecedente familiar de EII, no equivale a la presencia de EII. Del mismo modo, un resultado negativo en los marcadores genéticos de riesgo actuales no garantiza que no aparezca una EII en un futuro.

Estudios de gemelos

En estudios de gemelos, en los que al menos un gemelo tiene EII, se ha observado que si un gemelo padece la enfermedad de Crohn, la probabilidad de que el otro gemelo también la desarrolle es mucho mayor si los gemelos son genéticamente idénticos que si no lo son (mellizos). Dado que tanto los gemelos idénticos como los mellizos tienden a compartir los mismos factores no hereditarios, como la dieta y las exposiciones ambientales, el mayor riesgo en los gemelos idénticos significa que existe un factor genético, o heredado, que está jugando un papel importante en la susceptibilidad a la enfermedad.

Múltiples genes

Al examinar los patrones de herencia de la EII en las familias, queda claro que la enfermedad de Crohn y la colitis ulcerosa no se transmiten de padres a hijos de una manera simple o directa como algunas características físicas, como el color de los ojos, el grupo sanguíneo o ciertas patologías (la fibrosis quística, por ejemplo). En estos casos, un único gen es responsable de la característica o de la enfermedad concreta. En la EII, parece que se requieren variaciones o mutaciones en múltiples genes para provocar una mayor susceptibilidad a la enfermedad.

La investigación de los factores genéticos que contribuyen a la EII se ha acelerado en estas últimas dos décadas con varios éxitos importantes. Es casi seguro que estos éxitos conducirán a un mejor conocimiento de cómo aparece la EII, y con el tiempo pueden conducir a tratamientos mejorados o a terapias preventivas.

¿Se encuentra mi familia en riesgo?

Si tú o un miembro de tu familia sufrís una EII, tiene cierto interés el hecho de que determinados genes, cuando son anormales o están alterados, pueden conducir a un mayor riesgo de desarrollar EII, sobre todo si dicho conocimiento conduce a un tratamiento o una prevención más efectivos, o incluso a una cura. De todos modos, lo que quieres saber es cuál es el riesgo para otros miembros de la familia y si hay alguna manera de predecir quién podría padecer una EII.

El riesgo de sufrir una EII es mayor entre los familiares de primer grado (hermanos, hermanas, padres e hijos) de una persona afectada. Este riesgo para los miembros de la familia es mayor si la persona sufre enfermedad de Crohn que si padece colitis ulcerosa. Los riesgos descritos en las páginas 100 y 101 se han estimado en función de la frecuencia observada de la enfermedad de Crohn y la colitis ulcerosa dentro de las familias y no deben considerarse necesariamente exactos.

Pruebas genéticas

Por desgracia, las pruebas genéticas para la EII aún no son lo bastante sensibles como para ser utilizadas como herramienta de rutina para predecir el desarrollo de la enfermedad. Además, aunque las pruebas predictivas fueran más sensibles, los resultados pueden no ser valiosos para tratar la enfermedad por varios motivos.

Posibles síntomas falsos

Una prueba genética positiva en una persona con antecedentes familiares puede hacer que esa persona o sus familiares estén más atentos a los primeros signos de la enfermedad. Esto puede aumentar innecesariamente la ansiedad en torno a la aparición de síntomas que no están relacionados de ninguna manera con la EII.

Posible tratamiento innecesario

Tampoco sabemos si la detección temprana de la enfermedad, incluso antes de que comiencen los síntomas, permitirá un tratamiento más eficaz de los síntomas agudos o la prevención de complicaciones de esta patología a largo plazo. El tratamiento temprano de la enfermedad, antes de que comiencen los síntomas, puede producir más daños que beneficios, a menos que sea muy eficaz y seguro. Los tratamientos actuales para la EII son poco efectivos, o bien son más efectivos pero con el coste de los efectos secundarios potenciales, algunos de los cuales pueden ser bastante graves.

A pesar de las reservas en torno a las pruebas genéticas, es muy probable que algunas personas con antecedentes familiares de EII (e incluso otras sin antecedentes familiares) deseen someterse a pruebas genéticas donde estén disponibles. Aunque no sabemos con certeza si el tratamiento temprano es beneficioso, muchas personas con pruebas genéticas positivas, incluso sin signos ni síntomas de enfermedad, optarán por recibir tratamiento. En una encuesta realizada a pacientes con EII, un gran porcentaje respondió que elegiría someterse a pruebas genéticas para sus hijos, incluso aunque una prueba positiva tuviera una probabilidad muy baja de predecir la enfermedad.

Farmacogenómica

Donde las pruebas genéticas pueden emplearse más extensamente, al menos en los próximos años, es para predecir el curso de la enfermedad y posibles complicaciones. Las pruebas genéticas también pueden resultar valiosas en el tratamiento de la patología, en especial en la elección de fármacos efectivos. Esto implica la ciencia de la farmacogenómica.

La farmacogenómica consiste en el empleo de pruebas genéticas para predecir varios aspectos de la respuesta (tanto buenos como malos) a los fármacos. Por ejemplo, las pruebas genéticas pueden predecir quién responderá de manera positiva ante un medicamento determinado y quién es probable que desarrolle efectos secundarios y, por lo tanto, puede no ser un buen candidato para cierto fármaco o puede requerir un control más estricto.

En el tratamiento de la EII, esto puede ocurrir con el uso de los fármacos inmunomoduladores azatioprina y 6-mercaptopurina (6-MP). El modo en que estos fármacos se metabolizan (se descomponen) en el organismo viene determinado en gran medida por factores genéticos. La mayoría de las personas metabolizan la sustancia en subproductos inactivos a casi la misma velocidad. Sin embargo, más o menos un 10 por 100 de las personas metaboliza el fármaco un poco más lentamente, y casi un 1 por 100 lo metaboliza muy poco a poco. Con el metabolismo del fármaco ralentizado, para una misma dosis se pueden dar niveles más elevados de fármaco activo en el

Tratamientos a medida
A medida que tengamos más conocimientos sobre cómo funcionan varias terapias con fármacos y los genes que determinan su capacidad para mejorar los síntomas de la enfermedad o provocar efectos secundarios, podremos desarrollar tratamientos que se puedan adaptar específicamente a cada paciente en función de su perfil genético.

organismo. Niveles del fármaco demasiado elevados pueden llegar a provocar toxicidad en la médula ósea, lo que conduce a la producción de menos glóbulos blancos y la posibilidad de infección.

El metabolismo de estos fármacos viene determinado por el nivel de la enzima tiopurina metiltransferasa (TPMT) en el torrente sanguíneo, que, a su vez, está influido, en gran medida, por un factor genético específico que puede detectarse mediante un análisis de sangre. Gracias a la prueba de la concentración de esta enzima en sangre, se puede predecir quién corre el riesgo de sufrir complicaciones que aparecen como consecuencia de los niveles elevados del fármaco en el organismo. Si es el caso, a menudo es mejor evitar estos fármacos o, si se utilizan, administrarlos en dosis mucho más bajas de las habituales para tratar la EII.

Asociaciones genéticas
Con la información obtenida de estas asociaciones genéticas y la comprensión de cómo suelen actuar los productos proteicos en el organismo, es posible comenzar a reconstruir los complejos procesos que ocurren en las personas que padecen una EII.

Teoría unificada

La investigación no ha encontrado una causa única para la enfermedad de Crohn o la colitis ulcerosa. Los conocimientos predominantes sugieren que la EII suele aparecer en una persona genéticamente susceptible, desencadenada por factores ambientales.

Superposición de factores genéticos y ambientales

Susceptibilidad genética

EII

Factores ambientales (dieta, infecciones, toxinas, microbios intestinales)

Sin enfermedad

105

- Una persona puede haber heredado esta susceptibilidad sin que ningún otro miembro de la familia se haya visto afectado. Probablemente, en un individuo se aúna una combinación específica de cambios genéticos o mutaciones que, a su vez, conduce a esta mayor susceptibilidad a la enfermedad.

- En una persona con esta susceptibilidad hereditaria puede darse algún tipo de exposición ambiental que, si se presenta en niveles suficiente elevados durante un período de tiempo lo bastante prolongado, desencadenará una inflamación intestinal descontrolada.

- El momento de esta exposición (en relación con la edad de la persona, la etapa de desarrollo y la presencia de otros factores ambientales) puede resultar fundamental en el proceso que desemboca en la enfermedad. Por otro lado, puede haber factores protectores a los que, si un individuo susceptible no está expuesto, conducirán a una mayor probabilidad de desarrollar EII.

- En el ser humano, la EII a veces se puede tratar con éxito con terapia con antibióticos. El tratamiento con antibióticos no necesariamente acaba con las bacterias que provocan enfermedades, sino que más bien cambia el equilibrio o la composición de la población bacteriana intestinal normal.

Basándote en estas observaciones, podrías imaginar una situación en la que un individuo genéticamente susceptible desarrolle una inflamación intestinal descontrolada de larga duración en presencia de determinadas bacterias intestinales normales y, quizás, otros factores ambientales y dietéticos. Una vez iniciada en una persona genéticamente susceptible, es posible que no sea posible eliminar por completo la inflamación descontrolada. Como consecuencia de ello, el intestino resulta dañado y los síntomas de la EII resultan evidentes. En una persona que no es genéticamente susceptible, en cambio, la inflamación puede mantenerse en niveles que son suficientes para proteger contra infecciones u otros agresores externos, pero no tan altos como para provocar un daño excesivo en el revestimiento del intestino.

Bacterias intestinales

Entre los factores ambientales, hay considerables evidencias que respaldan el papel de las bacterias intestinales como fundamentales para el desarrollo de la EII. En casi todos los modelos animales de EII en los que se ha estudiado el papel de las bacterias intestinales, la EII no se desarrolla cuando los animales de experimentación son criados en un ambiente que no les permite desarrollar bacterias intestinales normales. Si se introducen bacterias intestinales en el animal o en el ambiente, el animal sí desarrolla EII.

Implicaciones para el tratamiento

Siguiendo estas líneas de investigación y manteniéndonos abiertos a nuevos descubrimientos, pronto podremos identificar todas las piezas de este complejo rompecabezas y, por fin, juntarlas para proporcionar una imagen completa de las causas de la EII. Mientras tanto, podemos hacer muchas cosas para controlar esta enfermedad con éxito, con dieta, asesoramiento, fármacos y cirugía.

SEGUNDA PARTE

GESTIONAR LA ENFERMEDAD INFLAMATORIA INTESTINAL

Estrategias dietéticas para gestionar la EII

Julie Cepo y A. Hillary Steinhart

CASO DE ESTUDIO   **Sabrina**

Sabrina es una mujer activa de 24 años a la que el año pasado le diagnosticaron la enfermedad de Crohn. Trabaja durante el día, pero aún encuentra tiempo para participar en sus deportes de equipo favoritos y salir con los amigos a cenar y ver películas. Durante el último mes, Sabrina ha notado calambres y dolor abdominal ocasional después de comer. En la última parrillada en casa de su amiga, comió carne, patatas al horno y mazorcas de maíz, pero tuvo que irse temprano de la comida por síntomas de distensión abdominal, calambres y dolor.

Como no le había pasado nunca, Sabrina decidió averiguar qué podía hacer para mejorar su situación. Buscó información en Internet sobre cualquier relación entre la dieta y la enfermedad de Crohn, especialmente sobre los alimentos que podían desencadenar brotes en su enfermedad. Amigos y familiares le ofrecieron muchos consejos sobre qué alimentos debería evitar. Trató de eliminar todas las verduras y muchas frutas. También la carne roja y los lácteos, por si acaso. Sin embargo, comenzó a perder peso rápidamente, disfrutaba menos de las comidas y comenzó a alejarse de las quedadas porque no le gustaban las preguntas sobre por qué estaba comiendo de manera diferente. Sus calambres y dolores continuaron a pesar de sus esfuerzos, por lo que decidió que era hora de pedir cita con su médico para que la ayudara.

El equipo de atención médica de Sabrina le ofreció tratamiento médico y respondió a sus preguntas. Aprendió que los alimentos no provocan ni curan la EII, y que cuando comía algunos productos, como el maíz y las pieles de patata, empeoraban los síntomas porque estos alimentos son difíciles de digerir. Le aconsejaron que siguiera una dieta baja en fibra y que volviera poco a poco a su dieta habitual una vez que los brotes y los síntomas de la enfermedad se resolvieran.

Información fiable

La nutrición es un tema prioritario no sólo para las personas que viven con la enfermedad de Crohn y la colitis ulcerosa, sino también para sus familiares y amigos. Tal vez te hayan diagnosticado EII y te estés preguntando si tu dieta actual es adecuada. Quizá a tu pareja o a tu hijo le hayan diagnosticado EII y te estés preguntando si los alimentos habituales que compras en el supermercado pueden

Estudios de dieta

Se ha estudiado la dieta como una posible causa de la enfermedad de Crohn y de la colitis ulcerosa, así como un posible tratamiento para estas afecciones. Aunque no se ha identificado ningún factor dietético como causa directa de la EII, es posible que determinados factores dietéticos desempeñen un papel en el aumento del riesgo de desarrollar la enfermedad o de desencadenar un brote en una persona que ya sufre la enfermedad. Estos factores no se han identificado y no se ha demostrado que ninguna dieta cure la EII. Se han identificado alimentos específicos como productos a evitar en el manejo de algunos síntomas.

seguir formando parte de la dieta de tu familia. O tal vez hayas estado viviendo con EII durante mucho tiempo, pero aún tienes miedo de probar nuevos alimentos. ¿Cómo puedes encontrar respuestas a tus preguntas y, al mismo tiempo, estar seguro de que la información que encuentras es fiable?

La alimentación juega un papel importante en el manejo de la EII al mantener la salud general durante los períodos de actividad de la enfermedad y los de remisión. La dieta también puede ayudar a controlar los síntomas durante los brotes. El estado nutricional de una persona afecta a procesos fisiológicos importantes, como la inmunidad y la cicatrización de heridas y, como consecuencia de ello, puede contribuir a la prevención de complicaciones a largo plazo. Nuestra alimentación también influye en nuestra calidad de vida. Comer alimentos sabrosos que sean saludables debe ser tu objetivo dietético, aunque tengas síntomas de EII. Si bien una buena alimentación no cura la EII y, aunque con excepciones, la terapia nutricional no siempre controla los brotes de la enfermedad, es importante para el mantenimiento de la salud y el manejo de los síntomas.

P **¿Dónde puedo encontrar buenos consejos dietéticos?**

R Tu médico de familia o tu especialista gastrointestinal pueden derivarte a un nutricionista para que te ofrezca consejos dietéticos específicos sobre cómo controlar tus síntomas. Los nutricionistas son expertos en ciencia de los alimentos que han completado una educación universitaria en Nutrición humana y dietética.

Esto significa que es responsable de aportar a sus pacientes información fiable y segura. Los nutricionistas son profesionales cualificados para consultar, evaluar y valorar el estado nutricional, y ofrecer consejos para prevenir y tratar enfermedades. Los nutricionistas trabajan en el cuidado de la salud, la industria, la investigación y el gobierno.

P **¿Algo que he comido me ha provocado la EII?**

R Si los médicos o los nutricionistas supieran qué alimentos, componentes, aditivos, proteínas, conservantes o contaminantes alimentarios contribuyen al desarrollo de la EII, serían los primeros en advertir a las personas susceptibles que los eviten. Sin embargo, comenzar a evitar alimentos sin evidencia científica de la verdadera causa de esta enfermedad es una práctica arriesgada porque puede afectar a tu relación con los alimentos y comer, puede limitar tus opciones y puede tener graves consecuencias para la salud como consecuencia de una limitación inadecuada de nutrientes. Los consejos nutricionales bien fundamentados pueden ayudarte a gozar de una mejor salud y evitar falsas esperanzas sin retrasar estrategias efectivas.

La dieta correcta

Mucha gente oye por ahí que una dieta en particular ayudará a mejorar su EII. Tener una sensación de control cambiando lo que comes o cómo comes puede resultar interesante cuando se vive con una enfermedad impredecible. En algunos casos, la dieta pretende prevenir las recaídas de la EII o incluso curar la enfermedad. Otras dietas afirman que influyen de un modo positivo en el sistema inmunitario, que mejoran la salud digestiva y que reducen la inflamación. Sin embargo, el hecho de que esté escrito no significa que sea verdadero o que esté científicamente demostrado.

A veces, las dietas están desarrolladas de un modo que no ha sido probado o que ni siquiera tiene sentido desde el punto de vista fisiológico. Puede resultar difícil separar el mito de la ciencia. Un autor persuasivo o una historia anecdótica sorprendente de alguien cuya EII respondió tan sólo a la dieta del autor puede ser muy impactante y puede dejarte con la impresión de que hay algo meritorio en lo que sugiere el autor. Sin embargo, tales anécdotas pueden aportar falsas esperanzas. El dinero que gastes debe ser para estrategias fiables y basadas en evidencias. Si has tenido problemas para determinar la dieta «correcta» que debes seguir, tal vez

Declaración de responsabilidad
Este capítulo contiene referencias a productos que puede que no estén disponibles en todas partes. El objetivo de la información aportada es ayudar; sin embargo, no hay garantía de resultados asociados con la información proporcionada. El empleo de nombres comerciales es sólo para fines educativos y no implica aprobación.

Sin dieta para la EII
Si bien no existe una «dieta para la EII», hay muchos alimentos que afectan negativa o positivamente a las personas que viven con una EII. No existe una única dieta que funcione para todas las personas con EII.

se deba a que tu experiencia con la dieta ha sido diferente a la de otra persona.

Cada uno de nosotros tiene distintas preferencias de sabor, diversas tolerancias (a los alimentos picantes o que producen gases, por ejemplo), diferentes presupuestos e incluso diversas disponibilidades de alimentos, con opciones de alimentos limitadas en regiones remotas del planeta. No sólo son estas circunstancias aplicables a una persona que vive con EII, sino que podría haber consideraciones dietéticas adicionales, incluidas las intolerancias transitorias a alimentos de los que antes disfrutabas y la necesidad de limitar temporalmente algunos alimentos y complementarlos con otros. Teniendo en cuenta estos factores, tiene sentido que diferentes personas puedan experimentar la misma comida de manera distinta. Si a todo ello añades tolerancias personales y las cosas que nos gustan y que no nos gustan, podría haber muchos miles de versiones de la dieta «correcta».

Dietas individualizadas

En consecuencia, toda la atención nutricional se debe individualizar y desarrollar con un médico o un dietista para garantizar que sea realista y exitosa. Recuerda que la enfermedad de Crohn y la colitis ulcerosa tienen diferentes partes del intestino inflamadas, distintas características, diversos cursos de la enfermedad, una variedad de posibles síntomas y posibles complicaciones, y variaciones en los regímenes de tratamiento.

Las recomendaciones nutricionales deben ser equilibradas para evitar las deficiencias de nutrientes e individualizadas en función de gustos, presupuestos, estilos de vida y, lo que es más importante, beneficios funcionales específicos deseados (por ejemplo, recuperar peso o controlar los síntomas). La dieta que tiene en cuenta y satisface estas necesidades es la dieta adecuada para ti.

De todos modos, existen algunas pautas dietéticas comunes que las personas con EII podrían seguir en un esfuerzo por controlar sus síntomas y mejorar su calidad de vida, e incluso evitar complicaciones más graves, como la malnutrición.

Prevenir la malnutrición

La dieta es la clave para prevenir la malnutrición clínica, un problema que aparece cuando existe una deficiencia o un desequilibrio de nutrientes en el organismo. Con el tiempo, las deficiencias nutricionales pueden provenir de la falta de calorías totales (los términos «calorías» y «energía» se puede usar de manera indistinta) o de la falta de nutrientes específicos, como proteínas, grasas esenciales, vitaminas, minerales u oligoelementos.

La malnutrición es una preocupación porque puede afectar a la función de tu sistema inmunitario, lo que conduce a una mayor susceptibilidad a las infecciones. También compromete las defensas normales de tu cuerpo contra los radicales libres (moléculas dañinas producidas por la contaminación, la radiación, el estrés y el tabaco), retarda la cicatrización de las heridas y puede contribuir a complicaciones a largo plazo, como mala salud dental y pérdida ósea temprana, lo que lleva a la osteoporosis. Cuando tu alimentación es mala, es probable que los síntomas de tu EII se agraven o tengan un impacto más significativo sobre ti.

Síntomas de malnutrición
La malnutrición puede manifestarse con pérdida de peso, pérdida del apetito, debilidad muscular (por la pérdida de masa muscular) o cambios en la piel, el cabello, las uñas, las encías, la vista o el estado de ánimo.

Pérdida de peso

El indicador más común de malnutrición es una pérdida significativa de peso corporal. A menudo, cuando no te encuentras bien, pierdes el apetito y sientes que debes obligarte a comer. Y, en ocasiones, sigues perdiendo peso a pesar de tus esfuerzos. ¿Por qué ha pasado esto? No es simplemente una cuestión de fuerza de voluntad.

En la enfermedad de Crohn y la colitis ulcerosa, se inflaman varias partes del tracto gastrointestinal y, aunque la inflamación ocurre principalmente a nivel local (el tejido intestinal), también puede suceder a nivel de todo el cuerpo o sistémico. La inflamación sistémica es por culpa de moléculas inflamatorias (proteínas llamadas citoquinas), que se producen en el intestino inflamado, pero que circulan por todo el organismo. Es el efecto de una o más de estas citoquinas lo que puede provocar una pérdida de apetito.

Anorexia
La pérdida de apetito y la incapacidad de comer lo suficiente para mantener el peso se describen como un síntoma llamado anorexia (este término no significa lo mismo que el trastorno alimentario). La anorexia puede ser uno de los síntomas que experimentes cuando tu enfermedad esté activa.

La anorexia es un factor de riesgo de malnutrición que, junto con otros síntomas —como la intolerancia gastrointestinal, el gusto alterado y las eliminaciones dietéticas (fobias y dependencias alimentarias)–, puede conducir a una ingesta inadecuada. Otros factores de riesgo para la malnutrición incluyen mayores requerimientos de nutrientes, malabsorción de nutrientes y mayores pérdidas de electrolitos, minerales, oligoelementos y proteínas. Estos factores pueden conducir a la malnutrición en personas con EII, pero esto no significa que tú desarrollarás estos síntomas o complicaciones sólo porque sufres EII. Ten en cuenta también que algunos son específicos de la enfermedad de Crohn o de la colitis ulcerosa.

Tratamiento para la malnutrición

Factores de riesgo
Si experimentas síntomas o cambios similares a los enumerados entre los factores de riesgo de malnutrición, no te olvides de mencionárselos a tu médico. Cuanto antes se traten tus síntomas, menos probable es que experimentes los efectos negativos de la malnutrición.

Para determinar si estás malnutrido, los profesionales de la salud evaluarán tus síntomas y signos, historial médico, tendencias de altura y peso, historia dietética, circunstancias sociales y económicas, fármacos consumidos y pruebas de laboratorio. Si bien se han desarrollado varias fórmulas complicadas para evaluar el estado nutricional y el riesgo nutricional, la mayoría de médicos y nutricionistas pueden responder a estas preguntas con bastante facilidad. A continuación, se puede crear un plan de alimentación apropiado para ayudar a controlar tu enfermedad y conseguir los resultados de salud deseados.

Tu plan de alimentación podría incluir asesoramiento para modificar la dieta o implementar terapias de nutrición especializadas. Este asesoramiento podría incluir ayuda con ideas sobre alimentos y también suplementación con productos nutricionales, sustitución de vitaminas y minerales, aporte de nutrición enteral (fórmula de nutrición líquida administrada a través de una sonda de alimentación en el estómago o el intestino delgado) o aporte de nutrición parenteral (nutrición intravenosa infundida a través de una vía intravenosa especial).

Factores de riesgo de malnutrición

1. Ingesta inadecuada de nutrientes.
   - Anorexia.
     - Ingesta oral reducida de alimentos y bebidas.
     - Incapacidad para tolerar alimentos sólidos y un período prolongado de consumo de líquidos bajos en calorías y proteínas.
   - Intolerancia gastrointestinal.
     - Náuseas, vómitos, diarrea, urgencia rectal, calambres, hinchazón, dolor, síntomas obstructivos, dolor al tragar.
   - Gusto alterado.
     - Efecto secundario de algunos medicamentos o una deficiencia nutricional específica.
   - Eliminaciones dietéticas.
     - Fobias alimentarias, intolerancias alimentarias, experimentación dietética.
     - Dependencias (sustitución de alimentos nutritivos por alcohol).

2. Incremento de los requisitos nutricionales.
   - Tasa metabólica más elevada.
     - Respuesta al estrés e inflamación, infección, cicatrización de heridas, fiebre, efectos catabólicos (ruptura) de esteroideos.
     - Aumento de las necesidades de nutrientes o calorías para el crecimiento (niños y adolescentes).
     - Repleción (construcción) de las reservas de tejido corporal de músculo y grasa.

3. Malabsorción de nutrientes.
   - Disminución de la superficie de absorción.
     - Enfermedad activa que afecta a la superficie intestinal.
     - Múltiples resecciones quirúrgicas.
   - Bypass de nutrientes.
     - Fístula.
     - Cirugía.
   - Interferencia de fármacos.
   - Deficiencia de sales biliares.
   - Sobrecrecimiento bacteriano en el intestino delgado.

4. Aumento de pérdidas (electrolitos, minerales, oligoelementos, proteínas).
   - Diarrea.
   - Fístula.
   - Pérdida de sangre.

Comer bien

Número de raciones recomendadas al día

	Niños			Adolescentes		Adultos			
Edad en años	2-3	4-8	9-13	14-18		19-50		51+	
Sexo	Niños y niñas			Chicas	Chicos	Mujeres	Hombres	Mujeres	Hombres
Frutas y vegetales	4	5	6	7	8	7-8	8-10	7	7
Cereales	3	4	6	6	7	6-7	8	6	7
Leche y alternativas	2	2	3-4	3-4	3-4	2	2	3	3
Carne y alternativas	1	1	1-2	2	3	2	3	2	3

El cuadro superior muestra cuántas raciones necesitas cada día de cada uno de los cuatro grupos de alimentos. **Tomar la cantidad y el tipo de alimentos recomendados y seguir estos consejos te ayudará a:**

- Satisfacer tus necesidades de vitaminas, minerales y otros nutrientes.
- Reducir el riesgo de obesidad, de diabetes tipo 2, de enfermedades cardiovasculares, de determinados tipos de cáncer y de osteoporosis.
- Contribuir a tu salud general y tu vitalidad.

¿Qué es una ración?

Observa los ejemplos inferiores:

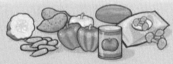

Verduras frescas, congeladas o en conserva
125 ml (½ taza)

Pan
1 rebanada (35 g)

Bagel
½ bagel (45 g)

Leche o leche en polvo (rehidratada)
250 ml (1 taza)

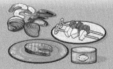

Pescado cocido, marisco, aves, carne magra
75 g / 125 ml (½ taza)

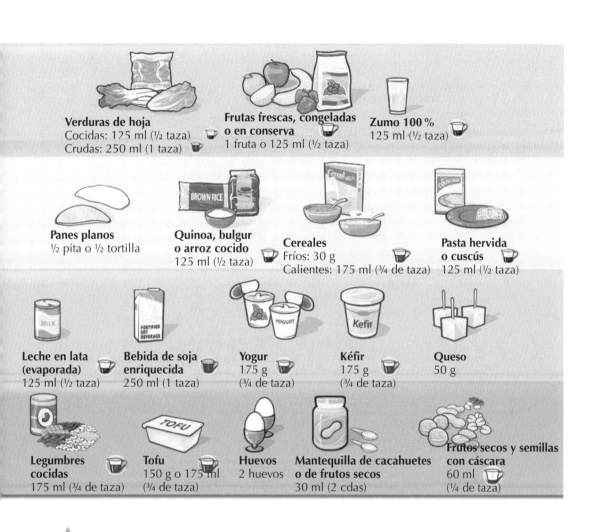

Verduras de hoja
Cocidas: 125 ml (½ taza)
Crudas: 250 ml (1 taza)

Frutas frescas, congeladas o en conserva
1 fruta o 125 ml (½ taza)

Zumo 100 %
125 ml (½ taza)

Panes planos
½ pita o ½ tortilla

Quinoa, bulgur o arroz cocido
125 ml (½ taza)

Cereales
Fríos: 30 g
Calientes: 175 ml (¾ de taza)

Pasta hervida o cuscús
125 ml (½ taza)

Leche en lata (evaporada)
125 ml (½ taza)

Bebida de soja enriquecida
250 ml (1 taza)

Yogur
175 g
(¾ de taza)

Kéfir
175 g
(¾ de taza)

Queso
50 g

Legumbres cocidas
175 ml (¾ de taza)

Tofu
150 g o 175 ml
(¾ de taza)

Huevos
2 huevos

Mantequilla de cacahuetes o de frutos secos
30 ml (2 cdas)

Frutos secos y semillas con cáscara
60 ml
(¼ de taza)

Aceites y grasas

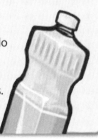

- Incluye una pequeña cantidad –de 30 a 45 ml (2 o 3 cdas)– de grasas no saturadas cada día. Esto incluye el aceite utilizado para cocinar y aliñar las ensaladas, margarinas y mayonesas.
- Usa aceites vegetales (colza, oliva y soja).
- Emplea margarinas blandas, bajas en grasas saturadas y trans.
- Limita la mantequilla, las margarinas sólidas, las mantecas y las grasas animales.

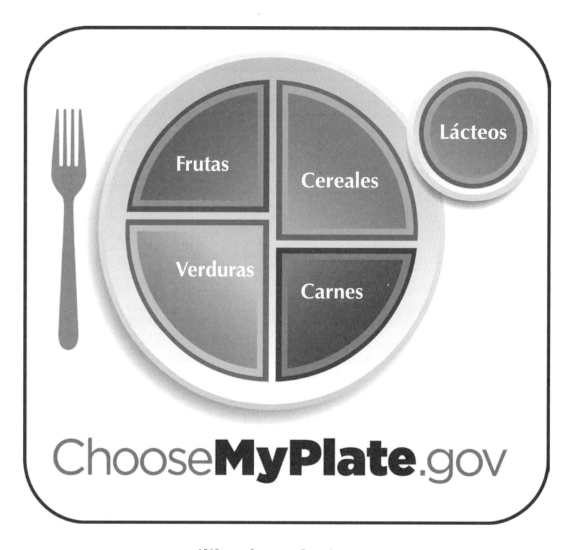

ChooseMyPlate.gov

Equilibra las calorías

- Disfruta de tu comida, pero come menos cantidad.
- Evita raciones demasiado grandes.

Alimentos a consumir más

- Prepara la mitad de tu plato con verduras y vegetales.
- Haz que al menos la mitad de tus cereales sean integrales.
- Pásate a leche desnatada o semidesnatada.

Alimentos a consumir menos

- Cuando compres productos como sopas, panes y comidas congeladas, elígelos bajos en sodio.
- Bebe agua en lugar de bebidas azucaradas.

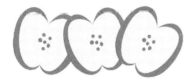

Guía arcoíris de los alimentos vegetarianos

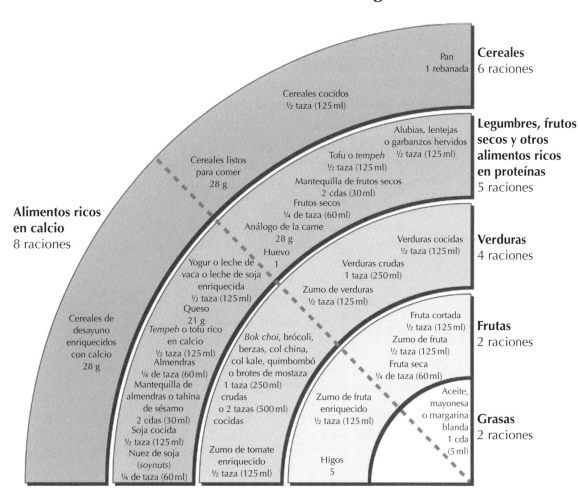

Cereales
6 raciones

Pan
1 rebanada

Cereales cocidos
½ taza (125 ml)

**Legumbres, frutos
secos y otros
alimentos ricos
en proteínas**
5 raciones

Alubias, lentejas
o garbanzos hervidos
½ taza (125 ml)

Tofu o *tempeh*
½ taza (125 ml)

Mantequilla de frutos secos
2 cdas (30 ml)

Frutos secos
¼ de taza (60 ml)

Análogo de la carne
28 g

Huevo
1

Cereales listos
para comer
28 g

**Alimentos ricos
en calcio**
8 raciones

Yogur o leche de
vaca o leche de soja
enriquecida
½ taza (125 ml)

Queso
21 g

Tempeh o tofu rico
en calcio
½ taza (125 ml)

Almendras
¼ de taza (60 ml)

Mantequilla de
almendras o tahina
de sésamo
2 cdas (30 ml)

Soja cocida
½ taza (125 ml)

Nuez de soja
(*soynuts*)
¼ de taza (60 ml)

Cereales de
desayuno
enriquecidos
con calcio
28 g

Verduras
4 raciones

Verduras cocidas
½ taza (125 ml)

Verduras crudas
1 taza (250 ml)

Zumo de verduras
½ taza (125 ml)

Bok choi, brócoli,
berzas, col china,
col kale, quimbombó
o brotes de mostaza
1 taza (250 ml)
crudas
o 2 tazas (500 ml)
cocidas

Zumo de tomate
enriquecido
½ taza (125 ml)

Frutas
2 raciones

Fruta cortada
½ taza (125 ml)

Zumo de fruta
½ taza (125 ml)

Fruta seca
¼ de taza (60 ml)

Zumo de fruta
enriquecido
½ taza (125 ml)

Higos
5

Grasas
2 raciones

Aceite,
mayonesa
o margarina
blanda
1 cda
(5 ml)

Fuente: Figura 2. Messina V., *et al.* «A new food guide for North American vegetarians», *Canadian Journal of Dietetic Practice and Research*, vol. 64, n.º 2, p. 82, 2003. Copyright 2003.

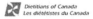
Dietitians of Canada
Les diététistes du Canada

Modificaciones de la dieta

Si tu EII se encuentra bajo control y vives relativamente libre de síntomas, no es necesario que restrinjas los alimentos o que sigas una dieta especial. Por lo general, hay que hacer hincapié en el consumo de un amplio abanico de alimentos que aportan la enorme variedad de nutrientes que tu organismo necesita. La clave es seleccionar diversos alimentos variados de todos los grupos de alimentos en las cantidades recomendadas, con las modificaciones adecuadas para las dietas vegetarianas y veganas.

De todos modos, si experimentas una actividad aguda de la enfermedad, puede resultarte útil modificar tu dieta habitual para ayudar a minimizar los síntomas gastrointestinales, tales como calambres, hinchazón, gases y diarrea. Recuerda que la dieta desempeña un papel importante en el mantenimiento del estado nutricional, así como en el control de los síntomas. Es de suma importancia que los cambios en la dieta no comprometan el estado nutricional ni el bienestar. Esto significa mantener el peso y los niveles de ingesta de energía, seguir disfrutando de la comida y participar en situaciones sociales relacionadas con los alimentos.

P **¿Necesito modificar mi dieta?**

R Formulándote las siguientes preguntas a ti mismo, a tu médico y a tu nutricionista, puedes determinar qué modificaciones dietéticas podrías necesitar, si es que las precisas:

- En estos momentos, ¿mi enfermedad está activa o se encuentra bajo control?
- ¿Qué síntomas experimento actualmente?
- Si mi enfermedad está activa, ¿qué parte o qué partes de mi intestino se ven afectadas? ¿Qué nutrientes se suelen absorber en esta región?
- ¿Hay alguna complicación de mi enfermedad que también deba considerar, como, por ejemplo, la osteoporosis o la estenosis (estrechamiento del intestino debido al tejido cicatricial)?
- ¿Qué efecto tiene mi tratamiento en las necesidades de nutrientes?
- ¿Los medicamentos que estoy tomando interactúan con los nutrientes?
- ¿La cirugía ha afectado a la cantidad de intestino restante disponible para la absorción?

Objetivos de la modificación de la dieta

La modificación de la dieta tiene objetivos específicos que pretenden abordar no sólo el control de los síntomas, sino también ayudar a lograr una mejor salud física y emocional. Por ejemplo, puedes tener una sensación de aislamiento social cuando tus opciones de alimentos son limitadas o cuando tienes que pedir adaptaciones especiales al comer fuera de casa. A veces sólo quieres sentirte «normal» como todos los demás.

Objetivos de la modificación de la dieta

1. Normalizar la función intestinal
    - Disminuir la frecuencia de deposiciones.
    - Incrementar la consistencia de las heces.

2. Minimizar los síntomas de intolerancia gastrointestinal
    - Reducir el meteorismo, la distensión abdominal, los calambres y el dolor.
    - Reducir el riesgo de obstrucción.

3. Mantener la hidratación y el equilibrio de electrolitos

4. Mantener o mejorar el estado nutricional
    - Evitar más pérdida de peso (o aumentar de peso, si corresponde).
    - Mejorar el estado funcional.
    - Suplementar con nutrientes específicos si está indicado.

5. Continuar o reanudar la participación y la actividad social
    - Normalizar la dieta con el tiempo.
    - Mejorar la relación con los alimentos.

Dietas de eliminación

Las dietas de eliminación son populares en la industria dietética, y los profesionales de la medicina alternativa y complementaria también pueden adoptar este enfoque de tratamiento. Este tipo de die-

Valor de las dietas de exclusión

El valor de las dietas de exclusión no ha sido científicamente demostrado en la EII. En los estudios en los que se excluyeron los alimentos sospechosos, los pacientes no experimentaron una recaída de la enfermedad tras la reintroducción de los alimentos excluidos.

ta restringe o excluye significativamente uno o más alimentos o grupos de alimentos principales. Los ejemplos frecuentes de exclusiones incluyen lácteos, trigo o gluten, carne roja, levadura y azúcares refinados. Si decides seguir una dieta de eliminación, asegúrate de considerar los posibles efectos secundarios.

Efectos secundarios

Entre las consecuencias de seguir dietas de exclusión a largo plazo (es decir, durante más de unas pocas semanas) se incluyen la posible aparición de deficiencias nutricionales, pérdida de peso, malnutrición, fobias u obsesiones alimentarias y pérdida del placer por la comida. Si evitas los principales grupos de alimentos, asegúrate de comentárselo al nutricionista para conocer alimentos alternativos o suplementos para los nutrientes excluidos.

También existe un peligro psicológico con las dietas de eliminación. Seguir una dieta que pretende controlar tu EII puede contribuir a que de alguna manera te sientas responsable o culpable si tu enfermedad vuelve a activarse. Algunas personas piensan que pueden haber hecho trampa con la dieta porque les resultaba muy complicado seguirla a rajatabla, y ahora son los culpables de la reactivación de su enfermedad. Sin embargo, no hay ninguna evidencia que apoye esto. Este tipo de internalización de la responsabilidad es destructivo y resta fuerzas en un momento en el que ya es bastante difícil de por sí vivir con EII.

Si aun así consideras que es importante probar este enfoque, procura establecer un programa para evaluar e interrumpir las eliminaciones en la dieta.

Intolerancia a la lactosa
La intolerancia a la lactosa aparece cuando tu organismo no puede digerir de manera adecuada la lactosa de la leche.

Dietas reducidas en lactosa

¿Hay algún momento en que sea apropiado reducir el consumo o evitar un grupo de alimentos en particular? Cuando se trata de productos lácteos, la respuesta es sí. «Delicioso, pero con precaución justificada» es un eslogan que se puede aplicar a los productos lácteos si sufres una EII. Si bien los productos lácteos son sabrosos y aportan nutrientes importantes, como proteínas y calcio, existen situaciones específicas en las que puede resultar complicado digerir el azúcar principal de la leche.

A menos que tengas una verdadera alergia a la leche (reacción inmunitaria a la proteína de la leche), no hay peligro de consumir productos lácteos. Este tipo de alergia es relativamente poco frecuente. Los productos lácteos no causan EII y, por lo general, no provocan brotes, si bien puedes experimentar síntomas incómodos si tienes intolerancia a la lactosa y bebes leche o comes productos lácteos.

Deficiencia de lactasa

La lactosa es el carbohidrato principal en los productos lácteos. Es un disacárido, lo que significa que es una molécula formada por dos moléculas de azúcar más pequeñas, los monosacáridos glucosa y galactosa. Una enzima llamada lactasa presente en nuestro intestino delgado es la responsable de descomponer la lactosa en glucosa y galactosa, que luego se absorben fácilmente.

Si no hay suficiente enzima lactasa para descomponer la lactosa en sus dos azúcares más pequeños, el resultado es lactosa no digerida que viaja a través del intestino delgado hasta el intestino grueso (colon). Éste es el motivo por el cual la intolerancia a la lactosa también puede llamarse, correctamente, deficiencia de lactasa.

Síntomas de la intolerancia a la lactosa

Los síntomas clásicos de la intolerancia a la lactosa son consecuencia de la lactosa no digerida que es transportada a través del intestino delgado y atrae agua por ósmosis hacia el intestino, lo que provoca hinchazón. Cuando la lactosa no digerida llega al colon, las bacterias la fermentan, provocando más distensión abdominal, calambres, meteorismo y diarrea. Los síntomas varían de una persona a otra, pero, por lo general, aparecen entre 30 minutos y varias horas después de la ingestión.

P **¿Cómo sé si puedo ser susceptible a la intolerancia a la lactosa?**

R Hay al menos dos posibles factores implicados en la intolerancia a la lactosa: la genética y los factores adquiridos.

Genética: La causa más frecuente de intolerancia a la lactosa en adultos tiene que ver con la genética. A medida que envejecemos se da una disminución natural en la producción de lactasa (a un ritmo que está genéticamente determinado). Esta disminución natural en la cantidad de enzima lactasa presente en la superficie del intestino delgado se produce a medida que las personas envejecen y conduce a una intolerancia progresiva a la lactosa (se conoce como deficiencia primaria de lactasa).

Aunque todo el mundo experimenta una disminución en la producción de lactasa a lo largo de su vida, la velocidad a la que ocurre es diferente según los diferentes grupos étnicos. Determinados grupos étnicos tienen una predisposición genética a la deficiencia de lactasa, incluidos los descendientes de africanos, judíos y asiáticos. Por el contrario, las personas de ascendencia escandinava y del norte de Europa tienen la prevalencia más baja de intolerancia a la lactosa. Los norteamericanos de ascendencia similar presentan tasas de prevalencia semejantes.

Deficiencia adquirida de lactasa: Los factores externos a veces pueden provocar una deficiencia en la cantidad de la enzima lactasa disponible en la superficie del intestino delgado (se conoce como deficiencia secundaria de lactasa). Puede ocurrir tras un tratamiento médico (por ejemplo, quimioterapia, radioterapia o múltiples resecciones del intestino delgado), en caso de malnutrición o por una enfermedad activa del intestino delgado, como la enfermedad de Crohn. Una vez resuelta la patología o la lesión, se reanuda la producción de lactasa y la digestión de la lactosa suele mejorar, aunque no siempre es así.

Pruebas de intolerancia a la lactosa

El test de hidrógeno espirado, que consiste en beber una dosis de prueba de lactosa, puede ayudar a determinar si eres intolerante a la lactosa. Si una persona tiene deficiencia de lactasa, las bacterias del colon fermentarán la lactosa no absorbida y se formará hidrógeno. Parte de este gas pasa al torrente sanguíneo y se exhala a través de los pulmones, donde se puede medir en el aire espirado.

Si has hecho un test de hidrógeno espirado, pregunta con qué dosis de lactosa se ha hecho la prueba. Dependiendo del laboratorio, las dosis pueden oscilar entre 12,5 g de lactosa (el equivalente a una taza o 250 ml de leche) y 50 g de lactosa (el equivalente a cuatro tazas o un litro de leche). Muchas personas pueden beber un vaso de leche sin problemas, pero rara vez beberán un litro de leche de golpe, por lo que la relevancia (aplicabilidad a la vida diaria) de la prueba depende de la dosis administrada.

Reducción de lácteos

Por suerte, muchas personas que desarrollan intolerancia a la lactosa pueden seguir consumiendo pequeñas cantidades de productos lácteos, pero no tanto como antes. Esto se conoce como efecto dependiente de la dosis. En estos casos, no es necesario eliminar los productos lácteos, sino simplemente reducir la cantidad de lácteo que se toma de una vez. Curiosamente, algunas personas pueden aumentar de manera gradual su tolerancia a los lácteos. Esto no tiene nada que ver con la cantidad de la enzima lactasa que tienen, sino que sus bacterias gastrointestinales son capaces de adaptarse a la carga de lactosa.

Escalera de lactosa

Esta escalera de lactosa enumera los productos lácteos y su contenido en lactosa. Puedes comenzar a escalar desde abajo (alimentos con menor contenido en lactosa) e ir ascendiendo hasta los productos de la parte superior (alimentos con mayor contenido en lactosa) que puedas tolerar.

Fuente	Ración	Lactosa (g)
Leche (homogeneizada 3,25 por 100, 2 por 100, 1 por 100, desnadatada)	1 taza (250 ml)	12,0-13,0
Yogur (con probióticos para reducir la lactosa)	½ taza (125 ml)	6,3-9,5
Helado	½ taza (125 ml)	4,9
Yogur helado	½ taza (125 ml)	4,5
Queso fresco (tipo cottage)	½ taza (125 ml)	2,9-3,9
Crema agria	¼ de taza (60 ml)	2,0
Queso crema	30 g	0,7
Nata (espesa o montada, mitad leche y mitad nata)	1 cda (15 ml)	0,6
Queso (cheddar, gouda, azul, colby)	30 g	0,5-0,8
Queso cottage (tipo requesón)	½ taza (125 ml)	0,5
Queso parmesano	1 cda (15 ml), rallado	0,2
Queso (camembert, limburger)	30 g	0,1
Mantequilla	1 cda	Trazas

Lactosa oculta

También hay fuentes ocultas de lactosa en los alimentos. Si eres muy intolerante a la lactosa, deberás evitar todas las fuentes de lactosa. Ésta se puede añadir como excipiente en medicamentos y alimentos (por ejemplo, en carnes procesadas, salsas, panes, cereales, aliños para ensaladas, bebidas para el desayuno, mezclas para pasteles, margarinas). También puede contener lactosa si la etiqueta menciona sólidos lácteos, suero, cuajada, mantequilla o saborizante a queso. La caseína no contiene lactosa. Lee siempre las etiquetas de los alimentos en busca de fuentes ocultas.

P **¿Debería intentar reducir o evitar la lactosa?**

R Hay cierta controversia con respecto a la prevalencia clínica de la deficiencia secundaria de lactasa en la EII. Esto se debe a que los estudios de intolerancia a la lactosa no siempre han tenido en cuenta la edad o el origen étnico (factores que sabemos que afectan a la cantidad de la enzima lactasa).

La intolerancia a la lactosa puede ser más frecuente en la EII, aunque no es definitivo. A menudo, los médicos le pedirán a una persona que elimine temporalmente los productos lácteos en la dieta para determinar cómo responde la enfermedad al tratamiento y para evitar un diagnóstico erróneo de cualquier síntoma de intolerancia a la lactosa como síntoma de actividad de la enfermedad.

La distensión, los calambres y la diarrea podrían diagnosticarse erróneamente como síntomas regulares de la EII.

Si tus síntomas mejoran cuando evitas la lactosa, entonces en tu caso es adecuada una restricción temporal. Si no es así, es importante no eliminar innecesariamente los productos lácteos de tu dieta. Cuando tu brote mejore, vale la pena incorporar de nuevo los lácteos en tu dieta. Esto es especialmente cierto si tolerabas los productos lácteos antes del brote o si echas de menos consumir lácteos.

Ileostomía

Si te han practicado una ileostomía y eres intolerante a la lactosa, puedes comer productos lácteos. La lactosa no digerida llegará a la bolsa de la ileostomía en lugar de fermentar en el colon, que puede haber sido extirpado quirúrgicamente. La bolsa de la ileostomía puede generar más gases (por culpa de las bacterias en las heces), pero no tendrás los mismos síntomas de calambres, distensión abdominal y diarrea.

Fuentes de calcio

Los productos lácteos son fuentes importantes de calcio, y algunos de estos productos están enriquecidos con vitamina D. El calcio y la vitamina D son fundamentales para una buena salud de los huesos y los dientes (otros nutrientes importantes para la salud de los huesos son el fósforo, el magnesio y el fluoruro). Una dieta que incluya cantidades adecuadas de estos nutrientes es un factor importante para ayudar a prevenir la pérdida ósea (osteopenia) y el desarrollo de osteoporosis.

Necesitad de calcio incrementada

Las personas con EII tienen riesgo de padecer osteoporosis. Si decides limitar los productos lácteos, deberás considerar aumentar tu ingesta de calcio y vitamina D a partir de otras fuentes.

Otras fuentes alimentarias de calcio

Puedes limitar los productos lácteos por la intolerancia a la lactosa o evitarlos por completo por otros motivos, como el gusto, la ética, la alergia o las tradiciones culturales o religiosas. Independientemente de cuál sea el motivo, el reto es obtener por otras vías los

P **¿Estoy tomando suficiente calcio?**

R Las cantidades recomendadas de nutrientes (conocidas como ingestas dietéticas de referencia o DRI, por sus siglas en inglés) se basan en la edad y el sexo. En adultos, el rango del calcio suele ser de entre 1000 y 1300 mg por día, dependiendo de la edad, el sexo, si estás embarazada, si sufres osteoporosis o si tienes alguna enfermedad que afecte al metabolismo o la absorción de calcio y vitamina D (consulta con tu médico para saber la cantidad específica recomendada en tu caso). En la práctica clínica, los médicos recomiendan cantidades que también tienen en cuenta la salud ósea y el consumo de medicamentos (por ejemplo, el uso de esteroideos).

Los productos sin lactosa (leches, yogures, helados) contendrán la misma cantidad de calcio (e idéntica cantidad de vitamina D en el caso de la leche y algunos yogures) que sus versiones con lactosa (sólo se ha modificado el contenido de lactosa). La absorción de calcio de fuentes vegetales se reduce debido a unos compuestos llamados oxalatos (presentes en vegetales de hoja verde oscuro, como espinacas y acelgas) y fitatos (presentes en cereales integrales, frutos secos, semillas y legumbres). Estos alimentos tienen una menor biodisponibilidad de calcio porque los oxalatos y los fitatos se unen a minerales como el calcio, lo que interfiere en la absorción.

Si sospechas que no ingieres las cantidades recomendadas de calcio o de vitamina D, consulta con tu médico o con un dietista.

nutrientes clave aportados por este grupo de alimentos. Hay que tener en cuenta que el calcio de los productos lácteos se absorbe mejor que el de muchos otros alimentos.

Fuentes diarias de calcio

Para ingerir el calcio suficiente, se recomienda que los adultos consuman de dos a cuatro raciones de productos lácteos al día. En esta tabla se enumeran las fuentes habituales de calcio que contienen lactosa (miligramos de calcio redondeados) aproximadas a los tamaños de las raciones habituales.

Fuente	Ración	Calcio (mg)
Leche de vaca (desnatada, 1 por 100, 2 por 100, entera, con chocolate, suero de mantequilla) y leche de cabra	1 taza (250 ml)	285-330
Leche evaporada, parcialmente desnatada	½ taza (125 ml)	350
Leche en polvo	6 cdas (90 ml), seca	320
Kéfir de leche	¾ de taza (175 ml)	187-198
Crema de verduras (elaborada con leche)	1 taza (250 ml)	175-190
Pudin (elaborado con leche)	½ taza (125 ml)	105-165
Yogur (natural o con sabor de frutas)	¾ de taza (175 ml)	215-325
Yogur bebido	¾ de taza (175 ml)	185
Yogur helado	½ taza (125 ml)	150
Helado	½ taza (125 ml)	80-90
Crema agria (sin grasa)	½ taza (125 ml)	225
Queso fresco (1 por 100 o 2 por 100)	½ taza (125 ml)	70-85
Queso procesado: lonchas finas	2 lonchas (42 g)	255
lonchas gruesas	2 lonchas (62 g)	385
Queso (fresco) • Brie • Camembert • Ricota (semidesnatada)	 50 g 50 g ½ taza (125 ml)	 90 195 340
Queso (duro) • Parmesano • Cheddar, gouda, colby, edam, de barra, suizo • Feta • Mozzarella	 3 cdas (45 ml), rallado 50 g 50 g 50 g	 260 350-480 255 270

Suplementos de enzimas

Otra estrategia para consumir suficiente calcio cuando se es intolerante a la lactosa es tomar un producto comercial de enzimas de lactasa para digerir la lactosa. Los puedes encontrar en las farmacias en tabletas o en líquido.

Suplementos

Si crees que no puedes mejorar tu ingesta de alimentos y bebidas, considera los suplementos de calcio con vitamina D y coméntalo con tu médico. Puede haber ocasiones en las que, además de los alimentos, tu médico te recomiende suplementos. Hay muchas formas de suplementos de calcio a elegir: pastillas, tabletas efervescentes, tabletas masticables y «chicles» de muchos sabores. Elige suplementos de calcio que también contengan vitamina D.

Dosis óptima

Observa en la etiqueta el contenido de calcio «elemental», es decir, el calcio disponible para tu organismo. Reparte las dosis de calcio de modo que no ingieras más de 500 mg de calcio elemental en cada toma para conseguir así la máxima absorción. Para algunas formas de calcio, toma los suplementos con las comidas. El carbonato de calcio, por ejemplo, requiere ácido estomacal para su absorción, mientras que el citrato de calcio o el gluconato de calcio no lo necesitan.

Comenta con tu farmacéutico las fuentes más seguras de suplementos de calcio. La dolomita o la harina de huesos, por ejemplo, pueden estar contaminadas con plomo; las valvas de ostras o las fuentes de mariscos pueden llegar a pasar los estándares, mientras que el citrato de calcio y los carbonatos de calcio refinados se consideran los más bajos en cuanto a contenido en plomo.

Fuentes alternativas de calcio

Considera las siguientes fuentes alternativas de alimentos y suplementos de calcio (miligramos de calcio redondeados).

Fuente	Ración	Calcio (mg)
Leche de soja enriquecida (la absorción de calcio puede ser ligeramente inferior a la de la lecha de vaca)	1 taza (250 ml)	300
Zumo de naranja enriquecido	½ taza	150
Zumo de manzana enriquecido	1 taza (250 ml)	92
Naranja	1 (mediana)	50
Bebida de arroz enriquecida	1 taza (250 ml)	300
Bebidas vegetales enriquecidas: bebida vegetal de almendras, de cáñamo, de coco, de anacardos (las bebidas de frutos secos no contienen los mismos nutrientes que la leche de vaca o la leche de soja; por ejemplo, contienen menos proteína)	1 taza (250 ml)	Varía (comprueba el etiquetado)
Tofu (blando) cuajado con sulfato de calcio	⅓ de taza (75 ml)	150 (comprueba el etiquetado)
Frutos secos y semillas • Almendras • Nueces del Brasil (secas) • Semillas de sésamo (secas)	 30 g, 24 almendras 30 g, 8 nueces medianas 1 cda (15 ml)	 75 50 88
Legumbres (hervidas) • Frijoles horneados o refritos • Garbanzos • Alubias rojas • Alubias blancas	 1 taza (250 ml) 1 taza (250 ml) 1 taza (250 ml) 1 taza (250 ml)	 130-165 85 50 90-200
Verduras (hervidas) • Espinacas • Brócoli • Bok choy, col kale, acelgas • Berzas	 ½ taza (125 ml) ½ taza (125 ml) ½ taza (125 ml) ½ taza (125 ml)	 130 40-50 50-105 180
Salmón (con espinas)	½ lata (⅔ lata, 175 ml)	225-240
Sardina (con espinas)	½ lata (55 g), 4 unidades	200
Melaza blackstrap	1 cda (5 ml)	60
Higos (secos)	6	150

Vitamina D

La vitamina D ayuda al organismo a absorber el calcio. Curiosamente, la vitamina D es una hormona que el cuerpo fabrica cuando la luz del sol incide sobre la piel (la luz del sol aporta la radiación ultravioleta necesaria para que el organismo transforme la vitamina D en una forma activa). En las latitudes septentrionales de América del Norte y Europa, las pocas horas de luz solar y el ángulo en el que incide el sol en los meses de invierno hacen que la piel produzca menos vitamina D. Del mismo modo, si las personas tienen la piel oscura (con más pigmentación), están confinadas en casa o recluidas, o utilizan protector solar siempre que se encuentran al aire libre, también corren el riesgo de no conseguir suficiente vitamina D. En términos generales, si te expones sin protector solar entre 5 y 30 minutos al sol entre las 10 de la mañana y las 3 de la tarde (rostro, brazos, manos) dos veces por semana, es muy posible que ya produzcas suficiente vitamina D. De todos modos, tu ubicación geográfica, la época del año, tu edad y el color de tu piel pueden influir en esta estimación.

¿Enriquecida?

La leche casi siempre está enriquecida con vitamina D, pero no todos los productos lácteos son buenas fuentes de vitamina D. Por ejemplo, el requesón no se elabora con leche enriquecida, por lo que no aporta mucha vitamina D. Algunos productores de alimentos están comenzando a añadir vitamina D a algunos productos, así que examina el etiquetado.

Dosis óptima

Dado que hay factores que interfieren en nuestra capacidad para conseguir suficiente vitamina D, algunos productos de nuestro suministro de alimentos están enriquecidos con esta vitamina. Se cree que la combinación de exposición al sol, fuentes de alimentos y suplementos permite que la mayoría de las personas cubrir sus necesidades de vitamina D. La importancia de la vitamina D se relaciona con su papel positivo bien establecido con respecto a la construcción de hueso y su mantenimiento. Recientemente también se ha evaluado el supuesto beneficio de la vitamina D como protector contra otras enfermedades crónicas, como el cáncer, las enfermedades cardiovasculares y la diabetes; sin embargo, no hay pruebas suficientes hasta la fecha de que una mayor ingesta confiera estos beneficios.

En 2010, la Food and Nutrition Board del Institute of Medicine (IOM), que es el brazo de salud de la National Academy of Sciences, por ejemplo, publicó recomendaciones revisadas sobre la cantidad de vitamina D necesaria. En su informe, encargado por los gobiernos estadounidense y canadiense, la DRI de vitamina D para adultos ascendió de 200 UI a 600, o incluso a 800 UI, según la edad y el sexo (por ejemplo, se recomienda una cantidad mayor para grupos de riesgo elevado como las personas mayores). Después de la publicación de estas pautas ha habido un intenso debate, y algunas organizaciones sanitarias han mantenido recomendaciones para aumentar las dosis de vitamina D hasta entre 800 y 2000 UI al día.

Se aconseja que los adultos que toman prednisona, que ingieran 1500 mg de calcio elemental al día y 2000 UI de vitamina D. Ingestas de vitamina D por encima de estas cantidades puede provocar problemas de salud importantes, por lo que debes consultar con tu médico si deseas tomar cualquier suplemento.

Fuentes de vitamina D		
Fuente	**Ración**	**Vitamina D (UI)**
Leche de vaca	1 taza (250 ml)	90-100
Leche de soja u otras bebidas vegetales enriquecidas	1 taza (250 ml)	90-100 (comprueba el etiquetado)
Yogur enriquecido	¾ de taza (175 ml)	88 (comprueba el etiquetado)
Zumo de naranja enriquecido	1 taza (250 ml)	100
Margarina enriquecida	1 cda (15 ml)	60
Salmón	90 g, cocido	360-500
Caballa	90 g, cocida	388
Sardinas	50 g, en lata	250
Atún	90 g, en lata	200
Huevo	1 yema	20-25
Aceite de hígado de bacalao (evita esta fuente porque puede contener contaminantes, así como niveles altos de vitamina A, que pueden debilitar los huesos)	1 cda (15 ml)	1400

Nota: Comprueba si está enriquecido con vitamina D_3, la forma preferida, y no con vitamina D_2, menos potente.

Otros suplementos de vitaminas y minerales

Si hay un problema con la absorción, puede resultar necesario reemplazar o complementar otros nutrientes, además del calcio y la vitamina D. La absorción de nutrientes puede verse afectada por la actividad de la enfermedad, el crecimiento bacteriano excesivo, la pérdida de intestino por una resección quirúrgica o la interferencia de fármacos.

Micronutrientes clave			
Vitaminas hidrosolubles	**Vitaminas liposolubles**	**Minerales**	**Oligoelementos**
• Ácido fólico • Ácido pantoténico • Biotina • Vitamina B_1 (tiamina) • Vitamina B_2 (riboflavina) • Vitamina B_3 (niacina) • Vitamina B_6 (piridoxina) • Vitamina B_{12} (cianocobalamina) • Vitamina C	• Vitamina A (el betacaroteno es el precursor) • Vitamina D • Vitamina E • Vitamina K	• Azufre • Calcio • Cloruro • Fósforo • Magnesio • Potasio • Sodio	• Cobre • Cromo • Flúor • Hierro • Manganeso • Molibdeno • Selenio • Yodo • Zinc

Inyecciones de vitamina B_{12}

La vitamina B_{12} se absorbe sólo en el íleon terminal (la última parte del intestino delgado), por lo que, si sufres la enfermedad de Crohn en esta región o te han extirpado el íleon terminal, lo más probable es que necesites suplementos. La absorción de vitamina B_{12} también depende del factor intrínseco (FI), secretado por el estómago, por lo que las personas que se han sometido a una cirugía para extirpar parte del estómago también pueden necesitar suplementos de vitamina B_{12}. Como el íleon terminal está enfermo o ha sido extirpado, la vitamina B_{12} no se absorberá por vía oral, por lo que debe administrarse a través de inyección. (En algunos casos, las inyecciones de vitamina B_{12} se pueden reemplazar por píldoras de vitamina B_{12} que se disuelven debajo de la lengua y se absorben con más facilidad).

Suplementos y síntomas de deficiencia de nutrientes

Calorías: Por lo general, si tienes bajo peso y no puedes mantener un peso saludable, es posible que debas incrementar las calorías (las calorías provienen de los macronutrientes, es decir, carbohidratos, proteínas y grasas).

Proteínas: Es posible que necesites más proteínas si tomas esteroideos a dosis altas; proteínas y hierro adicionales si tienes una pérdida continua de sangre, o proteínas y zinc adicionales si tienes diarrea prolongada, una herida o una fístula que afecta al intestino delgado.

Grasas: Es posible que debas modificar la cantidad y suplementar un tipo específico de grasa si sufres la enfermedad de Crohn en el íleon o si te han extirpado quirúrgicamente más de 1 m de íleon terminal.

Hierro: Si sufres anemia, es posible que necesites suplementos de hierro, ácido fólico o vitamina B_{12}.

Vitamina B_{12}: Lo más probable es que también necesites reemplazar la vitamina B_{12} por inyecciones o tabletas disueltas debajo de la lengua si tu enfermedad está activa en el íleon terminal o si te han extirpado un fragmento grande de íleon terminal.

Ácido fólico: Si tomas sulfasalazina o metotrexato, es probable que debas suplementar con folato, ya que estos fármacos interfieren con el metabolismo del folato. Ten en cuenta que ácido fólico es el término correcto para un suplemento de folato.

Sodio y potasio: Si te han extirpado el intestino grueso o tienes diarrea acuosa persistente, es probable que debas aumentar la ingesta de líquidos y electrolitos (sodio y potasio) en tu dieta.

Calcio y vitamina D: Si recibes un tratamiento con esteroideos, probablemente necesitarás calcio y vitamina D adicionales porque los esteroideos interfieren en la absorción del calcio. Otro fármaco, colestiramina, interfiere en la absorción de vitaminas liposolubles, como la vitamina D.

Preguntas frecuentes sobre suplementos vitamínicos y minerales

Si crees que puedes necesitar suplementos de nutrientes específicos, habla con tu médico.

P ¿Son seguros los suplementos de vitaminas y minerales?

R Además de considerar la dosis adecuada, ¿cómo se puede saber si el producto es seguro?

La normativa española es bastante estricta y establece diversas exigencias, por ejemplo, la información que debe aparecer en el etiquetado. Por otro lado, la legislación vigente al respecto es bastante exhaustiva, y existen controles acerca de su seguridad. No obstante, es importante seguir las recomendaciones acerca de las dosis.

P ¿Debo tomar un suplemento multivitamínico?

R Los suplementos son una buena idea cuando se elimina un grupo principal de alimentos. ¿Pero hay que tomar un suplemento cuando estás ocupado y no tienes tiempo para planificar, comprar, preparar o ingerir comidas nutritivas? Estas actividades diarias regulares pueden ser especialmente difíciles para una persona que no se encuentra bien o que carece de la energía necesaria. La mejor manera de determinar si necesitas un suplemento es identificar qué grupos de alimentos no están bien representados en tu dieta diaria. Recuerda, las vitaminas, los minerales y los oligoelementos son esenciales para tu salud porque tu organismo no puede sintetizarlos, sino que deben consumirse a partir de una gran variedad de alimentos.

Los productos concereales son fuentes importantes de carbohidratos complejos, riboflavina, tiamina, niacina, hierro, proteínas, magnesio y fibra. Por lo tanto, si una persona no consume muchas raciones de este grupo, es posible que le falten estos nutrientes. En este caso es una buena idea considerar un suplemento para los nutrientes que faltan. Recuerda tan sólo que comer productos reales es más sabroso y saciante, y aporta una mayor variedad de nutrientes. Para una buena salud, lo mejor es una dieta muy equilibrada que incluya un amplio abanico de alimentos, que, por lo general, podrás seguir aunque tengas una EII.

P ¿Qué suplementos de vitaminas y minerales debo tomar?

R Hay muchas marcas de multivitaminas estándar para adultos con minerales, y la mayoría de las variedades sirven para satisfacer las necesidades generales. También hay versiones especiales que aportan más nutrientes objetivo (por ejemplo, las versiones prenatales contienen más hierro, calcio y ácido fólico, mientras que otras versiones aportan más calcio a las personas mayores de 50 años).

De todos modos, más no significa necesariamente mejor. Otro tipo de dosis no suelen ser más beneficiosas, porque cualquier exceso que ingieras no es aprovechado por tu organismo, y simplemente es excretado con la orina o almacenado en el hígado o en el tejido graso, lo que puede llegar a ser perjudicial.

Existen riesgos de seguridad en las megadosis, especialmente en el caso de las vitaminas liposolubles, que se almacenan en el organismo y no se excretan en la orina. El daño de dosis más altas puede incluir toxicidad, enmascaramiento de deficiencias de otros nutrientes (por ejemplo, el ácido fólico oculta la deficiencia de vitamina B_{12}), interferencia con las funciones corporales, como la coagulación sanguínea (por ejemplo, un exceso de vitamina E), riesgo de anomalías congénitas, daño hepático (por ejemplo, un exceso de vitamina A) o riesgo de cálculos renales (por ejemplo, un exceso de calcio).

P ¿Qué sucede con los productos de herboristería?

R Los productos botánicos y herbales son de venta libre, una situación similar a lo que sucede con las vitaminas y los minerales. No obstante, todos estos productos antes de comercializarse han de seguir la legislación vigente.

Suplementos calóricos líquidos

Cuando no puedas conseguir suficientes calorías, es probable que desees consumir suplementos líquidos preparados comercialmente. Hay muchas marcas, variedades y sabores diferentes. La mayoría no contienen lactosa.

Tipos de suplementos líquidos

Existen varios tipos diferentes de suplementos líquidos diseñados para propósitos específicos. Consulta con tu médico o dietista antes de decantarte por uno en concreto.

Polimérico

Las versiones estándar de los suplementos orales se denominan poliméricos porque aportan las moléculas de carbohidratos, grasas y proteínas como moléculas completas no digeridas. Ésta es la forma en que los encontraríamos en los alimentos. Hay otros productos diseñados para ayudar con la mala digestión.

Semielemental

En los productos semielementales, la proteína se ha descompuesto (hidrolizado) en moléculas más pequeñas. Estos componentes más pequeños de las proteínas se denominan péptidos y pueden estar formados por dos, tres o unos cuantos aminoácidos unidos (los aminoácidos son la pieza de construcción más básica de las proteínas).

Elemental

Otro tipo de suplemento especializado es el llamado elemental porque la proteína está hidrolizada en sus componentes más básicos (aminoácidos libres). Estos suplementos también suelen contener grasas y carbohidratos parcialmente digeridos (las formas más simples).

Estos productos están pensados para ser absorbidos con más facilidad cuando existen problemas de digestión. Por este motivo,

Proporciones de macronutrientes

La mayoría de suplementos líquidos están diseñados para aportar una nutrición equilibrada, lo que significa que aportan los macronutrientes (proteínas, carbohidratos y grasas) en proporciones saludables: entre el 50 y el 55 por 100 de las calorías procedentes de los carbohidratos, entre el 15 y el 20 por 100 de las calorías de las proteínas y menos del 30 por 100 de las calorías de las grasas. Algunos productos especializados pueden tener una mayor cantidad de proteínas, mientras que otros pueden tener diferentes tipos de grasas de digestión más fácil, y algunos pueden tener fibra añadida.

suelen contener triglicéridos de cadena media (MCT, por sus siglas en inglés) como parte de su contenido graso. Los MCT no requieren digestión y pueden ser absorbidos directamente en el intestino. En estos alimentos médicos especializados también puede reducirse la cantidad de grasa. Las empresas que los fabrican están comenzando a incluir fuentes de grasas más saludables, como el aceite de colza (para aumentar la cantidad de ácidos grasos omega-3 antiinflamatorios), en lugar del aceite de maíz (reduciendo así el contenido de ácidos grasos omega-6 proinflamatorios).

Modular

Es posible que únicamente quieras suplementar un nutriente específico. Los productos médicos diseñados para ello se conocen como suplementos modulares. Ejemplos de ello son Polycose® (sólo carbohidratos), aceite de MCT (sólo grasas) o proteínas en polvo. Estos suplementos se pueden añadir a muchos alimentos (se agregan con facilidad a líquidos o alimentos húmedos).

Bebidas calóricas y proteicas

Estos suplementos se pueden elaborar con leche de vaca, bebida de soja o bebidas de frutas con proteína añadida. Dos buenos ejemplos son Scandishake®, que puede proporcionar cerca de 600 calorías cuando se prepara con una taza (250 ml) de leche entera, y Carnation Breakfast Essentials®, que aumenta las calorías y las proteínas (pero contiene lactosa).

Terapia primaria

En la enfermedad de Crohn que afecta al intestino delgado, se puede recurrir a los suplementos nutricionales como terapia primaria para tratar la inflamación y, por lo tanto, reducir los síntomas. Sin embargo, esto no es posible en el caso de la colitis ulcerosa. Cuando los enfermos beben sólo suplementos (o los reciben a través de una sonda de alimentación), a menudo descubren que su enfermedad entra en remisión y pueden evitar los medicamentos con esteroideos. Esto es especialmente importante en el caso de niños y adolescentes, ya

Necesidades completas

La mayoría de los suplementos líquidos contienen vitaminas, minerales y oligoelementos añadidos. Para satisfacer las necesidades de oligoelementos, se debe consumir un volumen específico. Una persona normal necesita beber unas cuatro o cinco unidades (latas, cajas, tetrapaks o sobres disueltos en agua) todos los días para satisfacer sus necesidades.

que hay evitar los efectos secundarios negativos de los esteroideos, como retraso en el crecimiento. Los suplementos poliméricos, los semielementales y los elementales aportan un efecto beneficioso.

Se han propuesto diferentes teorías para explicar la eficacia de estos suplementos en algunos pacientes. La escasa cantidad de microbios presentes en los suplementos en comparación con una dieta normal, los efectos beneficiosos de determinados tipos de grasas y el efecto beneficioso de simplemente mejorar el estado nutricional general, con la mejora de la inmunidad que ello implica, pueden explicar la eficacia de los suplementos.

Consejos para tomar suplementos

- Comenta tus suplementos con tu farmacéutico porque es experto.
- Toma los suplementos de fibra por separado, porque ésta puede unirse a algunos nutrientes, interfiriendo su absorción.
- Si el suplemento son vitaminas liposolubles, tómalas con una comida porque requieren un poco de grasa para facilitar su absorción.
- Si necesitas suplementos de calcio, no los tomes con las multivitaminas porque el hierro de éstas interfiere la absorción de calcio.
- Toma los medicamentos fríos (mantén el envase en hielo) para facilitar la deglución.
- Mezcla los suplementos en agua, tapa el vaso y bebe con una pajita para evitar el olor a medicina.
- Da sabor a las bebidas nutritivas con extractos de vainilla, menta o plátano, o con paquetes de sabores.
- Inclúyelos en la receta de un batido o un *smoothie*.
- Sustituye la leche por bebidas nutritivas en las recetas para hornear.

Dietas bajas en fibra

Dietistas y médicos suelen recomendar aumentar la fibra en la dieta para una buena salud en general. La fibra es importante para controlar el peso. Además, puede ayudar a controlar los niveles de azúcar en sangre en caso de padecer diabetes, así como la diverticulosis, el colesterol y algunos tipos de cáncer. Cuando se ingiere fibra, uno se siente saciado antes y come menos. Sin embargo, a pesar de estos claros beneficios para la salud, tu médico o tu dietista puede pedirte que limites la cantidad de fibra en tu dieta porque sufres una EII. Cuando tienes un brote de EII, la prioridad es recuperarte, recuperar una mejor salud y tener una mejor calidad de vida, y ello puede requerir ajustar o reducir tu consumo de fibra.

En la práctica clínica, una dieta baja en residuos limita aquellos alimentos que aumentan la cantidad de materia alimentaria no digerida y la cantidad de heces producidas. La definición de baja en residuos no está bien respaldada por la evidencia y, por ello, los médicos prefieren hablar de dieta baja en fibra. Las dietas bajas en fibra permiten la fibra soluble, pero limitan la insoluble y los alimentos que potencialmente podrían contribuir a obstrucciones.

Esta dieta reducida en fibra está pensada únicamente como una dieta a corto plazo para ayudarte a que te sientas más cómodo al disminuir los síntomas de intolerancia gastrointestinal de un brote o de un cambio en la anatomía normal después de la cirugía. No se trata de una dieta sin fibra, sino que existe un compromiso que te permite la fibra soluble hasta puedas volver a incluir sin problemas fuentes de fibra insoluble en la dieta. El objetivo es que recuperes

Fibra soluble y fibra insoluble

Tanto la fibra soluble como la insoluble son buenas, pero si pretendes reducir la frecuencia de las deposiciones y aumentar la consistencia de las heces, entonces es probable que desees aumentar la ingesta de fibra soluble. Asimismo, para evitar incrementar la frecuencia de las deposiciones (como durante un brote de enfermedad), limita las fuentes de fibra insoluble.

P ¿Qué es la fibra?

R La fibra es la parte estructural de las plantas (verduras, frutas, cereales y legumbres). Las enzimas digestivas humanas no pueden descomponer la fibra; sin embargo, algunas bacterias del aparato digestivo pueden hacerlo. La fibra alimentaria puede ser fermentada por las bacterias del colon para producir ácidos grasos de cadena corta (AGCC), que se absorben y proporcionan energía al organismo (utilizada específicamente por las células que recubren el intestino y el hígado).

La fibra se suele clasificar en función de su solubilidad (capacidad de disolverse en un líquido) como insoluble o soluble. La fibra insoluble no es fácilmente fermentada por las bacterias y es más conocida por aumentar el volumen de las heces y aliviar el estreñimiento. Aumenta el peso fecal y acelera el paso de la materia a través de los intestinos. La fibra soluble es fermentada por muchas bacterias del intestino grueso y es más conocida por sus efectos favorables sobre el colesterol. También ralentiza el vaciado del estómago y el paso de material a través de los intestinos, ayudando a formar o gelificar las heces poco compactas. Ambos tipos de fibra ralentizan la descomposición del almidón, con lo que disminuye la absorción de glucosa en el torrente sanguíneo; ambos producen sensación de saciedad; y ambos contribuyen a la producción de gases (por lo que deben introducirse y aumentarse gradualmente en la dieta).

una dieta regular una vez hayan mejorado tu enfermedad y sus síntomas. Mientras tanto, planifica por adelantado las comidas para que puedas encontrar alternativas aceptables y tenerlas al alcance siempre que tengas hambre.

Dieta baja en fibra a largo plazo

En ciertas ocasiones es necesario seguir una dieta baja en fibra durante un período de tiempo más prolongado; es lo que conviene cuando tienes un estrechamiento del intestino debido a tejido cicatricial o estenosis del intestino en la enfermedad de Crohn. Cuando hay un estrechamiento, los intestinos deben empujar con fuerza para que pasen los alimentos no digeridos a través del área estrechada. Esto provoca calambres, dolor y, en algunos casos, distensión abdominal y náuseas.

Se producen situaciones similares de estrechamiento intestinal con la inflamación de la enfermedad de Crohn activa y la hinchazón de la pared intestinal después de la cirugía. Suele ser un hecho temporal porque la hinchazón disminuye con el tratamiento o con el tiempo, y el tamaño de la abertura del intestino recupera la normalidad. Sin embargo, y por desgracia, el tejido cicatricial se mantiene a pesar del tratamiento con medicamentos. En este caso, el estrechamiento es permanente, a menos que se elimine o corrija quirúrgicamente.

El cumplimiento a largo plazo de una dieta baja en fibra presenta retos únicos para garantizar que las cantidades de vitaminas, minerales y oligoelementos sean las adecuadas, teniendo en cuenta las numerosas restricciones al grupo de alimentos de frutas y verduras. La clave es confiar en las frutas y verduras en conserva, bien cocidas, exprimidas en zumos o trituradas en purés. A veces resulta necesario un suplemento multivitamínico y mineral, y hoy en día las personas adultas pueden encontrar estos suplementos en formas masticables.

Fibra enriquecida

Para incluir más fibra soluble en tu dieta, intenta añadir salvado de avena a alimentos húmedos, como yogures, pudines, salsas y sopas, así como en productos horneados (magdalenas o galletas) y cereales. ¡Incluso puedes espolvorear salvado de avena en tu avena! Intenta agregar garbanzos o lentejas a un guiso, o alubias a un estofado (pero retira siempre antes la piel a las legumbres). En las recetas de *muffins* puedes sustituir la compota de manzana por aceite. Incorpora cebada a la sopa o prepara una sopa de arveja partida. En los postres, puedes añadir rodajas de plátano a la gelatina o el yogur.

Fuentes de fibra

Fibra insoluble	Fibra soluble
• Pieles de frutas y verduras (piel de pimientos, berenjenas, tomates, maíz, manzanas). • Semillas de frutas y verduras (kiwis, naranjas, berenjenas, pepinos, tomates). • Membranas de frutas y verduras (gajos de naranja, de pomelo). • Panes y cereales integrales. • Arroz integral. • Harina blanca de trigo integral (contiene salvado y germen, y, por lo tanto, la misma fibra que el trigo integral, pero parece harina refinada).	• Productos de la avena: avena y salvado de avena (panes, *muffins*, galletas, cereales fríos o calientes). • Cebada. • Tapioca. • Fibra de *psyllium* (en polvo, galletas o cápsulas, incluidas Metamucil®, Prodiem® o marcas genéricas). • Metilcelulosa (Citrucel®). • Pectina. • Copos de plátano. • Pulpa de frutas (pulpa de naranja, manzana, pomelo, plátano). • Verduras (quimbombó). • Legumbres (garbanzos, alubias, lentejas, siempre sin piel).

143

Dietas para controlar un volumen de heces elevado

A veces, modificar la fibra no basta para reducir las deposiciones. Esto puede pasar durante un brote o después de múltiples resecciones intestinales si tienes un estoma de alto débito o una bolsa pélvica por colitis ulcerosa. En estos casos, está indicado probar otras estrategias de dieta, siempre que estés recibiendo el tratamiento médico adecuado para tu problema.

Hay muchas estrategias dietéticas que se pueden analizar para ayudar a disminuir la frecuencia de las deposiciones y aumentar la consistencia de las heces. Cuando hagas cambios, prueba las estrategias de una en una y mantenla unos días. De esta manera, si observas algún beneficio, sabrás qué cambio en la dieta es el responsable. Y, al contrario, es posible que descubras que no experimentas ningún efecto positivo, por lo que podrás reanudar tu ingesta habitual y probar otros consejos que podrían resultarte útiles. Consulta con tu médico o tu dietista cualquier duda que tengas cuando pruebes estas estrategias.

Estrategias dietéticas para reducir un volumen elevado de heces

Modificación	Explicación y ejemplos
• Aumenta la fibra soluble.	• Algunas personas experimentan el máximo beneficio al incluir fibra soluble a la hora de comer (no entre comidas).
• Incluye alimentos que se sabe que espesan las heces.	• Queso y tarta de queso, mantequillas blandas de nueces (mantequilla de cacahuete, mantequilla de almendras, mantequilla de anacardos), *pretzels*, patatas fritas, arroz blanco (especialmente arroz glutinoso como el arborio), tapioca, productos de pan sin levadura (*matzá* y galletas saladas), alimentos que contienen gelatina (jaleas y nubes).
• Reduce la lactosa de la leche	• Si reduces o eliminas la lactosa de la leche, asegúrate de ingerir fuentes alternativas de calcio. • Prueba productos comerciales con enzima lactasa.
• Reduce las grasas	• Para la enfermedad de Crohn ileal extensa o la resección ileal de más de 1 m. Esta pérdida de intestino interrumpe la absorción de grasas y hay una mayor pérdida de sales biliares (normalmente reabsorbidas en el íleon). • Trata de complementar con aceite de MCT (disponible en tiendas de alimentación especializadas), que se añade fácilmente a sopas, bebidas y aliños para ensaladas.
• Reduce los azúcares simples.	• Dulces (mermeladas, confituras, miel, jarabe de arce) y bebidas endulzadas (té helado, bebidas de frutas, gaseosas, refrescos, bebidas deportivas, leche chocolatada). • Leches vegetales azucaradas (leche de almendras, leche de soja), bebidas heladas de café, agua de coco azucarada. • Diluye las fuentes de azúcar concentrado, como los zumos de frutas, y bebe despacio.
• Reduce la fructosa.	• Monosacárido presente de manera natural en las frutas, pero también un componente del jarabe de maíz con un alto contenido en fructosa que se añade a bebidas de frutas, refrescos y productos horneados como las galletas. • Puede provocar diarrea osmótica tras una ingesta elevada (el nivel de tolerancia es diferente para cada persona). • Fermenta en el colon por la acción de las bacterias, contribuyendo así a la formación de gases.
• Reduce los alcoholes de azúcar.	• Edulcorantes nutritivos que tienen aproximadamente la mitad de las calorías que el azúcar normal. / Entre los ejemplos se incluyen sorbitol, manitol, xilitol e hidrolizados de almidón hidrogenado. • Se encuentran en caramelos duros, chicles, mentas, mermeladas y jaleas. • Se absorbe mal y fermenta en el colon, lo que contribuye a gases, calambres, distensión abdominal y diarrea.

Estrategias dietéticas para reducir un volumen elevado de heces

Modificación	Explicación y ejemplos
• Prueba estrategias para reducir los gases.	• • Los gases se forman cuando la fibra y los residuos de los carbohidratos complejos llegan al colon. • Picotea de manera regular entre comidas para reducir la producción de gases (reserva barritas de granola o galletas de salvado de avena en paquetes individuales en la guantera de tu vehículo o en un cajón de tu escritorio). • Si consumes bebidas carbonatadas, viértelas en un vaso y déjalas reposar de 10 a 15 minutos para reducir la carbonatación. • Prueba productos enzimáticos comerciales (Beano®, Phazyme®), que predigieren fibra y residuos sin formar gases. • Evita fumar, mascar chicles y usar pajitas. • Mastica bien los alimentos.
• Reduce la cafeína y elimina el guaraná.	• Entre las fuentes de cafeína se incluyen el café, el té (incluido el té verde), el chocolate caliente y los refrescos (incluidas las colas oscuras y Mountain Dew). • El guaraná proviene de un arbusto de la selva tropical (las semillas de su fruto se trituran y contienen cafeína y otras xantinas que estimulan el peristaltismo intestinal). Entre las bebidas con guaraná se incluyen algunas variedades de cerveza y las bebidas energéticas. Evita la cerveza con cafeína añadida.
• Reduce el alcohol.	• La cerveza, las bebidas de graduación mezcladas con bebidas carbonatadas y el vino tinto son particularmente problemáticos.
• Modifica las especias y condimentos.	• No es necesario eliminarlos. • Son importantes para que la comida siga siendo sabrosa e interesante. • Utiliza pimienta molida en lugar de granos de pimienta enteros y curri suave en vez de picante.
• Ajusta el tamaño de las raciones y el horario de las comidas.	• Come tres comidas más pequeñas, con refrigerios en medio. • Trata de hacer cinco o seis comidas más pequeñas al día. • Cena temprano. Haz del almuerzo la comida principal.
• Separa los sólidos de los líquidos.	• Cuando tomes alimentos sólidos (un bocadillo, por ejemplo), espera de 30 a 45 minutos antes de consumir una bebida. • Puedes dar pequeños sorbos de líquido con las comidas sólidas.
• Retrasa el vaciado gástrico (siempre que el mecanismo de freno ileal esté intacto).	• El freno ileal es un mecanismo de retroalimentación que ayuda a retardar el tiempo de tránsito de los alimentos a través del intestino al regular la rapidez con que se vacía el estómago. • Asegúrate de que las grasas y las proteínas formen parte de cada comida. • Céntrate en los carbohidratos complejos y la inclusión de fibra soluble.
• Bebe soluciones de rehidratación oral.	• Estos líquidos son ideales para la absorción de agua a través de la pared intestinal y te ayudan a hidratarte, así que inclúyelos junto a tus otros líquidos.

Medicamentos antidiarreicos

Los medicamentos antidiarreicos son otra estrategia que puede proporcionar cierto alivio y ayudarte a recuperar cierta calidad de vida. Por ejemplo, si no puedes dormir en toda la noche por culpa de un gran número de deposiciones, puedes tomar medicamentos durante un tiempo para reducir la frecuencia y poder dormir un poco más. A su vez, dormir mejor puede ayudarte a sobrellevar mejor la situación. Ejemplos de fármacos que pueden ayudar a disminuir la producción elevada de heces son Imodium®, Lomotil®, colestiramina y fosfato de codeína.

Dietas líquidas

Durante un breve período de tiempo después de la cirugía, cuando experimentes síntomas obstructivos o durante un brote, es posible que debas seguir una dieta líquida para aliviar tus síntomas eliminando la mayoría de los alimentos no digeribles (también llamados residuos). También es posible que debas seguir una dieta de sólo líquidos si tienes una fístula.

Aunque en estas condiciones no tengas mucho apetito, verás que puedes beber líquidos. De todos modos, debes tener en cuenta que mientras sigues una dieta líquida, te puede resultar difícil consumir suficientes calorías para mantener el peso.

Retos de la dieta líquida
El reto de las dietas líquidas es nutrirte lo suficiente, porque la mayoría de los líquidos no están equilibrados con vitaminas, minerales, proteínas y otros nutrientes esenciales adecuados.

Dietas de líquidos claros

Por desgracia, los líquidos claros no son una fuente equilibrada de nutrición y carecen, sobre todo, de calorías y proteínas. Por lo general, una dieta a base de líquidos claros debe limitarse a no más de unos cuantos días. Con esta dieta es muy fácil que acabes desarrollando fatiga gustativa y aburrimiento por la falta de variedad, textura, olor y sabor.

Algunos ejemplos de líquidos claros son caldos colados de carne o de verduras, té, café, gelatinas, zumos claros (por ejemplo, de manzana o de arándanos), mezclas de frutas y otras bebidas endulzadas, gaseosas y productos nutricionales especialmente preparados, como Resource® o Guarantee Clear®. Los líquidos claros aromatizados o endulzados con zumo de limón colado, miel, azúcar o edulcorantes artificiales se consideran aceptables.

Dietas líquidas completas

La dieta líquida completa es algo más nutritiva debido a la adición de algunos productos lácteos o de alternativas, tales como la leche de soja para personas intolerantes a la lactosa o veganos (cuando se evitan todos los productos de origen animal). Aun así, en una dieta líquida completa es difícil cumplir con los requisitos proteicos.

Ejemplos de líquidos aceptables en una dieta líquida completa son leche, cremas, leches de origen vegetal (leche de soja, de arroz, de cáñamo, de coco, de anacardos o almendras), yogures naturales, cereales (avena, crema de trigo), pudines, natillas, helados, yogures helados, sorbetes, zumos de frutas, zumos de verduras y productos nutricionales que tienen una textura «más cremosa» (por ejemplo, Ensure®, Boost®, Resource® y marcas de parafarmacia).

Mantenimiento de la hidratación y equilibrio de electrolitos

Cuanto más líquido pierdas con las heces, más probable es que sufras deshidratación. Si te han extirpado el colon (donde se absorben principalmente líquidos y electrolitos), tu intestino delgado se adaptará parcialmente para llevar a cabo esta función, pero requiere tiempo y, en el mejor de los casos, las heces se volverán pastosas. Si evacúas heces líquidas con frecuencia, asegúrate de tomar los líquidos adecuados y de reemplazar los electrolitos.

Los mejores líquidos

Los líquidos que se absorben mejor son aquellos que coinciden con la concentración, u osmolaridad, de los líquidos de tu organismo. Esto permite la mejor absorción o paso de líquidos a través de las membranas celulares del intestino. Las soluciones de rehidratación oral (SRO) son buenos líquidos de reemplazo. Ejemplos de SRO son Gastrolyte® para adultos o Pedialyte® para niños. La leche, los zumos y las bebidas deportivas (como Gatorade® o Powerade®) no se absorben tan bien debido a su mayor contenido en azúcares y, en consecuencia, a su mayor osmolalidad (una medida de la concentración de moléculas disueltas en el agua).

El agua se puede absorber mejor que las bebidas azucaradas, como los zumos. Cuando existe una elevada concentración de azúcar en un líquido, beberlo hace que éste se desplace desde los tejidos hacia el intestino, en lugar de salir del intestino hacia los tejidos y el torrente sanguíneo, lo que lleva a heces más acuosas. Puedes intentar diluir las fuentes concentradas de azúcar, como zumos y bebidas deportivas, y beberlas lentamente a pequeños sorbos para evitar el problema del aumento de la diarrea. También existen algunas bebidas deportivas bajas en azúcar, que se endulzan con edulcorantes artificiales en lugar de con azúcar.

También ten cuidado con los líquidos que se sabe que aumentan la producción de orina y la pérdida de líquido corporal, es decir, que tengan un efecto diurético. Ejemplos de estos líquidos incluyen bebidas con cafeína y alcohol. Entre las bebidas con cafeína se incluyen las colas oscuras (Coca-Cola®, Pepsi®, colas de marca blanca y algunas zarzaparrillas) y refrescos claros (Mountain Dew®), café, té (incluido el té verde), chocolate y chocolate caliente. Algunos medicamentos, como ciertos remedios para la gripe y el resfriado de venta sin receta, también contienen cafeína.

Electrolitos

El sodio y el potasio son dos electrolitos críticos para la regulación y el equilibrio de los líquidos corporales. Están presentes en muchos alimentos en pequeñas cantidades, pero si existe alguna preocupación por el riesgo de deshidratación es mejor acudir de forma regular a fuentes más ricas en estos elementos.

Síntomas de deshidratación

Los síntomas de deshidratación y pérdida de electrolitos incluyen fatiga, sensación de mareo o desmayo, aumento de la sed, boca seca, calambres estomacales y disminución de la producción de orina, entre otros. Una pérdida rápida de peso de un día para otro es otro indicador de deshidratación.

Fuentes de sodio y potasio

Mineral	Fuente
Sodio	• Alimentos procesados (por ejemplo, queso procesado, carnes procesadas y ahumadas). • Cereales listos para comer (por ejemplo, avena instantánea). • Conservas de pescado (por ejemplo, atún, salmón, sardinas, anchoas) y pescado seco (por ejemplo, bacalao seco o arenque). • Cómidas rápidas. • Legumbres en conserva. • Pastillas de caldo. • Sal de mesa. • Salsa de tomate. • Salsas y condimentos (por ejemplo, salsas de soja, Worcestershire y barbacoa, aliños para ensaladas, kétchup, condimentos, encurtidos). • *Snacks* (por ejemplo, *pretzels*, galletas saladas, patatas fritas, palomitas de maíz con sal, chips de maíz). • Sopas y verduras en conserva.
Potasio	• Agua de coco. • Aguacates. • Albaricoques. • Azúcar moreno. • Boniato/ñame. • Calabaza. • Cebada. • Chirivías. • Chocolate. • Espárragos. • Jarabe de arce. • Legumbres (garbanzos, lentejas, guisantes, alubias, soja). • Mangos. • Mantequillas blandas de frutos secos. • Melaza. • Melón (cantalupo, piel de sapo, piel lisa). • Naranjas. • Nectarinas. • Quimbombó. • Patatas. • Plátanos. • Remolacha. • Sandía. • Sustitutivo de la sal. • Té y café fuertes. • Tomate (sopa, salsa, pasta). • Zumos (naranja, zanahoria, tomate, verdura, maracuyá).

Fobias alimentarias

Si has vivido durante mucho tiempo con una estenosis intestinal y restricciones en la dieta, puede resultarte desalentador volver a probar nuevos alimentos una vez que la cirugía haya eliminado la estenosis. Si alguna vez has sufrido una obstrucción intestinal por culpa de los alimentos ingeridos, la motivación para evitar el dolor y simplemente «mantenerte alejado» de los alimentos sospechosos o cuestionables es bastante fuerte. Es normal que te sientas preocupado por volver a liberar tu dieta, pero, poco a poco, con el tiempo, te irás sintiendo más cómodo con la función de la nueva anatomía y digestión de tu intestino. Es importante masticar los alimentos lenta y completamente, comer porciones pequeñas y volver a introducir los alimentos nuevos de uno en uno.

Uno de los objetivos de las modificaciones de la dieta es facilitar una mejor relación con la comida y la alimentación. Todas las estrategias que potencialmente restringen los tipos y las variedades de alimentos deben ser reevaluadas de manera periódica para poder ajustarlas y poder reanudar una dieta regular.

Sin embargo, a veces, a pesar de tus mejores esfuerzos, las modificaciones de la dieta simplemente no tienen el efecto deseado. Esto podría significar que tu enfermedad está activa y requiere tratamiento médico.

Soporte nutricional

Si existe riesgo de desarrollar malnutrición o de que la malnutrición progrese, a veces se requiere una forma de nutrición más intensiva y definida, llamada soporte nutricional. Hay dos tipos de soporte nutricional: la nutrición enteral total (alimentación por sonda) y la nutrición parenteral total (alimentación intravenosa).

Alimentación por sonda

Por sí misma, la nutrición enteral total (NET) puede reducir la cantidad de inflamación en el intestino y, por lo tanto, evitar la necesidad de fármacos, tales como los esteroideos, que pueden tener numerosos efectos secundarios adversos. También tiene el beneficio adicional de mejorar el crecimiento en los niños.

Se hace pasar un tubo pequeño y relativamente blando a través de la nariz y el esófago hasta llegar al estómago o la parte superior del intestino delgado. La alimentación por sonda se puede administrar mediante goteo por gravedad o bien mediante una bomba para administrar un volumen preciso por hora. La alimentación por sonda no impide tomar otros líquidos por vía oral, por lo que puedes seguir bebiendo aunque tengas la sonda insertada.

A menudo, los niños aprenden a colocarse este tubo ellos solos. Se insertan la sonda todas las noches antes de acostarse, se administran los alimentos durante la noche mientras duermen y se retiran la sonda por la mañana antes de llevar a cabo sus actividades habituales durante el día.

El procedimiento debe ser supervisado por su equipo de atención médica para garantizar que se controlan y abordan adecuadamente los posibles efectos secundarios de la alimentación por sonda (hinchazón, calambres, diarrea). La alimentación por sonda también tiene un coste asociado, que no siempre está cubierto por los gobiernos o terceras partes, como las compañías de seguros.

Nutrición intravenosa

La nutrición parenteral total (NPT) es una forma especializada de nutrición administrada a través de una vía intravenosa. Una vía PICC (siglas en inglés de catéter central de inserción periférica) es un ejemplo de un tipo de vía que se coloca para administrar los nutrientes concentrados en un vaso sanguíneo grande, lo que diluye con rapidez la solución. En este tipo de soporte nutricional, el intestino puede descansar porque no se requiere absorción,

NET
En la nutrición enteral total, los suplementos nutricionales se administran a través de una sonda de alimentación cuando el enfermo no puede ingerir lo suficiente por vía oral. Este método de soporte nutricional es muy útil en niños con ciertas formas de EII, particularmente la enfermedad de Crohn del intestino delgado.

NPT
En la nutrición parenteral total, los nutrientes disueltos en una solución se administran directamente en la vena de una persona a través de una vía intravenosa.

152

puesto que los nutrientes se envían directamente al torrente sanguíneo.

Es posible que requieras NPT antes de la cirugía si estás muy enfermo y no puedes ingerir suficientes nutrientes por vía oral o por sonda. A veces, después de la cirugía, el intestino tarda en funcionar; si es el caso, se puede proporcionar NPT hasta que el problema se resuelva y vuelvas a comer bien. Con múltiples cirugías para la enfermedad de Crohn, a algunas personas no les queda suficiente longitud de intestino para absorber los nutrientes adecuados y mantener un peso estable y un equilibrio de líquidos y electrolitos. Estos pacientes pueden necesitar NPT de forma permanente, en cuyo caso existen en muchas comunidades programas de NPT que permiten prescribir y monitorear la administración de la NPT.

Puede parecer una solución perfecta para evitar las molestias de los síntomas de intolerancia gastrointestinal al comer. Sin embargo, aparte del elevado coste, existen riesgos que se deben tener en cuenta antes de tomar la decisión de recurrir a la NPT. Entre otros, se incluyen un mayor riesgo de infección, coágulos sanguíneos (trombosis venosa profunda) e intolerancia metabólica. Dado que se trata de una forma artificial de aportar la alimentación, el organismo a menudo tiene dificultades para procesar los nutrientes y, como consecuencia de ello, podría desarrollar problemas en el hígado o la vesícula biliar, o alteraciones en los niveles de colesterol, triglicéridos y azúcar en la sangre. Algunas personas no sienten hambre mientras reciben la NPT porque la solución intravenosa les proporciona suficientes calorías, pero a veces psicológicamente echan de menos comer alimentos y quieren comer.

Un equipo de soporte nutricional especializado puede ayudar a evitar estas complicaciones mientras monitorea y ajusta la NPT teniendo en cuenta sobre todo aquellos valores sanguíneos que son inestables o anormales.

Investigación en nutrición

Muchas personas tienen la esperanza de que la nutrición pueda desempeñar un papel no sólo en el tratamiento, sino también en la prevención de la EII. Hay varias áreas de investigación que mantienen esta promesa.

Sinbióticos

«Sinbióticos» se refiere tanto a los prebióticos como a los probióticos, que contribuyen a mantener la salud de las bacterias intestinales y una cantidad suficiente de bacterias «buenas» en el intestino. Las bacterias del tracto intestinal son un factor importante para mantener un equilibrio adecuado dentro del sistema inmunitario. En realidad, la respuesta inflamatoria es un mecanismo de protección natural, pero puede llegar a ser perjudicial si es hiperactiva o descontrolada. Se cree que algunas de las bacterias «buenas» normalmente presentes en el intestino contribuyen a mantener el equilibrio adecuado de la respuesta inmunitaria.

Hay alimentos y fuentes de suplementos tanto de prebióticos como de probióticos, pero no se sabe con exactitud en qué cantidad y con qué frecuencia se deben comer estos alimentos para experimentar los beneficios.

Prebióticos

Los prebióticos son carbohidratos no digeribles que son fermentados por las bacterias del colon. El proceso de fermentación proporciona energía para el crecimiento de las bacterias «buenas», que, a su vez, producen ácidos grasos de cadena corta, que son una fuente de combustible para las células que recubren el intestino grueso. Los prebióticos también promueven la reabsorción de líquido y electrolitos.

Los prebióticos conocidos como fructooligosacáridos (FOS) se pueden encontrar en alimentos habituales, como cebollas, plátanos, tomates, miel, ajo, cebada y trigo. Algunas compañías de productos alimenticios están añadiendo estos prebióticos a sus bebidas y pudines de suplementos alimenticios.

Límites

Al igual que con todos los alimentos fermentables, asegúrate de limitar el consumo de prebióticos a sólo unos pocos gramos al día para evitar gases y calambres. Cuando los alimentos son fermentados por las bacterias del intestino, se produce gas como subproducto normal. Aunque no son anormales, los gases pueden resultar incómodos o difíciles de gestionar en algunas situaciones sociales.

Más recientemente, las empresas de productos alimentarios han añadido un prebiótico llamado inulina (una fibra soluble procesada a partir de la raíz de achicoria) a los productos lácteos, el chocolate y las bebidas. De manera interesante, la mayoría de las fibras solubles, incluida la de *psyllium,* se consideran prebióticos.

Probióticos

Los probióticos son cualquier cantidad de diferentes bacterias vivas «buenas» que se administran por vía oral, a través de una cápsula o de una bebida o un alimento, y que confieren algún beneficio para la salud. Una vez ingeridas, las bacterias se establecen y crecen dentro del intestino, un proceso llamado colonización. Se cree que aportan equilibrio al sistema inmunitario reduciendo la inflamación.

Las bacterias vivas se encuentran más fácilmente en el yogur y el kéfir, a los que se han añadido cultivos bacterianos activos. Por desgracia, no existe una estandarización con respecto a las cepas bacterianas o la cantidad de unidades formadoras de colonias (UFC) bacterianas añadidas. De manera similar, la cantidad de bacterias vivas restantes cuando consumes el producto se verá afectada por las condiciones de procesamiento, transporte y almacenamiento. Las bacterias vivas deben mantenerse en un ambiente refrigerado. Los probióticos también deben llegar vivos al intestino, por lo que deben ser resistentes a los ácidos y la bilis.

Ejemplos de probióticos incluyen *Lactobacillus acidophilus* y las bifidobacterias. Cuando compres yogur, busca aquellos que «contengan» cultivos activos en vez de aquellos que están «elaborados con» cultivos activos para asegurarte de ingerir la mayor cantidad posible de bacterias vivas. Es importante conocer la cepa de bacterias porque no todas las de un grupo determinado tienen el mismo beneficio.

Inmunonutrición (ácidos grasos omega-3)

Este campo de la nutrición en rápida expansión es de interés siempre que haya un componente inflamatorio en la enfermedad (por

Prevención de la reservoritis

VSL#3 es una preparación farmacéutica de probióticos que contiene ocho cepas bacterianas diferentes y tres mil millones de bacterias viables por gramo, y que ha mostrado resultados prometedores para prevenir la reservoritis recurrente (una inflamación de la bolsa pélvica que se deja desde el final del intestino delgado cuando se extirpa el colon como consecuencia de la colitis ulcerosa).

Grasas antiinflamatorias

Las grasas omega-3 son antiinflamatorias, mientras que las omega-6 son proinflamatorias. En muchas regiones de los países desarrollados, el equilibrio entre estas dos grasas esenciales está sesgado, y, por lo general, consumimos demasiadas grasas omega-6 y no suficientes grasas omega-3.

ejemplo, artritis, enfermedad cardiovascular, EII). La inmunonutrición consiste en modular la respuesta inflamatoria a través de la dieta. El tipo de grasa que ingerimos está directamente relacionado con la grasa que forma nuestras células, lo que influye en la capacidad de una célula para producir eicosanoides y citoquinas. Son compuestos similares a hormonas que afectan a la respuesta inmune del organismo ante lesiones e infecciones. Comiendo más grasas antiinflamatorias, podemos influir directamente en la producción de estos mediadores antiinflamatorios.

Hay algunos tipos diferentes de grasas dietéticas, como, por ejemplo, las grasas trans, las grasas saturadas, las grasas monoinsaturadas y las grasas poliinsaturadas (PUFA), incluidas las PUFA esenciales omega-3 y omega-6. «Esencial» significa que nuestro organismo no puede fabricar estos ácidos grasos y sólo los podemos conseguir a través de nuestra dieta. Dos importantes ácidos grasos omega-3 son el ácido eicosapentaenoico (EPA) y el ácido docosahexaenoico (DHA), que obtenemos de pescados y mariscos. Otro ácido graso omega-3 es el ácido alfalinolénico (ALA), presente en alimentos de origen vegetal.

Dosis óptima

En el caso de la EII, no se ha definido la cantidad óptima de omega-3 en la dieta. En enfermedades cardiovasculares, la ingesta óptima se ha establecido en 1000 mg de EPA y DHA al día. Para una persona normal, algunas recomendaciones en la bibliografía médica sugieren como óptima una ingesta de 400 a 500 mg al día. Si bien el ALA no se convierte de un modo tan eficiente en EPA y DHA en el organismo, la National Academy of Sciences recomienda que las mujeres consuman 1100 mg al día, y los hombres, 1600 mg.

Para ponerlo en perspectiva, un huevo omega-3 contiene aproximadamente 5 mg de EPA y 75 mg de DHA. La leche omega-3 contiene unos 15 mg de DHA por taza (250 ml). Algunos de estos productos tienen costes adicionales, así que antes de comprarlos, lee la etiqueta para determinar si el omega-3 adicional es lo bastante significativo como para añadirlo a tus totales diarios.

Las fuentes marinas de omega-3 son las mejores fuentes de EPA y DHA, las formas que el organismo es capaz de utilizar con mayor facilidad. El cuerpo convierte el ALA de origen vegetal en EPA y DHA sólo parcialmente. Aun así, se considera que vale la pena incluir fuentes vegetales de omega-3 junto con fuentes marinas porque puede mejorar el equilibrio de ácidos grasos omega-3 y omega-6 en la dieta. También se cree que el ALA puede ayudar al metabolismo del azúcar en la sangre.

Fuentes de ácidos grasos esenciales (omega-3 y omega-6)

Omega-6	Omega-3
Aceites vegetales • Aceite de algodón. • Aceite de cártamo. • Aceite de girasol. • Aceite de maíz. (También se puede encontrar en alimentos procesados y productos de panadería comerciales).	**Aceites** • Aceite de colza. • Aceite de kril. • Aceite de linaza. • Aceite de nueces. • Aceite de pescado. • Alimentos funcionales: huevos omega-3, leche DHA, bebidas de soja, queso, yogur, margarina, cereales ecológicos (algunos de estos alimentos contienen cantidades marginalmente más altas). • Linaza molida (para a añadir a productos de panadería y a alimentos húmedos como yogur, compota de manzana, salsas). • Pescados grasos de agua fría: salmón, atún, trucha, caballa, anchoa, sardina, anchoa de banco, esturión, salmonete, arenque (lacha tirana). • Semillas de cáñamo. • Semillas de chía. • Semillas de soja. • Vegetales de hoja verde oscura.

Notas: Los suplementos de aceite de pescado a menudo están preparados a partir de la piel y el hígado del pescado, y pueden contener contaminantes ambientales. Consulta las etiquetas de los ingredientes para obtener más información. En su lugar, considera los suplementos de omega-3 (DHA) preparados a partir de algas.

Los alimentos funcionales son alimentos convencionales (por ejemplo, pescado) o de aspecto similar a un alimento convencional (por ejemplo, huevos omega-3) que forman parte de una dieta habitual y que han demostrado un beneficio fisiológico para la salud.

CASO DE ESTUDIO   # James

James es un hombre de 34 años que lleva siete viviendo con colitis ulcerosa. Si bien en un principio sus síntomas respondieron a la terapia con 5-ASA, con el tiempo, los brotes ya no respondían tan bien y necesitó varios ciclos de prednisona. Finalmente, su médico le recetó un medicamento inmunosupresor, azatioprina, para tratar de mantener la colitis en remisión y evitar la necesidad de más ciclos de prednisona. En general, azatioprina redujo la frecuencia de los brotes, pero no los eliminó por completo.

James no estaba del todo satisfecho con los resultados de su tratamiento médico y quería considerar otras opciones, como, por ejemplo, la dieta, para controlar su problema. Pidió una cita con su gastroenterólogo, quien le explicó que la dieta no desempeñaba ningún papel en el tratamiento de la colitis ulcerosa y que tan sólo debía seguir la medicación prescrita. También sugirió que, si James no estaba contento con los resultados, podría considerar empezar a tomar uno de los medicamentos biológicos.

Abandonó frustrado la consulta del médico. Hacía poco tiempo que su pareja había decidido probar una nueva dieta por sus beneficios globales en la salud. Se suponía que la dieta tenía propiedades antiinflamatorias, por lo que James pensó que podría ir bien para su colitis, ya que se trata de una enfermedad inflamatoria. Con su pareja siguiendo la dieta también, James descubrió que seguirla no era tan difícil como había pensado. Después de una o dos semanas con la dieta, se sentía un poco mejor, aunque su función intestinal no había cambiado por completo. Fue en ese momento cuando decidió dejar de tomar azatioprina.

James continuó con la dieta y se ha sentido bien durante unos nueve meses. Durante este tiempo, ha perdido unos 5 kg, aunque de antemano no se consideraba que tuviera sobrepeso. Recientemente ha comenzado a tener un poco de diarrea, sangre en las heces y calambres abdominales. Le preocupa estar sufriendo un brote de colitis y ha comenzado a hacerse una serie de preguntas: ¿es realmente un brote de colitis? Si es así, ¿está pasando porque no está siguiendo bien la dieta? ¿Está comiendo algún alimento que no debería ingerir, o hay algún alimento que debería comer en más cantidad o con más frecuencia? ¿Podría suceder porque ha dejado de tomar azatioprina? ¿Debería volver a visitar a su médico, o se enfadará porque decidió seguir la dieta y dejar la medicación?

Por último, James decidió volver a visitar a su médico, y éste le reforzó la idea de que no se puede confiar sólo en la dieta para prevenir los brotes de colitis. Le sugirió que la dieta podría haber funcionado mejor si la hubiera seguido combinándola con otras formas de terapia, como el fármaco que había dejado de tomar. También señala que la pérdida de peso involuntaria de James podría reflejar un desequilibrio en la alimentación. Le aconseja que consulte con un dietista si desea continuar con la terapia de la dieta para asegurarse de que está comiendo la cantidad y la proporción correctas de los diferentes nutrientes. También enfatiza que el brote de colitis no es por su culpa y no ha sido provocado por no seguir la dieta, y le recuerda que los brotes a menudo se producen sin causa aparente.

Antioxidantes

El campo de los antioxidantes y la EII parece prometedor, pero los estudios aún se encuentran en un nivel bioquímico y no se pueden traducir en recomendaciones específicas para las personas. Entre los antioxidantes se incluyen la vitamina E, la vitamina C, los carotenoides, el glutatión y el selenio.

Una dieta antiinflamatoria

Los antioxidantes y los aceites de pescado pueden tener efectos beneficiosos en el sistema inmunológico y la inflamación. También puede haber otros alimentos, o componentes de los alimentos, que ayuden a mantener una respuesta inmunitaria adecuada y reducir la inflamación. Se han realizado intentos para vincular esta teoría con una recomendación general del programa dietético, la llamada dieta antiinflamatoria, en lugar de un solo suplemento dietético. La dieta contiene alimentos como pescados (en especial aquellos con un elevado contenido en omega-3), frutas (sobre todo arándanos, moras, fresas y frambuesas), vegetales, alubias, frutos secos y semillas, y aceite de oliva. La dieta también evita o limita los alimentos procesados. En la actualidad se están llevando a cabo estudios para determinar si seguir este tipo de dieta reducirá la inflamación en personas que viven con EII, pero hasta el momento no se ha llegado a ninguna respuesta concluyente.

Asesoramiento dietético

Si bien no existe una dieta estándar para la EII, una modificación en la dieta puede ayudar al control de los síntomas. Las restricciones dietéticas suelen ser temporales durante los momentos de actividad de la enfermedad o los períodos de recuperación postoperatoria.

Cualquier modificación de la dieta debes comentarla con tu médico o tu dietista. Los cambios en las opciones alimentarias habituales deben ser prácticos y realistas, siempre teniendo en cuenta las selecciones individuales por motivos de religión, cultura, etnia, creencias, preferencias alimentarias personales, tolerancias, alergias, fobias, estilo de vida, profesión, prácticas deportivas y consideraciones económicas. Éste es el motivo por el cual las modificaciones en la dieta no consisten sólo en cambiar algo como la fibra en la dieta, sino que son recomendaciones individualizadas que funcionan en tu caso como persona que sufre una EII.

6

Apoyo psicológico para gestionar la EII

Dr. Bob Maunder y Dr. A. Hillary Steinhart

CASO DE ESTUDIO   **Susan y Jerome**

Susan tiene 22 años y está en cuarto curso en la universidad. Le diagnosticaron colitis ulcerosa a los 17 años. Está frustrada con el curso de su enfermedad. La diarrea, la fatiga y los medicamentos que toma parecen interferir con su concentración en la universidad. Ha decidido que quiere considerar la cirugía de la bolsa pélvica, pero no sabe si debería dejar de ir a la universidad durante un tiempo para operarse o intentar programarla para las vacaciones de verano. «Nunca sé si me estoy esforzando lo suficiente o si sólo necesito seguir tratando de vivir una vida normal a un ritmo normal», le explica a su médico.

Jerome, de 42 años, es profesor en una escuela de secundaria y convive con la enfermedad de Crohn desde hace 20 años. Dadas las limitaciones de tiempo de su trabajo, solía tener dificultades para pasar el día sin interrupciones o miedo a sufrir un apuro. Sin embargo, en los últimos años, ha encontrado estrategias para hacer frente a estas presiones. «No tengo elección sobre a qué hora empiezo el día. Las mañanas suelen ser complicadas porque es probable que tenga que ir al baño varias veces antes de las nueve. Antes solía ser más estresante, pero ahora desayuno menos y conduzco hasta el trabajo en lugar de tomar el autobús, por lo que es menos probable que tenga que correr al baño y, si me sucede, puedo detenerme en un baño público. ¡Sé dónde están todos los baños en el camino hasta el trabajo!».

Preocupaciones psicológicas

Antaño consideradas por algunos profesionales de la salud como enfermedades psicosomáticas, ahora sabemos que la enfermedad de Crohn y la colitis ulcerosa no son provocadas por la personalidad o por otros factores psicológicos. Aunque hemos aprendido mucho sobre la experiencia de vivir con una EII, aún no comprendemos demasiado sobre la relación entre la mente y el cuerpo. Una cosa es cierta: si sufres una EII, debes prestar atención a lo que te sucede emocionalmente durante el curso de tu enfermedad y cómo ésta afecta a tu vida y tus relaciones.

Calidad de vida

Si bien los factores psicológicos no provocan tu enfermedad y los cambios psicológicos no la curarán, tu actitud mental y la forma en que entiendes tu patología pueden contribuir significativamente a tu calidad de vida. Busca apoyo psicológico de profesionales de la salud, familiares y amigos para controlar tu problema.

El abanico de problemas psicológicos relacionados con la EII es amplio. Algunos retos afectan hasta cierto punto a casi todas las personas con EII. Entre ellos se incluyen encontrar formas de vivir con la incertidumbre inherente a la enfermedad. Otros retos comunes son tolerar los síntomas físicos, como la fatiga y el dolor, y hacer frente a las formas en que la enfermedad afecta a las relaciones, que van desde la preocupación por la manera en que la vergüenza puede afectar a las relaciones cotidianas hasta la preocupación por agobiar a amigos y familiares en momentos en que necesitas depender de ellos. Es posible que algunos retos no afecten a todas las personas con EII, pero requieren una atención adicional, como el papel del estrés en el desencadenamiento de un brote inflamatorio o las complicaciones que conducen a la depresión.

Para controlar la EII y mejorar su calidad de vida es importante desarrollar estrategias para aliviar y prevenir el estrés y la depresión. La estrategia fundamental consiste en conocerse uno mismo. Piensa en tu experiencia con los problemas de salud y con otros retos en tu vida. ¿Qué has hecho que en el pasado te haya ayudado? ¿Qué ha tenido poco éxito? ¿Quién en tu vida te ha apoyado más? ¿A quién

Factores psicológicos en la gestión de la EII

Además de sobrellevar el dolor y la fatiga que puede estar provocando tu enfermedad, existen otros factores psicológicos que pueden causar una incomodidad considerable. En los casos más graves, estos factores pueden provocar estrés crónico, ansiedad y depresión.

Incertidumbre: ¿Cómo puedo predecir el curso de mi enfermedad hora a hora, día a día y mes a mes? ¿Cuándo ocurrirá el próximo brote?
Vergüenza: ¿Cómo hablo de esta enfermedad con familiares, amigos y conocidos cuando los síntomas intestinales no suelen ser parte de una conversación educada?
Ansiedad: ¿Cómo encuentro o mantengo una relación sentimental si tengo una enfermedad intestinal?
Preocupación: ¿Qué capacidades físicas y mentales se verán afectadas por la enfermedad? ¿Podré mantener mis responsabilidades familiares, sociales, laborales y educativas?
Ajustes: ¿Qué ajustes tendré que hacer en mis planes para el futuro?
Dependencia: ¿Se van a cansar mis seres queridos de mí si dependo demasiado de ellos?
Culpa: ¿Me estoy esforzando lo suficiente? ¿Hice algo en el pasado que me provocara esta enfermedad o este brote?
Duda: ¿Está bien pedir ayuda?

P **¿Cuál es el papel del estrés en la EII?**

R Una investigación científica sobre el papel del estrés en el desencadenamiento de brotes en pacientes con enfermedad de Crohn o con colitis ulcerosa ha observado una paridad entre aquellos estudios que encuentran un vínculo entre el estrés y estas enfermedades, y aquellos otros que no encuentran ninguna relación. De todos modos, estos estudios han encontrado las siguientes evidencias:

- La personalidad no influye en si una persona desarrolla o no EII.
- Es probable que el estrés de la vida no tenga ningún impacto en el hecho de que una persona desarrolle EII o no.
- El estrés de la vida puede ser uno de los factores que pueden desencadenar un brote de la enfermedad cuando **ésta** ha estado inactiva, pero es probable que esto sólo sea cierto para algunas personas con EII.

puedes acudir en busca de apoyo? Te ayudaremos a responder todas estas preguntas.

Estrés

Si bien el estrés no provoca la enfermedad de Crohn ni la colitis ulcerosa, estas enfermedades sí provocan estrés a los pacientes y a sus familias. Enfrentarse al dolor, a la fatiga y a los síntomas potencialmente vergonzantes, así como a las decisiones complicadas sobre el tratamiento, puede llegar a ser estresante, pero algunas de las cosas que provocan más estrés en las personas con una EII son menos evidentes.

La percepción que tiene el paciente sobre el papel del estrés también está dividida. Aproximadamente una de cada tres personas con EII cree que el estrés o los factores psicológicos han tenido algo que ver con contraer la enfermedad, y aproximadamente tres de cada cuatro personas consideran que el estrés tiene influencia en el curso de su patología.

Para determinar si el estrés es un factor en tu EII, intenta distinguir entre experimentar síntomas intestinales comunes e inflamación activa (es decir, un brote de la enfermedad). Un aumento de los síntomas no siempre significa que el intestino esté inflamado. Puedes experimentar más fatiga, dolor o diarrea por muchas razones aparte de la EII. De hecho, estos síntomas de colon irritable son bastante comunes en la EII incluso cuando no hay ninguna inflamación activa. Existen ciertas evidencias de que una vez que el intestino de una persona se ha visto afectado por episodios repetidos de inflamación y curación, es más probable que responda al estrés con diarrea y dolor, incluso aunque no se produzca un brote de inflamación.

Mientras no haya más evidencias sobre las cuales basar la toma de decisiones, la mejor política parece ser conocerse uno mismo y confiar en la propia experiencia. Si crees por tu propia experiencia con la EII que el estrés en tu vida (o la manera en que reaccionas ante él) tiene un impacto en tus síntomas, entonces tiene sentido tratar de modificar la forma en que respondes al estrés. En cambio, si tu experiencia es que el curso de tu enfermedad no parece depender de lo que sucede en tu vida, entonces es probable que estés en lo cierto.

Mantén tu resiliencia al estrés

- Trata de mantener un patrón de sueño estable y predecible, una dieta saludable y ejercicio moderado. Aunque los síntomas de la EII pueden dificultar comer, hacer ejercicio y dormir, éstas pueden ser herramientas poderosas para maximizar tu salud. Es muy difícil manejar el estrés de manera efectiva cuando se tiene falta de sueño o malnutrición.
- Intenta identificar y solucionar los problemas a medida que aparecen. El truco de esta estrategia es que, por lo general, es el esfuerzo constructivo para tratar de resolver un problema lo que reduce el estrés, y no la solución en sí misma. No te concentres tan sólo en el resultado de tus esfuerzos.
- Trata de aceptar y tolerar los problemas que no tienen solución. Seas o no religioso, recuerda la plegaria de la Serenidad: «Señor, concédeme serenidad para aceptar todo aquello que no puedo cambiar, valor para modificar lo que soy capaz de cambiar y sabiduría para entender la diferencia».
- Mantén el sentido del humor.
- Comprométete con la vida. Forma parte activa de tu familia, de tu círculo de amigos y de tu comunidad.
- Atiende tus necesidades espirituales.
- Aprende y utiliza técnicas de relajación o de meditación.
- Dedica tiempo al ocio.
- Evita la cafeína.

Depresión

La depresión es una enfermedad muy común. Sería sorprendente que no conocieras a alguien que haya tenido o tenga depresión, ya que aproximadamente una de cada cinco mujeres y uno de cada diez hombres experimentarán una depresión mayor en algún momento de su vida. La depresión es diferente de la tristeza o el desánimo normales, porque tiene un abanico más amplio de efectos sobre los sentimientos, el pensamiento y la función física, y porque, si no se trata, suele persistir durante semanas o meses.

Las personas que viven con enfermedades crónicas, como la EII, tienen un mayor riesgo de sufrir depresión. Probablemente haya muchos motivos para el incremento del riesgo. Las pérdidas y las frustraciones que conlleva vivir con una enfermedad; los efectos biológicos de la inflamación (ya que muchas de las sustancias químicas del organismo que aumentan la inmunidad y la inflamación también tienen efectos sobre el cerebro), y los efectos de los medicamentos, como la prednisona, pueden contribuir a la depresión.

Es muy importante reconocer los síntomas de la depresión (consulta el recuadro en la página 167) cuando aparecen, porque suele responder bien al tratamiento. Algunos de estos síntomas pueden ser difíciles de interpretar cuando sufres colitis ulcerosa o enfermedad de Crohn. La mayoría de las personas experimentan uno o dos de estos síntomas en algún momento sin estar deprimidas. Algunos pueden estar causados por una enfermedad física sin existir depresión. De todos modos, si los síntomas persisten y parecen ser desproporcionados con tu experiencia habitual de enfermedad, consulta con tu médico sobre la posibilidad de depresión. Es importante mencionar tus sentimientos y preocupaciones, porque los médicos a menudo no preguntan sobre los síntomas de depresión o pueden considerarlos como parte de los síntomas de la EII de un paciente. En algunas clínicas o consultorios médicos especializados en EII, la detección de la depresión mediante cuestionarios de síntomas se ha vuelto más rutinaria y ha permitido una evaluación y un manejo más intensos de la depresión.

Tratamientos de éxito
Por suerte, la depresión se puede tratar de manera eficaz. Las formas más efectivas de tratamiento son los antidepresivos y ciertos tipos de psicoterapia o de orientación, o una combinación de ambos. Si crees que sufres depresión, debes consultar con tu médico.

Tratar la causa
A veces, la depresión se puede tratar de manera efectiva eliminando la causa. Si la inflamación activa es el factor más potente que provoca la depresión, el tratamiento eficaz de la inflamación puede permitir que la depresión disminuya. Del mismo modo, si un fármaco como la prednisona es el factor más fuerte que provoca la depresión, un ajuste de la dosis o un tratamiento alternativo pueden resultar de ayuda.

Ciclo de EII y depresión

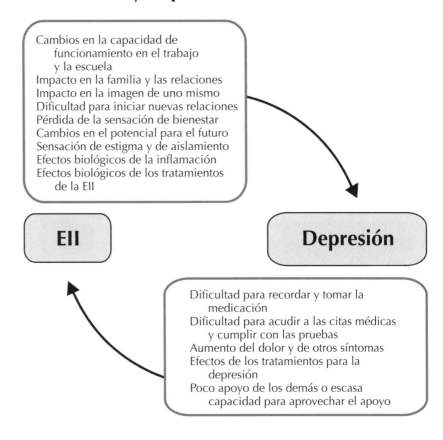

Cambios en la capacidad de
    funcionamiento en el trabajo
    y la escuela
Impacto en la familia y las relaciones
Impacto en la imagen de uno mismo
Dificultad para iniciar nuevas relaciones
Pérdida de la sensación de bienestar
Cambios en el potencial para el futuro
Sensación de estigma y de aislamiento
Efectos biológicos de la inflamación
Efectos biológicos de los tratamientos
    de la EII

EII

Depresión

Dificultad para recordar y tomar la
    medicación
Dificultad para acudir a las citas médicas
    y cumplir con las pruebas
Aumento del dolor y de otros síntomas
Efectos de los tratamientos para la
    depresión
Poco apoyo de los demás o escasa
    capacidad para aprovechar el apoyo

Ciclo vicioso

Si no se trata, la depresión aumenta sustancialmente la carga de la enfermedad. Las personas con patologías crónicas que también sufren depresión tienden a experimentar más dolor, fatiga y otros síntomas. La depresión hace que resulte más difícil mantener la motivación para ver al médico cuando surgen los síntomas de la EII y cumplir con el tratamiento pautado. Si sufres depresión, es menos probable que puedas trabajar y que seas eficaz en todos tus esfuerzos para enfrentarte a la EII. El resultado es que la depresión y la EII pueden empeorar la una a la otra en un círculo vicioso.

Tratar la depresión

La depresión se puede tratar de manera eficaz con antidepresivos o con ciertas formas de psicoterapia. Muy a menudo, estas formas de tratamiento son más efectivas si se usan conjuntamente.

Farmacoterapia

Hoy en día se dispone de muchos medicamentos antidepresivos efectivos. Tu médico puede ayudarte a elegir el que mejor se adapte a tu situación.

El tratamiento de la depresión requiere el consumo diario de antidepresivos durante muchos meses, a veces incluso años. De todos modos, los síntomas de la depresión suelen comenzar a mejorar después de tomar un antidepresivo durante unas dos semanas, si bien pueden llegar a transcurrir hasta doce semanas antes de sentir el beneficio completo.

Con los antidepresivos modernos, los efectos secundarios (como temblores, dificultad para dormir o malestar estomacal) no suelen ser difíciles de tolerar. Los efectos secundarios acostumbran a ser más fuertes poco después de comenzar a tomar un nuevo fármaco o de aumentar la dosis, y tienden a suavizarse transcurridas un par de semanas. Tu médico puede ayudarte a encontrar un medicamento que sea compatible con tus síntomas de EII y su tratamiento.

Psicoterapia

Para tratar la depresión moderadamente grave, algunas formas de psicoterapia (terapia de conversación) son tan efectivas como los antidepresivos. La terapia cognitivo-conductual y la terapia interpersonal, por ejemplo, han demostrado ser muy eficaces en muchos estudios sobre la depresión. También hay otras formas de psicoterapia que pueden resultar efectivas.

En la terapia cognitivo-conductual, aprendes a identificar patrones de pensamiento que tienden a conducir a la depresión o a empeorar los sentimientos depresivos. Es muy común que las personas con depresión evalúen su experiencia de una manera que las conduce a conclusiones negativas. Ver las cosas blancas o negras (todas

Síntomas comunes de depresión

- Falta de interés por las cosas que te interesan.
- Sentimiento de excesiva culpabilidad o tristeza.
- Estado de ánimo «bajo» que no mejora cuando las circunstancias mejoran.
- Sensación de impotencia sobre el presente o de desesperanza sobre el futuro.
- Baja autoestima o sentimientos de inutilidad.
- Distanciamiento de las actividades sociales a pesar de encontrarse físicamente bien.
- Pensamientos suicidas o preocupación por la muerte.
- Disminución del apetito.
- Energía reducida.
- Concentración y memoria deficientes.
- Alteración del sueño.

buenas o todas malas), por ejemplo, significa que muchas experiencias y acontecimientos se etiquetan como malos simplemente porque no son perfectos. Muchas personas con depresión descubren que prestan mucha atención a los acontecimientos negativos o infelices, y no prestan el mismo grado de atención a los acontecimientos positivos, lo que tiende a reforzar una visión pesimista. Los pacientes trabajan con su terapeuta para reconocer sus patrones típicos de pensamiento, para reevaluar cuán precisos son y para desarrollar modos alternativos de pensamiento. Por lo general, la terapia cognitivo-conductual se lleva a cabo una vez a la semana durante tres o cuatro meses, aunque a veces se prolonga.

En la terapia interpersonal, los pacientes trabajan con su terapeuta los sentimientos asociados con un suceso importante de la vida relacionado con el período actual de depresión. Los ejemplos típicos son el duelo por la muerte de un ser querido, enfrentarse a los sentimientos encontrados de hacer una transición crítica del desarrollo (como pasar de vivir con la familia a vivir solo), enfrentarse al conflicto en una relación de pareja o hacer frente al aislamiento social. Típicamente, la terapia interpersonal también se realiza cada semana durante tres o cuatro meses, o incluso a veces más.

Prepararse para la psicoterapia

- Elige a un terapeuta que te haga sentir bien, cómodo y tranquilo cuando hables sobre tu salud. Necesitas tener una buena relación de trabajo con tu terapeuta.
- Decántate por un terapeuta con las credenciales, la capacitación y la ética profesional adecuadas (como un médico, un psicólogo o un trabajador social). Pide referencias a tu médico de familia o a un centro de salud local.
- Ten una mentalidad abierta sobre el empleo de la psicoterapia y el consumo de un fármaco antidepresivo al mismo tiempo. Una combinación de psicoterapia y farmacoterapia ha demostrado ser eficaz en el tratamiento de la depresión.

Estrategias de afrontamiento

Gran parte de lo que ocurre al tener que vivir con una EII no se encuentra precisamente bajo tu control. Trata de enfocar tu atención en las cosas que puedes controlar y utilízalas en tu favor. Tu propio estilo individual de relacionarte contigo mismo y con los demás puede tener una gran influencia sobre **cómo experimentas** la enfermedad. Por lo tanto, es útil conocer tu comportamiento y cómo puede afectar a tu experiencia con la EII.

Cuestionario de relaciones

(adaptado del Dr. Kim Bartholomew)

Observa estos cuatro estilos interpersonales básicos y fíjate en cuál es el que más se aproxima a tu estilo. Marca la descripción que más se acerque a tu forma de relacionarte.

Adaptable
Me resulta fácil acercarme emocionalmente a los demás. Me siento cómodo dependiendo de ellos y que ellos dependan de mí. No me preocupa estar solo o que otros no me acepten.

Búsqueda de apoyo
Quiero tener total intimidad emocional con los demás, pero a menudo me doy cuenta de que los demás son reacios a acercarse tanto como me gustaría. Me siento incómodo sin relaciones cercanas, pero a veces me preocupa que los demás no me valoren tanto como yo los valoro a ellos.

Autosuficiente
Me siento cómodo sin relaciones emocionales cercanas. Para mí es muy importante sentirme independiente y autosuficiente, y prefiero no depender de los demás ni que los demás dependan de mí.

Cauteloso
Me siento incómodo acercándome a los demás. Quiero relaciones emocionalmente cercanas, pero me resulta difícil confiar por completo en los demás o depender de ellos. Me preocupa que me hagan daño si dejo que me acerque demasiado a los demás.

Fortalezas de afrontamiento
Las personas difieren en sus fortalezas de afrontamiento, pero, por regla general, las formas que parecen ser las más productivas para la mayoría de las personas son la resolución de problemas, la búsqueda de apoyo emocional y práctico de los demás, la búsqueda de los aspectos positivos en situaciones difíciles, el mantenimiento de expectativas realistas y el sentido del humor. Por regla general, las formas de afrontamiento menos exitosas incluyen fingir que no existe ningún problema (negación), evitar cualquier respuesta y actuar con ira.

1. Conoce tu estilo interpersonal

Una forma útil de describir el estilo personal consiste en observar cómo prefieres relacionarte con las personas más cercanas a ti en momentos de estrés. ¿Buscas la compañía de tu pareja o de familiares para hablar y sentirte apoyado? ¿Dependes de que otros te cuiden cuando te sientes abrumado? ¿Sientes que quieres alejarte de los demás y manejar las cosas solo?

Las personas difieren en cómo utilizan las relaciones cercanas para sentirse cómodas y seguras en momentos de estrés, y estas diferencias tienen un impacto sobre la atención médica. En los últimos años, el impacto del estilo interpersonal sobre la atención médica ha sido objeto de un cuidadoso estudio. Ten en cuenta que muchas cosas, aparte del estilo interpersonal, determinan los resultados de salud.

Estilo adaptable

El estilo adaptable suele asociarse con una relativa facilidad en el uso de los recursos médicos porque las personas con este estilo tienden a sentirse cómodas con la independencia y con depender de los demás. Las personas adaptables suelen sentirse cómodas monitoreando su situación de manera independiente y tomando sus propias decisiones de salud. También pueden recurrir a otros en busca de ayuda cuando la situación lo requiera.

Estilo de búsqueda de apoyo

Las personas con un estilo de búsqueda de apoyo se sienten más cómodas y pueden funcionar de manera más efectiva cuando las personas con las que cuentan para recibir apoyo se encuentran cerca. Las personas con un estilo de búsqueda de apoyo que tienen personas muy solidarias en su vida se ven y actúan de manera muy similar a las personas con un estilo adaptable. Sin embargo, sin un buen apoyo de los demás, una persona con un estilo de búsqueda de apoyo puede verse afectada por las preocupaciones y los sentimientos negativos.

En general, el estilo de búsqueda de apoyo se asocia con síntomas más intensos y una mayor cantidad de síntomas (incluidos

Fácil de trabajar con…
Dependiendo de cómo lo estimes, entre 30 y el 60 por 100 de las personas tienen un estilo interpersonal adaptable. Los profesionales de la salud suelen explicar que es fácil trabajar con alguien con un estilo adaptable, aunque la situación médica sea complicada.

los que no son típicos de una EII o debidos a una EII). El estilo de búsqueda de apoyo se asocia con visitas más frecuentes al médico y más pruebas. Esto puede relacionarse con una mayor necesidad de reafirmación por parte de los demás para sentirse cómodo. Cuando la EII está activa, el estilo de búsqueda de apoyo se asocia con un mayor riesgo de depresión. A los médicos de pacientes con búsqueda de apoyo les resulta más fácil apreciar la importancia de los cambios en el curso de la EII cuando ambos se conocen lo suficiente como para que el médico reconozca el estilo de comunicación del paciente; de lo contrario, se corre el riesgo de sobrestimar el nivel actual o la gravedad de la actividad de la enfermedad.

Estilo autosuficiente

El estilo autosuficiente se caracteriza por niveles más bajos de notificación de síntomas. Las visitas al médico son poco frecuentes. Cuando se trata de la salud de uno, un estilo interpersonal autosuficiente puede tener tanto una influencia positiva como negativa.

Cuando se manejan enfermedades que requieren una gran colaboración entre pacientes y profesionales de la salud, un estilo autosuficiente puede interferir, en especial cuando los pacientes no revelan la imagen completa de su estado actual o cuando la falta de colaboración es frustrante para el paciente o el profesional de la atención médica. Es posible que los médicos deban programar visitas o pruebas periódicas en lugar de esperar a que un paciente autosuficiente decida que ha llegado el momento de someterse a un chequeo.

Estilo cauteloso

El estilo cauteloso incluye un tira y afloja cuando se trata de enfrentarse a los demás, lo que puede resultar difícil de gestionar en un entorno médico. Cuando se combina cierta incomodidad en el manejo de las cosas por parte de uno mismo con la cautela con respecto a estar dispuesto a acercarse a los demás o depender de ellos para conseguir ayuda, a veces una persona con el estilo cauteloso puede sentirse bloqueada.

Riesgos y beneficios de la autosuficiencia

Existen ciertas evidencias de que las personas autosuficientes obtienen mejores resultados de salud para algunas enfermedades. Sin embargo, tienden a seguir sus propios consejos en lugar de buscar una opinión profesional, y pueden sufrir síntomas en silencio durante más tiempo del razonable.

Riesgo de depresión

Al igual que sucede con el estilo de búsqueda de apoyo, cuando la EII está activa, las personas con un estilo cauteloso tienen un mayor riesgo de deprimirse.

Estas personas recuerdan a los autosuficientes por su relativa infrautilización de los recursos médicos (prefieren, por ejemplo, no ir al médico si lo pueden evitar), pero se parecen más a los individuos con un estilo de búsqueda de apoyo en lo que respecta a su experiencia de síntomas relativamente mayor. Si la situación requiere tratar de superar la cautela, a muchos les resulta más fácil hacerlo buscando uno o dos confidentes cercanos y confiando en ellos para que los ayuden con los retos que supone estar enfermo.

2. Conoce tu estilo de recopilación de información

Una segunda manera de comprender tu tipo de comportamiento consiste en prestar atención a la cantidad de información que te gustaría tener sobre tu salud. No existe un enfoque correcto o incorrecto, pero hay dos estilos principales de recopilación de información, conocidos por algunos psicólogos como buscadores y evitadores. Es útil conocer tu estilo de recopilación de información porque la mayor parte de las veces te sentirás **más cómodo si** te mantienes apegado a tu propio estilo. También es útil ser consciente de las formas en que estos estilos pueden causar problemas si te excedes.

Buscadores

Algunas personas se sienten más cómodas cuando lo saben todo. Prefieren buscar y controlar pequeños cambios en su estado de salud. Les gusta escuchar opiniones sobre lo que les puede estar pasando y cuáles son todas las opciones para tratar su enfermedad. Los buscadores a menudo pasan mucho tiempo navegando en Internet para mantenerse al tanto de los últimos avances e investigar todos los pros y contras de sus medicamentos. Los buscadores a menudo consideran que resulta reconfortante recopilar más información (incluso si no terminan actuando en consecuencia).

Evitadores

Otras personas, en cambio, quieren información sólo cuando la necesitan. Los evitadores a menudo se contentan con dejar que los

Riesgos de la recopilación de información

El riesgo para los buscadores es que continuarán recopilando información cuando ya no tenga ningún propósito útil. Por ejemplo, después de haber reunido toda la información necesaria para tomar decisiones informadas, búsquedas más exhaustivas en Internet de fuentes dudosas de información pueden generar ansiedad en lugar de conocimiento. El riesgo para los evitadores es que es muy posible que no recopilen suficiente información para estar bien informados sobre sus decisiones.

Toma el control de tu EII

Estrategias de resolución de problemas
- Busca información.
- Sopesa tus opciones.
- Elige tu mejor rumbo.
- Reevalúa.

Actitudes útiles
- Busca los aspectos positivos en las situaciones desafiantes.
- Mantén expectativas realistas.
- Conserva el sentido del humor.

Por supuesto, muchas de estas reglas generales dependen del contexto. La diferencia entre tener sentido del humor sobre acontecimientos que no son muy divertidos y negar la realidad de tu situación es sólo una cuestión de grado. De manera similar, la diferencia entre la asertividad sana de insistir en tus derechos como usuario de los servicios de salud frente a la hostilidad enojada hacia aquellos que quieren ayudar es una diferencia que depende del cristal con el que se mire.

profesionales de la atención médica les recomienden diferentes opciones y no quieren saber todos los detalles que hay detrás de cada elección. Es posible que descubran que recopilar información adicional les provoca ansiedad en lugar de consuelo. «¿Por qué debería escuchar todas las cosas que me podrían pasar en el futuro? Prefiero enfrentarme a las cosas a medida que pasan» es una frase que podría decir un evitador.

3. Has de saber cuándo el estrés ha ido más allá de tu zona de confort

A menudo, las personas responden a los desafíos que consideran que se encuentran a su alcance mediante la resolución de problemas y la persistencia, pero responden a circunstancias que se encuentran más allá de sus recursos personales con angustia emocional: sentimientos de dolor, pánico o renuncia. Éstas son respuestas normales a circunstancias extraordinarias, y no deben interpretarse como un signo de debilidad o de fracaso personal.

Cuando percibes que el estrés ha superado tu zona de confort, ha llegado el momento de dar un paso atrás y reevaluar tus opciones. Examina la situación para ver si las estrategias de resolución de problemas y las actitudes útiles que suelen funcionar en ti también podrían funcionar en esta situación. Considera nuevas formas de afrontamiento. Por ejemplo, si eres una persona que suele afrontar los problemas con cierta flema, tal vez haya llegado el momento de permitirte un respiro y pedir ayuda. Por regla general, cuando el estrés supera tu zona de confort, es buena idea dejar que otros te ayuden.

Guiones para mejorar la comunicación

- Es posible que otras personas quieran ayudarte, pero no sepan qué hacer. Si alguien dice que le gustaría ayudarte, ofrécele algo práctico que te resulte útil.

  Gracias. ¿Puedes cuidar de mis hijos el próximo jueves por la mañana para que pueda ir a una cita con el médico?

- Defiéndete. Evita la culpa. Describe el sentimiento y la situación, no la persona.

  Me siento incómodo hablando con el cirujano a solas. ¿Puedes venir conmigo? Puede ser más efectivo que decir *¿Por qué no te has ofrecido a acompañarme al cirujano?* Y es mucho más efectivo que ir solo al cirujano sin preguntar.

4. Dirígete a los demás

A menudo, en momentos de crisis resulta muy útil pedir el apoyo de otros, incluidos familiares y amigos que pueden ofrecerte ayuda práctica y «estar a tu lado» emocionalmente como buenos oyentes. El apoyo moral y la ayuda práctica suelen ser más valiosos que los consejos gratuitos. Es posible que los profesionales te ofrezcan opciones de tratamiento y manejo que no hayas tenido en cuenta, lo que también puede ayudar a que los desafíos que presenta la enfermedad regresen a un terreno en el que vuelvas a considerarlos manejables.

Reconoce los obstáculos

Tienes muchos recursos a los que puedes recurrir que te ayudarán a hacer frente a los desafíos que supone la enfermedad, incluidos tu familia y tus amigos, los profesionales de la salud, los grupos de apoyo de personas con las mismas necesidades y tu comunidad. A veces es posible que desees acudir a otras personas, pero que te encuentres con obstáculos. Presta atención a estos obstáculos para ver qué se encuentra bajo tu control. Si adviertes que no puedes acudir a los demás en busca de apoyo, pregúntate por qué. ¿Por qué te resistes a depender de otras personas? ¿Te sientes culpable por agobiarlas? ¿Te decepcionó cómo respondieron en el pasado? Muchas personas se enfrentan a desafíos de este tipo, especialmente con sus parejas, amigos cercanos y familiares. Es probable que tengas que identificar el tipo de obstáculo con el que te encuentras antes de poder superarlo.

Oportunidades para la amabilidad

Explicar a los demás tu enfermedad puede ser una experiencia liberadora en lugar de vergonzante. Muchas personas simpatizan con tu condición y responden a tu confianza en ellos con actos de extraordinaria amabilidad, como comenta Robert Mason Lee, un célebre autor con enfermedad de Crohn:

«La gente siempre me dice que, como tengo la enfermedad de Crohn, no debería hacer las cosas divertidas que ellos hacen, como tomar una cerveza, por ejemplo, o comer algo que no sea arroz integral. Es muy molesto, porque, casi sin excepción, estas personas no saben de lo que están hablando, me recomiendan alimentos que sé que ignoraría en el hospital, o me advierten de que me aleje de los alimentos con los que disfruto. Hago todo lo posible para perdonar a estas personas por su instinto de ayuda, porque entiendo el deseo de curar…

»En cambio, lo que he descubierto es que casi todos son buenos para ofrecer consuelo. Me han extendido las manos compasivas médicos, enfermeras, técnicos de ambulancias, las mujeres de mi vida, amigos, esposas de amigos e incluso completos extraños en las terminales de autobuses. Cuando se trata de ofrecer consuelo, las personas tienen una habilidad natural que trasciende el lugar o las relaciones sociales. Sencillamente, nos damos, de manera natural, a los necesitados.

»Un pequeño consuelo de tener una enfermedad tan dolorosa son las numerosas oportunidades que brinda a otros para mostrar amabilidad; el único gran consuelo son las pocas veces que me han decepcionado».

Mejora la comunicación

A menudo, la comunicación clara es tu herramienta más poderosa. Te ayuda a clasificar las diferencias reales de opinión y los conflictos que experimentas con los demás, basados en tus suposiciones y expectativas. La comunicación clara también puede ayudar a hacer que un conflicto que se siente como irremediable («Siempre me evitas cuando tengo dolor. Creo que eres insensible…») pase a ser un problema que se puede negociar («Quiero ayudarte, pero no sé cómo. Cuando tienes dolor, dejas de hablar y me siento impotente para ayudarte…»).

Gestión de las reuniones y las citas médicas

Muchas personas consideran que las visitas médicas son estresantes, sobre todo cuando perciben cambios: cuando aparecen nuevos síntomas o un nuevo diagnóstico, o cuando se está considerando aplicar un nuevo tratamiento. La ansiedad y el estrés hacen que sea más difícil prestar atención y asimilar toda la información que se está comentando. El estrés de la situación también hace que resulte más difícil mantener la compostura necesaria para formular tus preguntas y asegurarte de que van a ser respondidas.

Trata de anticipar lo que quieres conseguir de una reunión con tu médico o especialista y prepárate en consecuencia.

- Asegúrate de tener suficiente tiempo. Pide una cita para abordar tus inquietudes en lugar de tratar de encontrar un momento al final de otra conversación.
- Anota tus preguntas en una lista. Procura que sea lo bastante breve como para que pueda ser tratada de manera realista en el tiempo disponible.
- Pídele a un amigo o a un familiar que te acompañe para que te ayude a recordar los temas tratados.
- Toma notas.

Apoyo comunitario
Fundaciones sobre la colitis y la enfermedad de Crohn

En España existen diversas organizaciones y entidades sobre la enfermedad de Crohn y la colitis ulcerosa que pueden resultar útiles a estos enfermos.

El Grupo Español de Trabajo en Enfermedad de Crohn y Colitis (GETECCU) es una sociedad científica española para el estudio y la investigación de la enfermedad inflamatoria intestinal (EII). Están centrados en la mejora de la calidad de vida de estos enfermos.

Por otro lado, la Confederación de Enfermos Crohn y Colitis Ulcerosa de España (ACCU-España) intenta que la vida de las personas no esté limitada por la enfermedad inflamatoria intestinal.

Asimismo, es interesante informarse de si en la provincia o en la comunidad donde se reside existe algún tipo de asociación de ayuda a los enfermos de EII. Pueden ser de gran utilidad para proporcionar tanto apoyo como consejos útiles.

Recursos de Internet

La disponibilidad de otros apoyos comunitarios varía de un lugar a otro, pero muchos pacientes y familias recurren a Internet, donde hay numerosos sistemas de comunicación con otras personas que se encuentran en situaciones similares a la tuya. De todos modos, debes tener cuidado con la calidad de la información y el apoyo que puedes encontrar en sitios como blogs o chats en Internet. Por lo general, los chats no son supervisados por una persona con la experiencia necesaria que pueda poner la información y las opiniones proporcionadas en la perspectiva o el contexto adecuados. Si oyes o lees algo inusual, algo perturbador o algo que simplemente no parece correcto, debes comentarlo con tu médico.

Además, recuerda que, aunque la EII se considera un único grupo de enfermedades, su presentación y respuesta al tratamiento puede ser por completo diferente de una persona a otra. Como resultado, es posible que lo que ha experimentado una persona o un tratamiento que ha ayudado a alguien no necesariamente se pueda aplicar en tu caso. Estas páginas de Internet te brindan la oportunidad de expresar tus pensamientos, sentimientos y esperanzas con otras personas, en especial si te resulta difícil hacerlo cara a cara. Es posible que las respuestas que obtengas no siempre te hagan sentir mejor, pero en muchos casos las personas pueden encontrar algo de consuelo describiendo su situación y sabiendo que hay otras personas en situaciones similares.

Gran consuelo

Una de las cosas de las que probablemente serás consciente poco después de saber que tienes la enfermedad de Crohn o colitis ulcerosa es que no te encuentras solo. Muchos miles de personas han pasado por experiencias similares a la tuya. Relacionándote con algunas de ellas puedes encontrar una valiosa fuente de información, así como apoyo psicológico y emocional. Saber que no te encuentras solo puede suponer un gran consuelo.

Enfréntate al sistema médico

Moverse con éxito por el sistema médico puede suponer un desafío estresante en sí mismo. Tener una enfermedad crónica significa que, con el tiempo, es probable que necesites hacer uso de una gran variedad de recursos médicos, incluidos hospitales, clínicas y laboratorios. También es probable que entres en contacto con un amplio abanico de profesionales en estos entornos: enfermeras, dietistas, enfermeras de terapia enterostomal, médicos de familia, gastroenterólogos, cirujanos, personal de urgencias, farmacéuticos y muchos otros. Algunos serán profesionales experimentados y otros estudiantes llenos de entusiasmo y conocimientos recientes.

Comunicación y estrategias de afrontamiento

Desafíos del tratamiento

En ocasiones, conseguir el tratamiento más cómodo y efectivo para tu EII pondrá a prueba tu capacidad para ser un defensor efectivo de tus propios derechos e intereses, para trabajar en colaboración con otros (incluso en los momentos en que existe desacuerdo) y para hacer el mejor uso de los recursos y apoyos que se encuentran a tu disposición.

El tratamiento adecuado del dolor y otros síntomas es un reto frecuente para muchas personas con EII, y que con facilidad puede convertirse en una fuente de conflictos y malentendidos con los profesionales de la salud. La mayor parte de la atención médica comienza con una conversación en la que los pacientes intentan explicar sus síntomas, mientras que el médico trata de escuchar, comprender y explicar las opciones disponibles. A continuación, médico y paciente intentan llegar a un acuerdo sobre cómo proceder. Tal conversación equivale a una negociación, y las negociaciones son difíciles en un contexto de dolor y estrés. Una conversación sobre el uso de medicamentos para el dolor que no trata también la EII subyacente que está provocando el dolor puede ser bastante difícil debido a los potenciales efectos secundarios graves de muchos fármacos para el dolor y el riesgo de dependencia o de adicción. Esto se discute con más detalle en el capítulo siguiente.

Por suerte, cuando ambas partes negocian de buena fe, que casi siempre es el caso, no es difícil llegar a un acuerdo y enfrentarse al problema en equipo.

También se necesitan estrategias de afrontamiento cuando el enfermo se somete a tratamientos farmacológicos y quirúrgicos. Utiliza tus puntos fuertes para enfrentarte a estos desafíos. A menudo, las personas que te rodean (amigos, conocidos, familiares o profesionales de la salud) te resultarán útiles si eres capaz de explicarles qué va mal y cuál es la mejor manera que tienen de ayudarte.

Una visita a urgencias

Para ilustrar las fuerzas complejas que entran en juego entre un paciente y un médico, supón lo que a primera vista parece ser un caso bastante sencillo: Jane, que tiene la enfermedad de Crohn, acude a urgencias por un intenso dolor abdominal. Quiere saber qué le está pasando y necesita alivio. La visita el Dr. Smith. Parece una situación médica relativamente sencilla, seguramente una que se da con bastante frecuencia, pero otros factores hacen que resulte una experiencia frustrante y difícil. Considera las siguientes posibilidades:

- El dolor abdominal ha sido una parte crónica de la experiencia de Jane desde hace años. Aunque el dolor crónico duele tanto como el dolor agudo (repentino), no se ve igual. Es menos probable que las personas con dolor crónico estén pálidas y sudorosas, caminen de un lado a otro o se retuerzan de dolor, se muevan en la silla o hagan los ruidos que suelen hacer las personas con un dolor agudo. La consecuencia es que el dolor de Jane puede no parecer tan intenso como se siente.
- Jane no tiene manera de saber cómo se compara la intensidad de su dolor con el que experimentan otras personas. Es la naturaleza de los síntomas «invisibles» para los que no tenemos un criterio objetivo para medirlos. Muchas personas no tienen claro cuándo pedir ayuda y cuándo aguantarse. Por desgracia, estas elecciones están cargadas de juicios de valor. Nadie quiere ser considerado un quejica o una molestia. Pero nadie debería aceptar un sufrimiento innecesario. Es posible que Jane no tenga claro en su mente que se merece aliviar el dolor.
- El Dr. Smith es muy consciente de que hay una serie de problemas intestinales dolorosos que no deben tratarse con analgésicos narcóticos fuertes (opioides), ya sea porque el fármaco enmascara el dolor mientras la afección empeora (como puede suceder con la apendicitis no diagnosticada, por ejemplo, dificultando que los profesionales de la salud controlen la situación), o porque los efectos secundarios del medicamento pueden empeorar el problema (como cuando los analgésicos impiden que el intestino funcione de manera normal y agravan una obstrucción intestinal).
- El Dr. Smith también es consciente de que en el curso de la enfermedad de Crohn a veces se presentan síntomas del intestino irritable, por lo que el brote de dolor puede o no indicar que algo ha cambiado en el intestino de Jane (como un aumento de la inflamación o una obstrucción del paso del contenido del intestino). Un dolor de este tipo se llama dolor funcional. El Dr. Smith elige con cuidado sus palabras, porque a veces cuando habla de la posibilidad de un dolor funcional, sus pacientes asumen que les está diciendo que el dolor está «en su cabeza».
- Es la primera vez que el Dr. Smith visita a Jane y no tiene manera de juzgar su tolerancia al dolor habitual o cuán fiable es a la hora de informar de su grado de dolor. La confianza y la fiabilidad son cuestiones importantes porque los analgésicos más potentes son los opioides, de los que se puede abusar y provocar adicción. Con anterioridad, Jane tan sólo ha consumido opioides una vez, cuando se estaba recuperando de una cirugía. Lo hizo siguiendo la prescripción y no tuvo ninguna dificultad para dejar de tomarlos cuando ya no los necesitaba transcurridos unos días. El Dr. Smith también desconoce esto.

- Por supuesto, Jane tampoco conoce al Dr. Smith y no sabe que está muy familiarizado con la enfermedad de Crohn y el tratamiento que necesita. La acaba de visitar otro médico en otro box de urgencias, quien se ha mostrado despreciativo y no ha parecido entender su problema. Hasta cierto punto, las expectativas de esta visita están influidas por esta experiencia y es consciente de que está más cautelosa e irritable que de costumbre cuando responde las primeras preguntas del Dr. Smith. Se siente como si hubiera tenido un mal comienzo, lo que aumenta su tensión.
- Dr. Smith está tratando de equilibrar una serie de preocupaciones. Además de tratar de brindar la mejor atención a Jane (y a los demás pacientes de urgencias que se encuentran bajo su cuidado), tiene la obligación profesional y legal de recetar medicamentos opioides de manera responsable. Por desgracia, es una experiencia común en urgencias que las personas con adicciones exageren las molestias para conseguir opioides. Las expectativas del Dr. Smith de esta visita también están influidas por experiencias previas.

Ni Jane ni el Dr. Smith están pensando realmente en todas las consideraciones de esta lista. Pero todas ellas pueden entrar en juego.

¿Cómo se mueven Jane y el Dr. Smith por estas aguas difíciles? Por suerte, si este encuentro sigue el curso de la mayoría de las visitas a urgencias, podrán comunicarse de manera efectiva y Jane conseguirá con rapidez la ayuda que necesita. Jane será honesta y abierta al hablar de sus preocupaciones, de su situación actual y de sus experiencias pasadas. Y el Dr. Smith escuchará con atención y será directo sobre sus razones para elegir las investigaciones y los tratamientos que cree que están indicados. Como ocurre con la mayoría de las negociaciones, la confianza y el respeto mutuos son la base de la comunicación en el box de urgencias y, para ambas partes, la mejor manera de recibirlos es brindándolos.

A Jane puede resultarle útil acudir a urgencias acompañada por una persona de confianza que pueda apoyar con tranquilidad sus esfuerzos y actuar en su nombre si el dolor interfiere con su capacidad para hablar o comunicarse. Una persona de apoyo también puede actuar como una «copia de seguridad» cuando se proporciona información médica, porque a los pacientes angustiados a menudo les resulta difícil recordar nueva información. Además, el simple hecho de tener una tercera persona amigable en el box a menudo ayuda a evitar que Jane o el Dr. Smith caigan en una trampa de expectativas o suposiciones falsas que complican su diálogo.

7

FARMACOTERAPIA
PARA GESTIONAR LA EII

CASO DE ESTUDIO   Jonathan

Jonathan, el oficial de policía con sospecha de enfermedad de Crohn, se sometió a una serie de análisis de sangre y heces, una enterografía por tomografía computarizada y una colonoscopia. Estas pruebas confirmaron la presencia de la enfermedad de Crohn, que afectaba a la última parte del intestino delgado (íleon) y una pequeña sección del intestino grueso (colon sigmoide). Su médico le recomendó una terapia con fármacos.

En un principio, Jonathan fue tratado con budesónida y una combinación de antibióticos (metronidazol y ciprofloxacina), pero rápidamente desarrolló un sabor metálico en la boca y náuseas persistentes. Su gastroenterólogo le dijo que es posible que se debiera al metronidazol, y le aconsejó que redujera la dosis a la mitad.

Con esto, Jonathan pudo continuar con el tratamiento prescrito, pero, aunque sus síntomas mejoraron un poco, seguía experimentando episodios de dolor leve y diarrea al menos dos días a la semana y no había recuperado el peso que había perdido. Aunque los síntomas no eran muy graves y en realidad no interferían con su trabajo o sus actividades de ocio (incluso ir en bicicleta), se preguntaba si le iría mejor con una terapia alternativa.

Le planteó esta pregunta a su médico y ambos revisaron las opciones de tratamiento disponibles, que van desde esteroideos hasta medicamentos inmunosupresores y biológicos, algunos de los cuales han aparecido recientemente. Jonathan tenía muchas preguntas sobre la probabilidad de que esos fármacos le proporcionaran un beneficio adicional y su capacidad para cambiar su pronóstico a largo plazo. Ya había tenido la mala experiencia de un efecto secundario por su exposición más o menos breve a la medicación, y también estaba preocupado por los efectos secundarios y la seguridad a largo plazo de los medicamentos. Dado que en ese momento se sentía razonablemente bien, decidió, tras una exposición completa de las opciones disponibles, no embarcarse en ningún tratamiento nuevo.

Objetivos del tratamiento

Antes de considerar los diferentes tipos de tratamientos farmacológicos disponibles para la enfermedad de Crohn y la colitis ulcerosa, debemos tener cierto conocimiento de lo que estamos tratando de conseguir cuando nos embarcamos en la terapia médica. En general, el primer objetivo del tratamiento es aliviar los síntomas. Cuando las personas acuden por primera vez a ver a un médico y se les diagnostica enfermedad de Crohn o colitis ulcerosa, suelen experimentar uno o más síntomas de la enfermedad. Por lo general, saber qué falla y qué está provocando sus síntomas es lo primero y más importante que pasa por su mente, pero a muy poca distancia se encuentra el deseo de deshacerse de los síntomas y sentirse sano de nuevo.

Obviamente, la remisión (es decir, la ausencia de síntomas) es un objetivo importante y, por lo general, se consigue mediante el uso de un medicamento que controla la inflamación intestinal o suprime la respuesta inmunitaria del organismo. De todos modos, una vez que se controlan los síntomas del paciente con EII, es importante prevenir la recurrencia de la inflamación, que puede provocar que los síntomas vuelvan a aparecer.

Una recurrencia de la inflamación y los síntomas a menudo se denomina brote. El segundo objetivo del tratamiento de la EII es prevenir estos brotes de la enfermedad. Por desgracia, no todos los fármacos que tratan de manera eficaz un brote necesariamente reducirán el riesgo de un brote una vez que la EII de una persona se encuentre en remisión, y ninguno de los fármacos es cien por cien efectivo. Además, hay evidencias sólidas de que, incluso cuando un paciente con EII está en remisión y no presenta síntomas, a menudo persiste la inflamación del intestino. Esto es en especial cierto en la enfermedad de Crohn.

En el pasado, los médicos no se preocupaban realmente por la desconexión entre cómo se sentían sus pacientes y la inflamación que podían ver al realizar una colonoscopia o un estudio de imágenes del intestino. En algunos casos, su despreocupación se debía a que la inflamación era bastante leve y consideraban que no era muy importante. Sin embargo, se ha producido un cambio en la forma en que vemos la presencia de inflamación intestinal, que se observa incluso cuando un paciente se siente bien y no tiene síntomas. Ahora creemos que la presencia de inflamación es algo malo por varias razones:

1. La presencia de inflamación en un paciente que está en remisión (es decir, que no tiene síntomas) significa que esa perso-

na tiene un mayor riesgo de experimentar un brote de la enfermedad y la recurrencia de los síntomas, sobre todo si no está sometido a ninguna forma de terapia.

2. En la enfermedad de Crohn, la presencia de inflamación intestinal durante muchas semanas, meses y años puede provocar daños intestinales irreversibles y complicaciones como estrechamientos (estenosis), abscesos y fístulas incluso en una persona que no tiene síntomas. Estas complicaciones a menudo requieren cirugía para tratarlas.

3. Aunque parece que, por lo general, este tipo de daño intestinal irreversible no ocurre en personas con colitis ulcerosa, la presencia de inflamación durante muchos años aumenta el riesgo de padecer cáncer de colon, por lo que un mejor control de la inflamación no sólo puede reducir la posibilidad de un brote, sino que también puede limitar el riesgo de sufrir cáncer.

Por todas estas razones, se ha producido un desplazamiento hacia la eliminación de la inflamación activa y la curación de las úlceras (llamada curación de la mucosa) como un objetivo de la terapia en la EII.

Se presentan una serie de desafíos al establecer la cicatrización de la mucosa como objetivo de la terapia. La curación de la mucosa es un obstáculo mayor que la remisión o la eliminación de los síntomas, y las terapias que reducen la inflamación y tratan los síntomas de manera efectiva no son necesariamente efectivas para curar la mucosa, en especial en el caso de la enfermedad de Crohn. Es posible que la cicatrización completa de la mucosa sea un objetivo poco realista incluso cuando se utilizan terapias efectivas, sobre todo en el caso de un paciente que lleva muchos años sufriendo la enfermedad de Crohn. También es importante tener en cuenta que es posible que no sea necesaria la curación completa de todas las úlceras para evitar algunas de las complicaciones de la enfermedad de Crohn.

Otro desafío es que puede resultar difícil demostrar si se ha producido la cicatrización de la mucosa; no es tan simple como determinar si los síntomas de un paciente han mejorado o desaparecido

Objetivos ideales de la terapia

Cuando se trata de objetivos de tratamiento, el control inmediato de los síntomas debería ser la prioridad. Pero, en última instancia, los objetivos ideales de la terapia son el control a largo plazo de los síntomas, de los brotes de la enfermedad y la prevención de las complicaciones relacionadas con la enfermedad y el tratamiento. Si se pueden lograr estos objetivos, las personas con EII deberían poder vivir una vida plena, con pocas o incluso ninguna limitación derivada de la enfermedad o de su tratamiento.

por completo. Dado que los análisis de sangre y las pruebas de heces a menudo no aportan información suficientemente precisa, es posible que se requiera una colonoscopia o estudios de imágenes, o ambas pruebas, para determinar si se ha producido la cicatrización de la mucosa. Es obvio que esto significa más inconvenientes y molestias para el paciente, pero es importante realizar estas pruebas porque la información ayudará a guiar la terapia que, a su vez, permitirá mejorar el pronóstico a largo plazo.

Consideraciones de la medicación

Tomar la decisión de someterse a un tratamiento farmacológico para la EII, así como elegir qué fármaco tomar, qué dosis y durante cuánto tiempo, puede resultar muy complicado. No existe un tratamiento estándar para la EII que sea eficaz en todas las situaciones para todos los pacientes, sino que cada paciente y cada situación son casos diferentes. Las decisiones sobre el tratamiento médico deben adaptarse a cada individuo para satisfacer la naturaleza de la enfermedad, siempre teniendo en cuenta las circunstancias personales. Por lo general, esto implica la consideración de los objetivos del tratamiento, la posibilidad de lograr esos objetivos y los posibles efectos secundarios o riesgos de la terapia. Para algunas personas que viven en países donde los medicamentos no se pagan a través de planes de seguro de salud públicos o privados, el coste del medicamento también puede suponer una consideración al tomar decisiones de tratamiento. Incluso en aquellos casos en los que los planes de seguro subvencionan en parte el medicamento, el coste para el paciente puede llegar a ser tan alto que afecte a su decisión de tomar un fármaco en particular.

Tratamientos estándar
La falta de un tratamiento estándar para la EII también se debe al hecho de que los pacientes con EII varían mucho con respecto a la forma de EII que sufren, el tramo del tracto gastrointestinal afecta-

do, la gravedad y agresividad de la enfermedad, y las complicaciones de ésta. Los pacientes también varían mucho con respecto a los efectos secundarios que están dispuestos a correr o que pueden tolerar. Pueden responder de manera diferente a los sistemas de administración del fármaco: píldoras, suspensiones líquidas, inyecciones subcutáneas, infusiones venosas, supositorios o enemas. Como consecuencia de ello, el que podría ser el mejor tratamiento para un paciente tal vez no lo sea para otro paciente con la misma gravedad, localización y complicaciones de la enfermedad. En algunos pacientes se puede requerir cirugía; en cambio, en otros, los síntomas se pueden tratar con fármacos y se puede evitar la cirugía.

Medicación individualizada

La agresividad de la enfermedad difiere de un paciente a otro. Otras diferencias dependen de si los pacientes desarrollan una complicación de su enfermedad, si la localización de ésta se extiende o se generaliza, o si la inflamación se vuelve resistente al tratamiento médico.

Algunos pacientes con enfermedad de Crohn tienen síntomas leves que responden muy bien a la terapia médica y nunca progresan hasta desarrollar estenosis, fístulas o abscesos, mientras que otros parecen experimentar una o más de estas complicaciones en cuestión de años o incluso de meses. Cuando ha aparecido una de estas complicaciones, la farmacoterapia no suele ser efectiva para revertir por completo el daño, y estos casos a menudo acaban en el quirófano. Dado que estas complicaciones suelen requerir cirugía, parecería incluso más importante tratar con eficacia la enfermedad de Crohn en estas personas antes de que la enfermedad progrese hasta ese punto.

De manera similar, algunos pacientes con colitis ulcerosa presentan primero una inflamación que se limita tan sólo al recto y al colon sigmoide, mientras que el resto del intestino grueso no se ve afectado. En la mayoría de estos pacientes, la enfermedad permanece localizada en esa última parte del intestino grueso, pero una minoría tiene una progresión que involucra todo o la mayor parte del intestino grueso, una situación potencialmente más grave. Cuando a un paciente se le diagnostica por primera vez una EII, sería muy útil saber cuál será el curso probable de la enfermedad. Esto, a su vez, ayudará a los médicos a recomendar la mejor terapia para un paciente concreto y ayudará al paciente y a su familia a tomar las mejores decisiones para su situación.

Terapias *step-up* o *top-down*

Claramente, si un paciente concreto tiene un muy buen pronóstico, con sólo una pequeña posibilidad de desarrollar complicaciones de la enfermedad o de requerir cirugía, sería mejor tratarlo primero con fármacos que tienen una menor probabilidad de efectos secundarios pero que pueden ser algo menos potentes o consistentes en términos de tratamiento de la inflamación. Si estos fármacos no son efectivos para controlar la inflamación y los síntomas asociados de la EII, entonces podrían considerarse terapias más potentes que pueden ir asociadas a una mayor probabilidad de efectos secundarios.

- **Terapia *step-up*:** Éste es un enfoque paso a paso para el tratamiento basado en la respuesta a los diferentes medicamentos disponibles. Todavía se utiliza en el caso de la colitis ulcerosa y ha sido el estándar habitual en pacientes con enfermedad de Crohn.

  Sin embargo, debido a la naturaleza potencialmente irreversible de las complicaciones que pueden aparecer en la enfermedad de Crohn y la necesidad frecuente de cirugía cuando aparecen, existe una tendencia hacia la aplicación de terapias más potentes y más efectivas que tienen más probabilidades de conseguir la cicatrización de la úlcera más temprano en el curso de la enfermedad, antes de que surjan complicaciones.

- **Terapia *top-down*:** Siempre que los tratamientos resulten efectivos y seguros, se encuentren fácilmente disponibles y no sean en exceso costosos, este enfoque podría ser el mejor para muchos pacientes con la enfermedad de Crohn, en especial para aquellos que es probable que tengan un curso de la enfermedad más agresivo o complicado, o que tengan una afectación del intestino más extensa desde el primer diagnóstico.

Por desgracia, los médicos no siempre pueden predecir qué pacientes tendrán un curso de la enfermedad más agresivo, con complicaciones y necesidad de cirugía, y qué pacientes tal vez no requerirán cirugía ni tendrán complicaciones graves. Por lo tanto, no siempre es fácil decidir quién podría ser un buen candidato para la terapia *top-down*. Si bien hay ciertas características de la enfermedad y ciertos análisis de sangre que podrían ayudar con la determinación, no son lo bastante precisos para ser fiables.

Como resultado, se ha desarrollado un enfoque alternativo que a veces se denomina atención escalonada acelerada. Es en esencia una terapia *step-up*, pero utiliza cronogramas y objetivos de terapia bien definidos para evaluar la respuesta a una terapia determinada. Si dichos objetivos no se alcanzan dentro de un determinado período de tiempo, se pasa al siguiente tratamiento. De esta forma se interrumpen los tratamientos ineficaces y se intentan otros sin dejar al paciente con un tratamiento ineficaz durante un período prolongado.

Evaluación de la relación riesgos-beneficios

Es probable que cualquier persona con EII responda positivamente a un medicamento determinado, pero es posible que no esté dispuesta a correr el riesgo de determinados efectos secundarios raros y graves. En cambio, otra persona podría estar dispuesta a aceptar

Directrices farmacológicas
Numerosos grupos y sociedades médicas diferentes han desarrollado directrices para el tratamiento de la EII. Sin embargo, éstas son sólo recomendaciones generales basadas en el peso de la evidencia de estudios clínicos y de experiencias personales exhaustivas; por ello, no pueden reflejar todas las sutilezas y matices del tratamiento en el paciente individual y no pueden considerarse el tratamiento estándar.

Medicina personalizada

El tipo de enfoque de tratamiento basado en el pronóstico o riesgo del paciente individual a menudo se denomina atención médica personalizada o medicina personalizada. Se promociona como la mejor manera de ofrecer la terapia correcta al paciente adecuado en el momento idóneo para maximizar la probabilidad de efectos beneficiosos tanto a corto como a largo plazo, y, al mismo tiempo, minimizar el riesgo de efectos secundarios o de malos resultados de tratamiento. A nivel social, este enfoque también garantiza que se consiga el máximo beneficio del dinero invertido en terapia médica para la EII al dirigir los tratamientos más costosos a los pacientes adecuados en función de su riesgo o pronóstico.

un riesgo más o menos elevado de efectos secundarios con el fin de recibir el tratamiento más efectivo. La decisión final sobre el tratamiento médico de la EII requiere, en condiciones ideales, una discusión completa entre el médico, el paciente y, cuando es necesario, la familia.

P ¿Qué son los efectos secundarios?

R Médico y paciente deben evaluar los riesgos de la terapia farmacológica, no sólo los efectos secundarios comunes y habitualmente menos graves, sino también los potenciales efectos secundarios más raros y más graves. Por lo general, los efectos secundarios se pueden dividir en dos categorías: los que ocurren con mayor frecuencia cuanto mayor sea la dosis del fármaco que se toma y los que son impredecibles y pueden aparecer con cualquier dosis del medicamento. La primera categoría de efectos secundarios puede no ocurrir en la mayoría de los pacientes tratados con el medicamento en el rango de dosis habitual, pero tiende a ser más común cuanto mayor sea la dosis utilizada. A veces, estos efectos secundarios se pueden tratar reduciendo la dosis del fármaco. La segunda categoría de efectos secundarios no parece ocurrir con mayor frecuencia con dosis más altas del fármaco.
Estos efectos secundarios suelen ser similares a una reacción alérgica, y acostumbra a significar que el medicamento ya no se puede utilizar porque la reacción puede aparecer incluso en dosis bajas.

De manera similar a la forma en que los médicos están tratando de desarrollar perfiles de riesgo para las complicaciones de la EII que se pueden aplicar en pacientes individuales, también se trabaja en el desarrollo de perfiles de riesgo para la probabilidad de que un individuo experimente un efecto secundario determinado a una farmacoterapia determinada. Hoy en día existe un pequeño número de estas pruebas predictivas. Por ejemplo, un análisis de sangre puede predecir la posibilidad de que un determinado paciente desarrolle una complicación sanguínea grave pero rara del tratamiento con azatioprina (Imuran®) o 6-mercaptopurina (Purinethol®). Si este análisis de sangre muestra un nivel bajo de una enzima involucrada en el metabolismo de estos fármacos, entonces el paciente tiene un mayor riesgo de sufrir esta complicación sanguínea y, como consecuencia de ello, puede desarrollar infecciones graves y en potencia mortales. Si este análisis de sangre se realiza antes de iniciar el tratamiento y se detecta que el nivel es anormalmente bajo, entonces estos medicamentos no se considerarán opciones viables o, si se emplean, se administrarán en dosis muy bajas.

Sin embargo, en la mayoría de los casos, no hay análisis de sangre que predigan un elevado riesgo de efectos secundarios para la mayoría de los fármacos que se emplean para tratar la EII. Como resultado, los médicos tienen que recurrir a otros factores, como la edad del paciente, para predecir el riesgo de efectos secundarios. Está claro que el riesgo de infección grave es mayor en pacientes de edad avanzada tratados con medicamentos que inhiben el sistema inmunitario en comparación con personas más jóvenes. Éste es el motivo por el cual los médicos suelen ser más reacios a recetar medicamentos inmunosupresores a pacientes de edad avanzada con EII. El mayor riesgo de este efecto secundario grave en particular puede comenzar a superar el posible beneficio del tratamiento.

Además de los antiinflamatorios no esteroideos, hay otros fármacos que se cree que tienen el potencial de causar exacerbaciones o brotes de EII, muchos de los cuales están disponibles sólo con receta médica. Cada vez que te receten un nuevo medicamento, pregúntale a tu médico cuáles podrían ser sus efectos sobre tu EII y si tiene alguna interacción con los otros medicamentos que ya estés tomando para tu EII. Es posible que tu médico no tenga una respuesta inmediata, pero consultará una fuente de referencia o le preguntará a un colega con más experiencia. Con los cientos y cientos de fármacos comercializados, es muy difícil para cualquier persona conocer todas las posibles interacciones o efectos de todos los medicamentos.

Consulta médico-paciente

Algunos pacientes le preguntarán al médico: «¿Qué cree usted que es mejor?», y luego confiarán en el médico para que tome la decisión en su nombre a partir del conocimiento y la experiencia del médico en el tratamiento de la EII y cualquier percepción que éste pueda tener sobre las circunstancias individuales y los rasgos psicológicos del paciente. Es posible que otros sean más inconformistas y descubran que no les basta con una conversación prolongada con el médico sobre las opciones de tratamiento: buscarán otras fuentes de información (como Internet u otros pacientes con una EII) para intentar tomar una decisión por sí mismos. De todos modos, la fiabilidad de estos enfoques para la búsqueda de información siempre debe discutirse con un profesional de la salud.

Fuentes de información sobre medicamentos

Muchos médicos, clínicas y hospitales tienen papeles impresos en los que se describe la naturaleza de los distintos fármacos que se utilizan para tratar la EII, así como cuándo se deben tomar y qué se puede esperar de su empleo, con información sobre cómo reconocer los posibles efectos secundarios. Algunas farmacias proporcionan información impresa de medicamentos similares para los pacientes en el momento de la dispensación de medicamentos.

También hay algunas páginas web que ofrecen información similar sobre fármacos, pero la calidad de esa información varía en función del sitio. Si tienes dudas sobre la calidad de la página y su información, consulta con tu médico.

Algunos fármacos también requieren una monitorización específica con análisis de sangre periódicos, por ejemplo. El paciente puede necesitar esta información para tomar una decisión de tratamiento.

Al discutir el tratamiento de la EII, se debe tener en cuenta el hecho de que es un trastorno crónico y de por vida. Si bien algunos medicamentos pueden ser muy efectivos para controlar la inflamación y los síntomas durante un breve período de tiempo (días o semanas), en realidad se necesitan medicamentos que puedan garantizar de manera segura y efectiva que, una vez controlado un brote de la enfermedad, el paciente con EII tendrá menos probabilidades de experimentar una recurrencia de los brotes. Idealmente, estos medicamentos no sólo reducirán la probabilidad de un brote, sino que también limitarán el riesgo de complicaciones de la enfermedad y la necesidad de cirugía.

Cuestiones a debatir con tu médico sobre la farmacoterapia

- ¿Es realmente necesario el tratamiento farmacológico de mi EII?
- ¿El objetivo del tratamiento es controlar un brote o bien mantener una remisión?
- ¿Qué beneficios puedo esperar de este tratamiento? ¿Qué síntomas mejorarán y qué síntomas probablemente no lo harán?
- ¿Cuánto tardaré en ver una mejora?
- ¿Qué tipo de monitorización se necesita si sigo este tratamiento?
- ¿Cuáles son los efectos secundarios más frecuentes?
- ¿Cuáles son los efectos secundarios graves que pueden ocurrir con esta terapia?
- Dada mi situación, ¿existen otras opciones de tratamiento farmacológico?
- ¿Cuál es el coste del tratamiento?
- ¿Durante cuánto tiempo tendré que seguir esta terapia?
- ¿Es la cirugía una opción viable en mi situación? Si no es así, ¿reducirá esta terapia mi riesgo futuro de necesitar cirugía?

Opciones de farmacoterapia

Las recomendaciones de tratamiento se dividen en categorías amplias. Éstas están determinadas por dos consideraciones: si se está tratando la enfermedad de Crohn o la colitis ulcerosa, y, dentro de cada enfermedad, si el objetivo es controlar un brote o síntomas de enfermedad activa, o bien mantener sano al paciente una vez lograda la remisión a través de cualquier medio necesario. En algunos casos, las recomendaciones pueden subdividirse según la localización de la enfermedad en el tracto gastrointestinal y la gravedad de un brote. Ciertas complicaciones de las enfermedades, como los abscesos en el caso de la enfermedad de Crohn, también pueden considerarse como pertenecientes a otra categoría de tratamiento de la patología. Estas categorías pueden ser importantes porque determinados fármacos parecen ser efectivos sólo en situaciones muy específicas y no en todas ellas.

Cada fármaco o categoría de fármacos puede utilizarse para diferentes indicaciones dentro de la EII. Por ejemplo, por lo general, los antibióticos no se emplean en la colitis ulcerosa porque no parecen ser muy efectivos; en cambio, parecen ser eficaces en pacientes con enfermedad de Crohn y, a menudo, se usan para reducir el dolor, mejorar el drenaje y limitar el riesgo de infección generalizada cuando ha aparecido una complicación, como un absceso o una fístula.

En los últimos años se han probado varios fármacos nuevos y se ha visto que son efectivos para el tratamiento de la colitis ulcerosa y la enfermedad de Crohn. Estas terapias han sido aprobadas por las autoridades reguladoras en muchos países, donde están a disposición de los pacientes con EII. Es más que probable que en los próximos años haya nuevos tratamientos disponibles. Algunos de estos nuevos tratamientos funcionarán de manera similar a los ya existentes, y es poco probable que ofrezcan ventajas significativas en términos de efectividad; sin embargo, aquellos tratamientos que funcionan de manera distinta a los ya existentes pueden ofrecer mejoras en cuanto a efectividad y más opciones para aque-

Ningún fármaco
En la actualidad, no parece existir ninguna medicación que sea efectiva para todas las formas de EII y para todas sus complicaciones.

llas personas que no han respondido a otros tratamientos o cuyos tratamientos parecen haber dejado de funcionar.

Tener más opciones de tratamiento y tratamientos más efectivos a disposición parecería ser un gran avance para las personas con EII. Sin embargo, ha hecho que la toma de decisiones sobre qué tratamiento seguir sea mucho más difícil y complicada. Cuando te ofrezcan tres opciones de tratamiento diferentes, todas ellas efectivas para tu forma particular de EII, es casi seguro que te preguntarás: «¿Es el tratamiento A más efectivo que el tratamiento B? ¿Es el tratamiento B más efectivo que el tratamiento C? ¿Es el tratamiento C más efectivo que el tratamiento A?». A medida que se consideren más y más medicamentos, la cantidad de preguntas se multiplicará.

Por desgracia, es probable que tu médico no tenga una respuesta firme a muchas de estas cuestiones, porque, en la mayoría de los casos, no se han llevado a cabo estudios para comparar entre sí los fármacos más novedosos. Aunque los nuevos medicamentos se prueban en ensayos clínicos rigurosos antes de que se aprueben para su uso en pacientes, a menudo en esos ensayos se comparan con terapias más antiguas o con placebo. Por lo tanto, es imposible determinar con certeza cuál de los tratamientos más nuevos es el más efectivo. Esto hace que la toma de decisiones sea muy difícil tanto para los pacientes como para los médicos.

A menudo son otros factores los que ayudan a los pacientes a tomar la decisión final. Éstos pueden incluir cómo se toma el medicamento (en forma de píldora por vía oral, como inyección subcutánea, como inyección intravenosa o como enema o supositorio) y los posibles efectos secundarios que pueden aparecer. El coste de la terapia también puede influir en las decisiones sobre el tratamiento farmacológico. En algunos casos, la cobertura del seguro de un paciente puede determinar qué tratamiento puede recibir, porque es posible que las aseguradoras, que consideran el precio como un factor importante a la hora de decidir qué medicamentos cubrir, no paguen todos los posibles tratamientos para la EII.

¿Quién decide?

Nos gustaría pensar que la decisión sobre el tratamiento la toman los pacientes con el asesoramiento de su médico en función de lo que es mejor para ellos. Pero, por desgracia, cada vez están más involucradas en la toma de decisiones sobre el tratamiento otras entidades, como las compañías de seguros o los planes de salud administrados por el gobierno, que pueden no tener el interés del individuo como su principal motivación.

Fármacos antiinflamatorios no esteroideos

Por regla general, los medicamentos que más te deben preocupar son los antiinflamatorios no esteroideos (AINE), que se emplean para aliviar el dolor, ya que pueden provocar brotes de la enfermedad en algunas personas con EII. Entre ellos se incluyen fármacos con los nombres genéricos de diclofenaco, sulindaco, naproxeno e ibuprofeno, por nombrar algunos. Aunque la mayoría sólo se pueden comprar con receta, el ibuprofeno está disponible sin receta, por ejemplo. Lee los prospectos de todos los medicamentos de venta libre que compres, y si no estás seguro de su impacto sobre tu enfermedad, consulta a tu médico o farmacéutico.

Alivio del dolor

Los antiinflamatorios no esteroideos se utilizan de manera habitual para aliviar el dolor y como antiinflamatorios para una variedad de formas de artritis. Aunque no todas las personas que padecen EII tendrán problemas al tomar antiinflamatorios no esteroideos, un porcentaje advierte que provocan un aumento del dolor abdominal, diarrea y sangrado rectal. Los pacientes con EII pueden tomar estos fármacos si son absolutamente necesarios para el tratamiento de otras formas de inflamación o fuentes de dolor, pero asegúrate de que la indicación de uso sea clara y que los objetivos del tratamiento sean asimismo claros para que la terapia no se prolongue

Narcóticos (opioides)
El consumo crónico de codeína y de otros opioides, como oxicodona (un componente de Percocet® y Percodan®), meperidina (Demerol®) o fentanilo, puede provocar adicción. En pacientes con EII, estos medicamentos deben utilizarse sólo en episodios de dolor agudo (por ejemplo, después de una cirugía) en los que se conoce la causa del dolor y con un final definido para completar la terapia.

Clínicas del dolor

Cuando una persona con EII tiene un dolor crónico que no es manejable con el tratamiento de la EII subyacente o con medidas simples no específicas, como acetaminofén, está indicada la derivación a una clínica de dolor crónico. Éstas suelen contar con un equipo formado por anestesistas (especialistas en dolor), enfermeras, fisioterapeutas, terapeutas ocupacionales, psiquiatras o psicólogos, trabajadores sociales y farmacéuticos con el objetivo de controlar el dolor en personas con síndromes de dolor crónico. En algunos casos también pueden formar parte del equipo médicos alternativos, como acupuntores.

más tiempo del necesario. Considera también otras alternativas disponibles que podrían ser más seguras en la EII y conseguir efectos beneficiosos similares.

Para molestias y dolores más o menos leves, como los dolores de cabeza, acetaminofeno (Tylenol®) suele ser efectivo y perfectamente

Fármacos de uso común para la EII

Preparaciones que contienen mesalamina (ácido 5-aminosalicílico)
- Sulfasalazina (Salazopyrina®, Azulfidine®).
- Mesalamina de liberación retardada (Asacol®, Pentasa®, Salofalk®, Mezavant®, Lialda®).
- Balsalazida (Colazide®).
- Olsalazina (Dipentum®).

Glucocorticoides (esteroideos)
- Prednisona.
- Budesónida (Entocort®, Cortiment®, Uceris®).
- Prednisolona.
- Hidrocortisona.
- Betametasona (Betnesol®).
- Metilprednisolona (Solu-Medrol®).

Antibióticos
- Metronidazol (Flagyl®).
- Ciprofloxacina (Cipro®).

Inmunosupresores
- Azatioprina (Imuran®).
- 6-mercaptopurina (Purinethol®).
- Metotrexato.
- Ciclosporina.
- Tofacitinib (Xeljanz®).

Terapias biológicas
- Infliximab (Remicade®, Inflectra®, Remsima®).
- Adalimumab (Humira®).
- Golimumab (Simponi®).
- Certolizumabpegol (Cimzia®).
- Vedolizumab (Entyvio®).
- Ustekinumab (Stelara®).

seguro si sufres EII. Si el dolor es más intenso y no se necesita un efecto antiinflamatorio, paracetamol con codeína aliviará el dolor sin riesgo de provocar un brote de EII.

Fármacos que contienen mesalamina (ácido 5-aminosalicílico)

La mesalamina (también conocida como ácido 5-aminosalicílico o 5-ASA) tiene una estructura química muy similar a la aspirina, pero sus propiedades medicinales son algo diferentes. A diferencia de la aspirina, el 5-ASA no es un analgésico, pero tiene una acción antiinflamatoria similar a la aspirina, si bien bastante específica del tracto intestinal. Precisamente cuando se prescriben medicamentos que contienen 5-ASA se espera que desempeñen estas actividades antiinflamatorias en el tracto intestinal.

Tomado como píldora o en polvo, el 5-ASA se absorbe muy rápidamente en el tramo superior del intestino delgado, desde donde pasa al torrente sanguíneo. Sin embargo, para que este fármaco sea efectivo, debe encontrarse dentro del intestino y no en el torrente sanguíneo. Por ello, todos los medicamentos con 5-ASA que se han desarrollado para la EII mantienen de alguna forma el 5-ASA dentro del intestino y evitan así que sea absorbido antes de que llegue a las partes del intestino más comúnmente afectadas por la EII.

Sulfasalazina

La sulfasalazina consta de dos partes (un antibiótico sulfa y una molécula de 5-ASA) unidas por un enlace químico que se encarga de romper una enzima producida por las bacterias presentes en el intestino grueso y el último tramo del intestino delgado. Esta rotura libera el antibiótico sulfa y el 5-ASA en el intestino, donde pueden actuar sobre la inflamación del revestimiento interno del intestino. La acción beneficiosa de la sulfasalazina en la EII se debe principalmente al 5-ASA del fármaco, aunque todo el medicamento intacto, que contiene tanto sulfa como 5-ASA, también puede tener

Descubrimiento casual
La sulfasalazina fue uno de los primeros fármacos que se descubrió que era eficaz en el tratamiento de la enfermedad de Crohn y la colitis ulcerosa. Originalmente se empleaba para tratar una forma de artritis, pero por casualidad se descubrió que era eficaz en personas que sufrían tanto artritis como colitis ulcerosa.

algún efecto beneficioso. Cuando un brote de colitis ulcerosa o de enfermedad de Crohn es grave, ni la sulfasalazina ni los otros fármacos que contienen 5-ASA suelen ser efectivos, y recurrir a ellos puede terminar teniendo efectos negativos debido a un posible retraso en el inicio del empleo de medicamentos más fuertes o efectivos. En esas situaciones, es probable que la inflamación haya progresado más allá de un punto en el que la sulfasalazina puede ser eficaz.

Efectos secundarios

En un pequeño pero significativo porcentaje de pacientes se observó que la sulfasalazina tenía una serie de efectos secundarios preocupantes, el más frecuente de los cuales era malestar estomacal, a menudo acompañado de náuseas y vómitos, sobre todo cuando se administraba a dosis más elevadas. Por desgracia, las dosis más altas parecen ser más efectivas que las dosis más bajas, que tienen menos problemas de malestar estomacal.

Pueden aparecer otros efectos secundarios: erupciones en la piel, fiebre, recuentos sanguíneos reducidos e infertilidad en los hombres. La mayoría aparece en raras ocasiones y no están relacionados con la dosis del medicamento, pero pueden llegar a ser muy graves. Se cree que se deben a la parte sulfa del fármaco, y entender esta diferencia en el impacto de las dos partes de la molécula de sulfasalazina permitió a los investigadores desarrollar medicamentos más novedosos que contienen 5-ASA, pero que no tienen la parte sulfa asociada con muchos de los efectos secundarios de la sulfasalazina.

Beneficios de la sulfasalazina

- La medicación con sulfasalazina es eficaz para tratar los síntomas de la colitis ulcerosa siempre que la inflamación del colon no sea demasiado grave. También ayuda a mantener la enfermedad en remisión una vez que se ha controlado un brote.
- Es probable que la sulfasalazina sea eficaz en los brotes más leves de la enfermedad de Crohn, pero, sobre todo, cuando está afectado el intestino grueso. En cambio, parece ser menos eficaz cuando la enfermedad de Crohn afecta al intestino delgado. La sulfasalazina tampoco parece prevenir los brotes de la enfermedad de Crohn, como sí lo hace en el caso de la colitis ulcerosa.

Preparaciones de mesalamina (5-ASA) de liberación controlada

Para resolver el problema de los efectos secundarios asociados con la parte sulfa de la sulfasalazina y evitar que la parte 5-ASA se libere y sea absorbida demasiado pronto en el intestino delgado, se han formulado preparaciones que mantienen el 5-ASA en el intestino y no lo liberan hasta que llega a la región del intestino donde se necesita su máxima acción. Este retraso en la liberación de 5-ASA se consigue de varias maneras diferentes. Algunas preparaciones de 5-ASA están recubiertas con una película cerosa que se disuelve y libera el 5-ASA cuando el ácido del intestino se neutraliza lo suficiente. Ejemplos de este tipo de preparados son Asacol®, Pentasa®, Salofalk®, Mezavant® y Lialda®. En el caso de Pentasa®, el 5-ASA está presente en cientos de diminutos gránulos dentro de una pastilla diseñada de tal modo que permite que el 5-ASA escape lentamente a medida que la pastilla se va desplazando a lo largo de los intestinos delgado y grueso.

En algunos países, Pentasa® también se vende en forma de gránulos que se pueden mezclar con líquidos o alimentos, lo que los hace más fáciles de ingerir. Por lo general, las preparaciones que contienen 5-ASA se toman entre dos y cuatro veces al día, pero hay algunas evidencias de que, bajo ciertas circunstancias, se puede tomar la dosis diaria en una única toma sin que se pierda el efecto beneficioso y sin que aumenten los efectos secundarios. Esta dosis única diaria también es eficaz con Mezavant®, Lialda® y Asacol®.

Efectos secundarios

Con la eliminación de la parte sulfa del fármaco, las preparaciones de 5-ASA provocan menos efectos secundarios, como náuseas, indigestión y vómitos. Algunos de los otros efectos secundarios experimentados ocasionalmente por los pacientes que toman sulfasalazina, tales como disminución del recuento sanguíneo e infertilidad en los hombres, tampoco aparecen con los fármacos 5-ASA. Los pacientes que toman preparaciones que contienen 5-ASA pueden seguir experimentando efectos secundarios, pero por lo general son leves.

Cefaleas

En ocasiones, los pacientes advierten que no pueden tomar las dosis más altas necesarias para tratar de manera efectiva la EII por culpa de los dolores de cabeza. A dosis más bajas, por lo general, los pacientes no sufren cefaleas. Por suerte, la mayoría de los pacientes no tienen cefaleas, incluso con dosis muy altas de 5-ASA. No sucede lo mismo con la sulfasalazina, con la que muchos pacientes experimentan algún tipo de efecto secundario cuando se administra una dosis alta.

Beneficios del 5-ASA

- Por lo general, los medicamentos que contienen 5-ASA se pueden utilizar en dosis más altas y más efectivas que la sulfasalazina, lo que permite que muchos pacientes puedan aceptar las dosis más altas necesarias para tratar su enfermedad.
- Los fármacos con 5-ASA de liberación controlada son útiles en los brotes más leves de la EII, en particular de colitis ulcerosa, y ayudan a reducir el riesgo de brotes recurrentes en pacientes con colitis ulcerosa.
- Cuando los medicamentos con 5-ASA se desarrollaron por primera vez, se esperaba que supusieran una alternativa segura y eficaz a los esteroideos en pacientes con enfermedad de Crohn. Sin embargo, por desgracia, no se ha observado que sean tan efectivos en la enfermedad de Crohn como se esperaba. A pesar del hecho de que existe cierta controversia sobre su eficacia para tratar la enfermedad de Crohn, muchos médicos siguen optando por recetar medicamentos con 5-ASA en las primeras etapas de la enfermedad debido a su excelente historial de seguridad.
- En algunos pacientes con la enfermedad de Crohn, en particular aquellos con afectación del intestino grueso y con enfermedad leve, los fármacos que contienen 5-ASA a veces provocarán un beneficio notable sin correr el riesgo de los efectos secundarios que podrían aparecer con los medicamentos más fuertes, como la prednisona o los inmunosupresores. Sin embargo, sólo una pequeña minoría de pacientes responderá a esta estrategia de tratamiento, y es importante asegurarse de que el tratamiento con 5-ASA haya provocado una reducción de la inflamación intestinal y no sólo una reducción de los síntomas.
- Los medicamentos con 5-ASA también pueden reducir el riesgo de recurrencia de la enfermedad de Crohn tras la extirpación quirúrgica de los segmentos afectados del intestino. Son especialmente interesantes en esa situación cuando se utiliza un fármaco durante un período largo de varios años, porque los medicamentos con 5-ASA tienen un historial de seguridad a largo plazo bien demostrado.

Reacciones alérgicas

Las reacciones alérgicas que pueden aparecer tras el consumo de 5-ASA son extremadamente raras, si bien pueden llegar a ser muy graves. Dos ejemplos de efecto secundario son la pancreatitis (inflamación del páncreas) y la pericarditis (inflamación la membrana que rodea el corazón).

Conveniencia

Dado que el 5-ASA es un antiinflamatorio más o menos suave, se requieren dosis elevadas del fármaco para conseguir un efecto beneficioso. Como consecuencia de ello, los pacientes que toman medicamentos que contienen 5-ASA suelen tener que tomar varias píldoras, a veces en dosis múltiples. Esto supone una desventaja frente a otros fármacos que se pueden tomar en una única toma diaria o incluso una vez a la semana o una vez cada pocas semanas.

Algunas de las farmacéuticas que producen medicamentos que contienen 5-ASA han abordado este problema y han desarrollado píldoras que contienen una elevada dosis del fármaco para poder tomar una menor cantidad de píldoras. Además, existen ciertas evidencias de que estos medicamentos pueden tomarse tan sólo dos veces al día o incluso únicamente una vez, sin que por ello se pierda el efecto beneficioso.

Seguridad a largo plazo

La seguridad a largo plazo de 5-ASA es excelente y casi no se han comunicado efectos secundarios a largo plazo, aparte de daños extremadamente raros en los riñones.

Balsalazida

La balsalazida (Colazide®) es un fármaco similar a la sulfasalazina, ya que contiene 5-ASA unido químicamente a otra molécula, lo que evita que el fármaco ya sea absorbido en el intestino delgado. Cuando el medicamento llega al intestino grueso, las enzimas liberadas por las bacterias del intestino grueso separan el 5-ASA de la molécula portadora, lo que permite que el 5-ASA lleve a cabo su efecto antiinflamatorio sobre el revestimiento intestinal interno.

Efectos secundarios

Los posibles efectos secundarios son similares a los de los compuestos que contienen 5-ASA.

Olsalazina

La olsalazina (Dipentum®) está formada por dos moléculas de 5-ASA unidas químicamente entre sí. Las dos moléculas de 5-ASA no pueden ser absorbidas de manera efectiva hasta que no se separan por la acción de una enzima producida por las bacterias presentes en el intestino grueso.

Efectos secundarios

La olsalazina es algo diferente de los otros fármacos que contienen 5-ASA porque en más o menos el 15 por 100 de las personas que la toman, las dos moléculas de 5-ASA unidas pueden irritar el revestimiento del intestino delgado, lo que provoca un aumento de la diarrea. Obviamente, este efecto secundario puede confundirse con un empeoramiento de la EII. La olsalazina también puede provocar otros efectos secundarios que rara vez se observan en los medicamentos que contienen 5-ASA, pero no con mayor frecuencia que los que se observan con las otras preparaciones de 5-ASA.

Enemas y supositorios de mesalamina

Un método muy efectivo para tratar la enfermedad en pacientes que tienen colitis ulcerosa con inflamación limitada al recto y al tramo inferior del intestino grueso consiste en aplicar mesalamina (5-ASA) directamente sobre el revestimiento intestinal inflamado administrando el fármaco mediante un enema o un supositorio. Estos enemas y supositorios se comercializan en muchos países bajo un abanico de marcas, como Salofalk®, Pentasa®, Rowasa®, Canasa® y Asacol®.

Enemas

La mayoría de la gente cree que los enemas se utilizan para tratar el estreñimiento grave. Se introduce líquido (por lo general, agua) en el recto y se expulsa poco después con las heces. Sin embargo, los enemas medicados que contienen 5-ASA están diseñados para permanecer en el recto y en el tramo inferior del intestino grueso para que el fármaco disuelto en el líquido tenga la oportunidad de recubrir el revestimiento intestinal y producir sus efectos beneficiosos.

Incluso cuando los pacientes están dispuestos a seguir un tratamiento con enemas, es posible que no puedan mantener el enema en el recto durante el tiempo suficiente para que sea efectivo. Esta incapacidad por encima del colon tiende a extenderse y cubrir la superficie. Por regla general, la mayoría de los enemas no consiguen llegar muy por encima del colon sigmoide y, como consecuencia de ello, no son del todo efectivos para más de la mitad de los pacientes con colitis ulcerosa.

Los enemas se suelen aplicar una vez al día, por la noche, como lo último que hace el enfermo antes de acostarse. Esto ayuda a ga-

Opción de enema

Si bien no es una perspectiva atractiva, la mayoría de las personas aceptarán un tratamiento a base de enemas, sobre todo si saben que tienen más probabilidades de mejorar, y de hacerlo con más rapidez, que con otros enfoques.

Beneficios del enema y del supositorio de mesalamina

- Los enemas o los supositorios de mesalamina se consideran la primera opción de tratamiento para la colitis ulcerosa cuando la inflamación se limita al recto o a la parte inferior del colon. En estas situaciones, los enemas o los supositorios son más efectivos que las preparaciones de 5-ASA tomadas por vía oral.
- Los enemas y los supositorios de mesalamina también son extremadamente seguros y casi no tienen ningún riesgo de efectos secundarios graves.

rantizar que el enema se mantenga en el recto y el colon durante el mayor tiempo posible. Muchos pacientes con EII pueden administrarse el enema por sí mismos, pero otros requieren asistencia porque se necesita cierta flexibilidad para introducir la punta de la botella o el tubo de enema por el ano.

Pasos a seguir para administrar un enema

El enema de mesalamina se comercializa en una botella de plástico que contiene entre 60 y 125 ml del líquido medicado. La botella suele tener una punta lisa y ahusada que se puede introducir en el ano, normalmente con la ayuda de algún lubricante o humedeciéndola con agua.

- Lubrica o humedece el ano.
- Acuéstate sobre el lado izquierdo con las rodillas dobladas hacia el pecho.
- Introduce la punta de la botella por el ano y presiónala para inyectar el líquido en el recto y el tramo inferior del colon. Trata de no exprimir todo el contenido de la botella en el recto con demasiada rapidez.
- Permanece tumbado sobre el lado izquierdo durante al menos 15 minutos después de tomar el enema y, si es posible, no te vuelvas a levantar. Es preferible que mantengas el enema durante la noche, pero no siempre es posible para alguien con colitis ulcerosa activa.
- Si tienes una inflamación muy grave del recto, puedes comenzar a sentir calambres y una fuerte necesidad de defecar poco después de tomar el enema. Puedes superar este impulso y los calambres permaneciendo inmóvil, respirando profundamente y tratando de relajarte.
- En algunos casos, la presión y la urgencia pueden persistir, impidiéndote conciliar el sueño. En última instancia, es posible que tengas que levantarte y defecar.
- Si no puedes retener el enema toda la noche, mantenerlo durante al menos una o dos horas debería aportar algún beneficio.

Supositorios

Algunas personas que no pueden tolerar o retener los enemas, pueden mantener en el recto un supositorio que contiene 5-ASA durante el tiempo suficiente para que tenga efecto. El supositorio se suele disolver muy rápidamente y deja sólo un material pastoso espeso que contiene el fármaco. Los supositorios son cápsulas o comprimidos grandes con un extremo redondeado y ahusado, lo que permite introducirlo a través del ano hasta el recto, donde se disuelve y libera el fármaco activo.

Los supositorios deben aplicarse a la hora de acostarse, aunque algunos médicos recomiendan tomarlos dos veces al día, por la mañana y antes de acostarse, para mejorar la eficacia. De todos modos, la mayoría de los estudios muestran que una dosis nocturna diaria es igualmente efectiva.

Fármacos glucocorticoides (esteroideos)

Cuando un médico trata a un paciente con EII con una enfermedad muy activa o grave, los esteroideos son los medicamentos habitualmente recetados. En la actualidad se comercializan diversos esteroideos, y, aunque tienen formas químicas ligeramente diferentes, todos tienen acciones similares sobre la EII, con la excepción de la budesónida.

Los esteroideos se vienen utilizando desde hace muchas décadas en el tratamiento de la EII. Durante la mayor parte de este tiempo, han sido la clase de medicamentos más efectiva, con la ventaja sobre muchos otros tipos de tratamiento de que, por lo general, funcionan muy rápido y se pueden emplear sobre un amplio abanico de formas de EII.

Los medicamentos esteroideos que se utilizan para tratar la EII no deben confundirse con los esteroideos de los que se habla a me-

Liberación de los supositorios

Por lo general, los supositorios sólo liberan el 5-ASA en el recto y no en tramos superiores. Sin embargo, el supositorio de 5-ASA disuelto no provoca mucha irritación en el recto, por lo que suele producir menos calambres y urgencia que un enema de 5-ASA. Cuando la enfermedad tan sólo afecta al recto (proctitis ulcerosa), es posible que un supositorio sea la mejor manera de administrar medicamentos 5-ASA.

Beneficios e inconvenientes de los esteroideos orales

- Por lo general, los esteroideos orales, como la prednisona, comienzan a funcionar con mucha rapidez. En muchos casos, los pacientes empiezan a sentirse mejor a los pocos días de comenzar el tratamiento, aunque la desaparición completa de los síntomas puede tardar varias semanas. Esta acción rápida es una propiedad muy atractiva de los esteroideos, que los diferencia de otras clases de medicamentos, como el 5-ASA, que suelen tardar mucho más tiempo en hacer efecto.
- Aunque los esteroideos suelen ser bastante efectivos para el tratamiento de la EII, tienen dos inconvenientes principales: su falta de beneficio cuando se emplean para prevenir la recurrencia de los brotes de la enfermedad cuando ha entrado en remisión, y su potencial para provocar efectos secundarios tanto a corto como a largo plazo. Es posible que algunos de estos efectos secundarios no se reviertan o desaparezcan una vez que se reduce o se suspende la dosis.

nudo y que todavía se emplean a veces para mejorar el rendimiento de los atletas o de los culturistas: los esteroideos anabólicos. De hecho, si se toman durante períodos prolongados, los esteroideos usados para tratar la EII tienen el efecto contrario de provocar una pérdida de masa y de fuerza muscular.

Esteroideos orales (prednisona)

El esteroide oral recetado con más frecuencia en América del Norte (y otros lugares del mundo) es la prednisona. Es económico (cuesta sólo unos céntimos al día) y es muy efectivo, pero tiene el riesgo de efectos secundarios graves, algunos de los cuales pueden ser muy preocupantes y, en algunos casos, irreversibles. Aproximadamente la mitad de los pacientes que toman esteroideos experimentan al menos un efecto secundario. Para la mayoría de esos pacientes, los efectos secundarios no son graves, pero existe un porcentaje minoritario pero significativo que considera que la experiencia de tomar esteroideos es tan negativa que los hace decidir no volver a tomar estos fármacos nunca más, sin importar cuán grave sea su EII.

Régimen de dosificación

Cuando los esteroideos se toman por vía oral, por lo general la dosis suele ser una vez al día, habitualmente por la mañana. No siempre tienen que tomarse con las comidas, aunque esto puede reducir parte del potencial de indigestión que experimentan algunos pacientes al tomar dosis más altas de los medicamentos. Por regla general, los esteroideos se toman siguiendo tratamientos que duran entre dos y cuatro meses.

Los pacientes con un brote agudo de EII suelen comenzar con una dosis más o menos alta (entre 40 y 60 mg de prednisona al día) y la dosis se va reduciendo poco a poco durante entre dos y cuatro meses. Diferentes médicos pueden recomendar distintos programas de reducción, y no hay ninguna evidencia de que un determinado enfoque sea mejor o peor que otro.

De golpe

La prednisona no debe suspenderse de manera repentina, o «de golpe», una vez que se haya tomado durante más de unos 10 o 12 días. Si dejas de tomar prednisona demasiado rápido, podrías experimentar sensaciones de debilidad y aturdimiento, dolor muscular y articular, dolor abdominal y diarrea.

P **¿Existe dependencia de esteroideos?**

R Aunque los estudios han demostrado que la prednisona no es tan eficaz para prevenir los brotes como para tratarlos, muchos pacientes que comienzan con prednisona no pueden dejarla durante muchos meses o, en casos extremos, incluso años. Estas personas son lo que los médicos llaman «dependientes de esteroideos». Esto no significa que tengan una adicción a la medicación, sino que, cuando la dosis de prednisona se reduce gradualmente después de controlar un brote, la enfermedad empeora y el paciente tiene que volver a aumentar la dosis.

Algunos pacientes con EII que tienen dificultades para dejar los esteroideos descubren que interrumpir o reducir la dosis los hace sentir mal, lo que describen como «desganados». Se sienten cansados y débiles, y pueden llegar a perder el apetito. Esto no se debe a un brote de EII activa, sino a que las glándulas suprarrenales no producen esteroideos naturales porque este proceso se ha visto sustituido por el consumo a largo plazo de prednisona o de otros medicamentos esteroideos.

Cuando se suspende repentinamente la medicación con esteroideos y las glándulas suprarrenales no pueden fabricar sus propios esteroideos, el paciente puede llegar a enfermar de manera grave e incluso sufrir un shock. Por lo general, esto se puede evitar reduciendo poco a poco la dosis de prednisona durante muchas semanas o meses. Las indicaciones de un médico sobre cómo reducir la dosis y suspender la prednisona son muy importantes.

Hay que tener en cuenta que la administración de prednisona y de otros esteroideos no debe suspenderse repentinamente una vez que se hayan tomado durante más de 10 o 12 días. Aunque esta disminución gradual de la prednisona puede limitar la posibilidad de la aparición nuevos brotes de la EII, es probable que sea igual de importante para prevenir los síntomas de la abstinencia de esteroideos.

Efectos secundarios comunes y reversibles

Los efectos secundarios más comunes de la prednisona afectan al aspecto de una persona, incluidos el aumento de apetito y de peso, hinchazón en los pies y las manos, cara redondeada (la llamada «cara de luna llena»), aparición de acné y formación de hematomas con facilidad. Pueden ser efectos secundarios inaceptables para aquellas personas que están muy preocupadas por su aspecto o que dependen de su físico para ganarse la vida.

Por suerte, estos efectos secundarios comunes tienden a desaparecer cuando una persona reduce la dosis de prednisona y es capaz de suspenderla. De todos modos, los efectos suelen tardar mucho más en desaparecer en comparación con la rapidez con la que pueden comenzar cuando se comienza a tomar prednisona.

Aumento de peso

El aumento de peso que a menudo se observa con el tratamiento con prednisona también puede parecer un efecto positivo para los pacientes con EII, que a menudo tienen problemas para ganar peso o incluso para mantenerlo. Sin embargo, el aumento de peso que se da en los pacientes que toman esteroideos no es un aumento de peso saludable. La mayor parte del peso que se gana con los esteroideos suele deberse a un aumento del tejido graso más que de la masa muscular o corporal magra. Este aumento de la grasa corporal

Efectos secundarios de los esteroideos

Comunes y reversibles

- Redondeo de la cara (cara de luna llena).
- Acné.
- Aumento de peso.
- Retención de líquidos (por ejemplo, hinchazón de pies y manos).
- Aumento del apetito.
- Insomnio y alteración del sueño.
- Hematomas fáciles y mala cicatrización de las heridas.
- Cambios de humor.
- Aumento de la energía.

Poco frecuentes y posiblemente irreversibles

- Hipertensión arterial.
- Diabetes.
- Cataratas.
- Osteoporosis.
- Aumento de la presión intracraneal.
- Adelgazamiento de la piel.
- Mala cicatrización de las heridas.
- Mayor susceptibilidad a determinadas infecciones.
- Necrosis avascular (osteonecrosis) de la cadera o de otra articulación.

puede tardar bastante tiempo (por lo general muchos meses) en desaparecer una vez que la persona deja de tomar esteroideos.

Cambios de humor y trastornos del sueño

Otro efecto secundario que puede ser muy preocupante para los pacientes son los cambios de humor y los trastornos del sueño que pueden aparecer con dosis elevadas de prednisona (por lo general, con dosis superiores a 40 mg al día). Algunos pacientes describen que se sienten «colocados» o «activados» cuando toman prednisona, y a muchos les resulta muy difícil conciliar el sueño y permanecer dormidos. Aunque puede parecer un efecto positivo para algunas personas, a largo plazo puede conducir a un aumento de la fatiga, disminución del rendimiento laboral o escolar, e incluso trastornos psiquiátricos.

Depresión

Los esteroideos también pueden provocar depresión, sobre todo en personas que ya tienen antecedentes antes de tomar la medicación.

Efectos secundarios poco frecuentes y posiblemente irreversibles

Afortunadamente, la mayoría de los efectos secundarios descritos antes tienden a desaparecer a medida que se reduce la dosis de esteroideos o después de suspenderla por completo. Sin embargo, hay una serie de efectos secundarios que suelen aparecer cuando los esteroideos se emplean de manera crónica, durante muchos meses o años, o que tienden a ser irreversibles y no desaparecen incluso después de suspender los esteroideos. Algunos son muy raros e impredecibles, mientras que el riesgo de otros parece aumentar con el consumo prolongado de esteroideos.

Entre estos efectos secundarios se incluyen pérdida de la fuerza o de la densidad ósea (osteoporosis), opacidad del cristalino de los ojos (cataratas), aumento de la tensión arterial (hipertensión), aumento del azúcar en sangre (diabetes), aumento de la presión intracraneal, adelgazamiento de la piel, mala cicatrización de heridas o cortes y mayor susceptibilidad a ciertos tipos de infecciones. Algu-

Problemas de sueño
Se pueden minimizar los problemas de sueño tomando la dosis de esteroideos por la mañana, aunque cuando el problema es grave no ayuda mucho, y las pastillas para dormir a menudo no resultan efectivas. En muchos casos, la única solución es reducir la dosis y suspender los esteroideos.

Suplementos de calcio
Para los pacientes que tienen una densidad ósea normal cuando comienzan a tomar esteroideos, no existe una única forma aceptada de reducir el riesgo de pérdida ósea por culpa de estos fármacos. Al menos debes asegurarte una ingesta adecuada de calcio y vitamina D, y, si no es el caso, tomar suplementos. Los productos lácteos suelen ser la principal fuente de calcio, pero muchos pacientes con EII los evitan. En estas personas la suplementación es muy importante.

nas de estas complicaciones, como las cataratas, son irreversibles, mientras que otras, como la hipertensión arterial, el nivel elevado de azúcar en sangre, la cicatrización deficiente de las heridas y el mayor riesgo de infecciones, pueden disminuir en gravedad o desaparecer por completo cuando se reduce o se suspende la administración de esteroideos. En la actualidad no hay forma de predecir la aparición de estos efectos secundarios, pero tienden a ocurrir con más frecuencia cuanto mayor es la dosis y más prolongado es el consumo.

Hipertensión y diabetes

Es más probable que los esteroideos provoquen un aumento de la tensión arterial o del azúcar en sangre en una persona que ya tiene una predisposición o corre el riesgo de desarrollar hipertensión o diabetes, respectivamente. Aunque los esteroideos se pueden emplear en personas con hipertensión o diabetes, se requiere un cuidado especial y una monitorización estrecha, y en muchos casos se prueban medicaciones alternativas antes de considerar el consumo de esteroideos.

Osteoporosis

La pérdida de densidad ósea (osteoporosis) es un problema que suele darse con relativa lentitud, aunque puede producirse una pérdida ósea más rápida durante los primeros meses de tratamiento con esteroideos. El uso de una radiografía especial llamada absorciometría de rayos X de energía dual (DEXA por sus siglas en inglés) es una forma segura y precisa de medir la densidad ósea a lo largo del tiempo.

En pacientes con EII que ya tienen densidad ósea reducida cuando comienzan un tratamiento con esteroideos, a menudo se recomienda el uso de bisfosfonatos (etidronato, alendronato y risedronato). Estos medicamentos son más efectivos cuando se toman junto con suplementos de calcio y, en ocasiones, pueden provocar un aumento de la densidad ósea. Por lo general, este tratamiento requiere un programa específico de dosificación de bisfosfonatos y calcio, con una monitorización cuidadosa por parte de un médico.

Estos bisfosfonatos, en particular, se toman en forma de píldora por vía oral y pueden producir irritación del sistema gastrointestinal y otros síntomas asociados, tales como dolor abdominal y diarrea. Esto puede dificultar que algunos pacientes con EII tomen estos fármmacos. Sin embargo, hay algunos bisfosfonatos, como pamidronato, zoledronato e ibandronato, que se pueden administrar por vía intravenosa relativamente poco a menudo, desde una vez cada tres meses hasta una vez al año, y no provocan síntomas gastrointestinales.

Necrosis avascular (osteonecrosis)

Una complicación particular del tratamiento con esteroideos especialmente temida es la necrosis avascular. Se trata de un problema muy raro e impredecible que puede aparecer sin previo aviso, incluso después de un período de tratamiento relativamente breve con esteroideos. La necrosis avascular implica una pérdida del flujo sanguíneo normal hacia la epífisis (el extremo de un hueso largo), lo que conduce al colapso de la epífisis y, a su vez, provoca dolor y artritis crónica. Afecta más comúnmente a las caderas, pero puede ocurrir en muchas otras articulaciones, como las rodillas y los hombros. El riesgo de que aparezca esta complicación en alguien que recibe prednisona es muy pequeño, muy inferior a un caso de cada cien. El hecho de que, en raras ocasiones, la necrosis avascular puede ser el resultado de la EII subyacente y no del tratamiento con esteroideos hace que la situación sea aún más complicada.

No existe ninguna manera conocida de predecir quién podría desarrollar necrosis avascular, pero los expertos han sugerido que el tratamiento con bisfosfonatos puede reducir el riesgo de esta complicación.

Probablemente, la resonancia magnética es la mejor prueba para diagnosticar necrosis avascular. Cuando se detecta temprano, antes de que se produzca el colapso del hueso, la necrosis avascular de la cadera puede tratarse mediante un procedimiento quirúrgico llamado descompresión del núcleo. Dicho procedimiento consiste en hacer un agujero en el revestimiento exterior del hueso para liberar el aumento de presión presente en el centro del hueso y reanudar el flujo sanguíneo normal.

Reducir el riesgo
Cualquier dolor articular inusual, sobre todo en las caderas, en una persona que toma esteroideos para la EII debe tenerse en consideración y estudiarse. La detección temprana de necrosis avascular en la cadera mediante el uso de rayos X, gammagrafías óseas o imágenes por resonancia magnética puede reducir el riesgo de colapso del hueso y artritis.

Embarazo y esteroideos
Por lo general, las terapias con esteroideos como la prednisona se pueden utilizar durante el embarazo y, a menudo, se administran cuando aparece un brote grave de EII durante la gestación. Sin embargo, parece existir un ligero aumento del riesgo de labio leporino o de paladar hendido si se toman esteroideos al final del primer y durante el segundo trimestre.

Esteroideos intravenosos

Aunque la mayoría de tratamientos con esteroideos se administran como prednisona mediante una píldora que se toma por vía oral, los esteroideos también se pueden administrar como una infusión venosa (inyección intravenosa) en el caso de pacientes que están muy enfermos y requieren hospitalización para una monitorización estrecha y un posible tratamiento de las complicaciones. Por lo general, los pacientes hospitalizados cuyo brote de EII se controla con esteroideos intravenosos cambiarán la medicación a prednisona por vía oral poco antes de recibir el alta hospitalaria. En estos casos, se suele administrar una dosis relativamente alta de prednisona (de entre 50 y 60 mg al día), y se va reduciendo de manera gradual durante un período de entre dos y cuatro meses.

Terapia de rescate

Se han recomendado como formas efectivas de evitar la cirugía diversas «terapias de rescate» médicas para pacientes que no responden a un ciclo de cinco a diez días de terapia con esteroideos intravenosos. Entre estos fármacos de rescate se encuentran la ciclosporina e infliximab. En algunos casos es posible predecir qué pacientes no responderán al tratamiento estándar con esteroideos intravenosos y tratarlos temprano con terapia de rescate en lugar de esperar esos cinco o diez días de protocolo. Gracias a esto se pueden conseguir mejores resultados y reducir algunos de los posibles efectos secundarios del tratamiento prolongado con esteroideos. Algunos pacientes con brotes graves de EII que no responden a los esteroideos intravenosos no quieren considerar el uso de una «terapia de rescate» y pueden optar por la cirugía como la forma más eficaz de tratar el problema agudo.

Budesónida

A diferencia de otros esteroideos que se administran por vía oral mediante una píldora o una cápsula, la budesónida se descompone muy rápidamente en un subproducto que no tiene efectos secundarios una vez que pasa del intestino al torrente sanguíneo. Por desgracia, ese subproducto tampoco es efectivo para tratar la EII. Sin embargo, hay dos formas de budesónida oral disponibles para tratar la EII, Entocort® y Uceris® (conocido como Cortiment MMX® en Canadá), que están encapsulados en una formulación especial que evita que la budesónida sea absorbida y pase al torrente sanguíneo, y que no la libera hasta que llega a la parte del intestino que está inflamada. A continuación, la budesónida actúa sobre la superficie interna del intestino para reducir la inflamación y tratar los síntomas de la EII. Entocort® está diseñado para liberar la budesónida en el último tramo del intestino delgado (íleon) y el primer tramo del colon (colon ascendente), por lo que se emplea para tratar la enfermedad de Crohn, que a menudo afecta a estas zonas. Por su parte, Uceris® (o Cortiment MMX®) está diseñado para liberar la budesónidaa lo largo de todo el colon, por lo que se emplea para tratar la colitis ulcerosa.

La budesónida también se comercializa en algunos países como enema para el tratamiento de la colitis ulcerosa que afecta a la parte inferior del colon y el recto.

Efectos secundarios

Pueden aparecer efectos secundarios, en particular con dosis elevadas tomadas durante períodos prolongados. La dosis típica es de 9 mg al día administrados en una única dosis, por lo general por la mañana. Al igual que los esteroideos convencionales, la budesónida no parece ser muy eficaz para mantener en remisión a los pacientes con enfermedad de Crohn una vez que se ha controlado el brote agudo, aunque algunos pacientes que responden al tratamiento agudo se mantienen más o menos bien con una dosis ligeramente más baja de 6 mg diarios. En el caso de los pacientes con colitis ulcerosa, todavía no está claro si continuar con la budesónida tras controlar el brote agudo es una forma eficaz y segura de reducir la posibilidad de otro brote.

Ten en cuenta que la budesónida es un esteroideo, y sigue siendo necesario hacer una monitorización para evitar la aparición de posibles complicaciones y efectos secundarios, como la pérdida de densidad ósea.

Menos efectos secundarios

A pesar de ser un esteroideo oral, es mucho menos probable que la budesónida provoque los efectos secundarios típicos de los esteroideos.

Enemas y supositorios de esteroideos

Hay varios enemas y supositorios medicados disponibles comercialmente que contienen esteroideos. El esteroideo más utilizado para enemas es la hidrocortisona (Hycort®, Cortenema®). Al igual que con el 5-ASA, los esteroideos se pueden formular en supositorios para tratar la proctitis ulcerosa (colitis ulcerosa que afecta únicamente al recto). En algunos países se comercializan enemas de espuma con esteroideos (Cortifoam®), que pueden tener una ventaja frente a los enemas líquidos estándar que es similar a las ventajas de los supositorios: resultan más fáciles de retener en el recto para algunas personas que no pueden retener los enemas líquidos.

Efectos secundarios

Algunos pacientes que responden bien a los enemas de esteroideos deben seguir tomándolos para mantener la enfermedad bajo control. En estos casos, con esteroideos particulares, como la betametasona (Betnesol®), es más frecuente que comiencen a aparecer los efectos secundarios típicos de los esteroideos, como acné, retención de líquidos y aumento de peso.

Naveen

Naveen tiene 19 años y está estudiando gestión ambiental del paisaje en un centro de estudios superiores local. Vive con sus padres, su hermano y su hermana menores. A su hermano le diagnosticaron la enfermedad de Crohn a los 12 años y le operaron a los dos años de su diagnóstico. Afortunadamente, le ha ido bien después de la cirugía.

Durante los últimos dos meses, Naveen ha observado en algunas ocasiones un poco de sangre en sus heces y cierto dolor y bultos hinchados alrededor de su ano cuando se limpia después de defecar. También se ha sentido un poco «apagado» y no tiene tanta vitalidad como de costumbre. Ha sufrido algunos calambres leves en el abdomen y diarrea de vez en cuando. Ha perdido unos 7 kg, a pesar de que su ingesta de alimentos no ha cambiado. A sus padres les preocupa que él también pueda tener la enfermedad de Crohn y lo han convencido de que vaya a ver a su médico de cabecera.

El médico de cabecera escucha su historia y pide análisis de sangre y de heces y una ecografía abdominal. Al igual que los padres de Naveen, le preocupa que pueda estar mostrando signos de la enfermedad de Crohn. Sin esperar los resultados de las pruebas, inmediatamente lo remite a una gastroenteróloga para una consulta. El médico de familia llama a la gastroenteróloga y le traslada sus preocupaciones sobre Naveen, y ésta programa una consulta con Naveen para al cabo de dos semanas.

Cuando la gastroenteróloga visita a Naveen ya dispone de todas las pruebas. Los análisis de sangre revelan que se encuentra bastante anémico y tiene unos niveles bajos de hierro. El nivel de proteína C reactiva en sangre, un marcador de inflamación, está elevado, y la ecografía muestra un segmento de intestino delgado engrosado que parece estar inflamado. La gastroenteróloga concluye que es casi seguro que Naveen tiene la enfermedad de Crohn, pero necesita algunas pruebas adicionales para confirmar el diagnóstico y determinar el alcance de la enfermedad. Se encarga de realizar una colonoscopia y una resonancia magnética del intestino delgado (enterografía por resonancia magnética).

La colonoscopia revela una ligera inflamación y úlceras en el tramo inferior del recto. El resto del intestino grueso (colon) es normal, pero hay inflamación y algunas úlceras extensas en el segmento corto del intestino delgado que puede llegar a ver durante la colonoscopia. La gastroenteróloga también observa que existen papilomas cutáneos inflamados alrededor del exterior del ano. Esto es probablemente lo que Naveen ha notado en esa zona.

Ahora la doctora ya está bastante segura de que Naveen sufre la enfermedad de Crohn, y comenta con él varias opciones de tratamiento. Le sugiere que, mientras esperan los resultados de la biopsia y la resonancia magnética, comience con prednisona. También le recomienda que consulte a su médico de cabecera y se asegure de que sus vacunas estén al día, porque es probable que necesite medicamentos que supriman su sistema inmunitario…

(continúa en la página 231)

Beneficios de los enemas y los supositorios de esteroideos

- Los enemas de esteroideos suelen estar indicados para el tratamiento de la colitis ulcerosa activa del recto y el tramo inferior del colon, pero a veces se utilizan para el tratamiento de la enfermedad de Crohn que afecta al recto. Aunque los enemas de esteroideos son efectivos para tratar la colitis ulcerosa, por lo general se reservan para aquellos casos en los que se han probado enemas de 5-ASA (mesalamina) y no han resultado efectivos.
- Los enemas de esteroideos tienen una ventaja sobre las formas orales o intravenosas porque los pacientes que usan enemas de esteroideos no suelen experimentar efectos secundarios significativos, al menos por dos razones. En primer lugar, la cantidad de fármaco presente en el enema suele ser mucho menor que la cantidad que se toma cuando la enfermedad se trata por vía oral. Esta dosis más baja es eficaz porque el fármaco actúa directamente sobre el área afectada del intestino en lugar de actuar de manera indirecta después de ser absorbido en el tramo superior del intestino delgado por el torrente sanguíneo. En segundo lugar, es posible que el fármaco del enema no sea absorbido bien a través del revestimiento del recto o del colon, y como resultado no tendrá ningún efecto en el organismo. La cantidad de esteroideos presente en los diferentes enemas y la que es absorbida y pasa al torrente sanguíneo varía bastante de un enema a otro.
- Además de emplearse para tratar la colitis ulcerosa del recto y el tramo inferior del colon, los supositorios y los enemas se pueden combinar con 5-ASA oral o esteroideos. A veces pueden ir bien para reducir la inflamación presente en el recto con más rapidez que la medicación oral. Esto puede ser muy apreciado por los pacientes porque los síntomas que experimentan por culpa de la inflamación del recto (urgencia para defecar, pérdida de control, sensación de vaciado incompleto después de defecar y dolor en el recto) son algunos de los más preocupantes que pueden experimentar.

Antibióticos

Algunos antibióticos parecen beneficiar a los pacientes con enfermedad de Crohn, especialmente el metronidazol (Flagyl®). El siguiente antibiótico más utilizado en la enfermedad de Crohn es la ciprofloxacina (Cipro®).

Cuando se emplean antibióticos para tratar infecciones, es importante que la indicación para su uso sea clara. Los antibióticos son activos sólo contra las bacterias y no funcionan para las infecciones virales, como los resfriados o la gripe. No deben prescribirse a menos que exista una fuerte sospecha o confirmación de una infección bacteriana.

En particular, los antibióticos parecen ser útiles en la enfermedad de Crohn cuando está involucrado el intestino grueso o cuando se presentan complicaciones, como abscesos o fístulas.

Por lo general, los antibióticos no se emplean para el tratamiento de mantenimiento a largo plazo, pero algunos pacientes tienen síntomas recurrentes cuando se suspenden los antibióticos y parecen mejorar si se les mantiene en terapia continua con antibióticos a largo plazo, a veces en dosis relativamente bajas.

Beneficios de los antibióticos

- Aunque la eficacia de los antibióticos para tratar la EII no está probada ni aceptada por todos los médicos, la mayoría cree que los antibióticos son eficaces en individuos seleccionados con la enfermedad de Crohn y, posiblemente, también en algunos con colitis ulcerosa.

Antibióticos para otras enfermedades

Existe una idea equivocada frecuente de que los antibióticos que se toman por razones distintas al tratamiento de la EII en realidad pueden provocar brotes de EII. Si bien esto puede no ser cierto, es importante que los pacientes con EII tomen antibióticos sólo por indicaciones muy claras, porque el empleo de la mayoría de estos fármacos puede provocar una infección intestinal por una bacteria llamada *Clostridium difficile*. Esta infección puede darse en personas sin EII, pero en una persona con EII puede presentarse de manera muy parecida a un brote de EII, con abundante diarrea acuosa. Una infección por *Clostridium difficile* en un paciente con EII puede hacer que la EII sea muy difícil de tratar o puede desencadenar un brote de la EII subyacente.

Efectos secundarios

Si bien, por lo general, los antibióticos no provocan brotes de EII, existen ciertos efectos secundarios que pueden aparecer cuando se emplean antibióticos para tratar la EII.

Inflamación intestinal
Los estudios científicos ofrecen evidencias de que las bacterias intestinales normales contribuyen a la inflamación intestinal. Esta teoría encaja bien con la experiencia de médicos y pacientes con EII, que han observado los efectos beneficiosos de los antibióticos en algunas situaciones de la EII.

Sabor metálico
Debido a los posibles efectos secundarios, no todas las personas pueden tomar metronidazol. De todos modos, se desconoce si las dosis más bajas son tan efectivas como las más altas, que producen efectos secundarios más destacados. Los efectos secundarios más frecuentes son náuseas, vómitos y un sabor inusual en la boca, descrito por los afectados como «metálico».

Metronidazol

El metronidazol (Flagyl®) puede producir un efecto en los nervios de las manos y los pies, provocando una sensación de entumecimiento y hormigueo. Si es grave, puede llegar a provocar debilidad muscular. Si los pacientes que toman Flagyl® consumen alcohol, pueden sentirse muy mal y experimentar una reacción que puede incluir debilidad, sudoración y sofocos. El empleo de Flagyl® durante el embarazo parece seguro, sobre todo cuando se usa sólo durante un ciclo breve de siete días.

La mayoría de los efectos secundarios se observan con mayor frecuencia cuando se emplean dosis más altas; en consecuencia, ha habido una tendencia a no recetar dosis altas de metronidazol. Muchos médicos han utilizado ciprofloxacina en combinación con metronidazol. Cuando se añade ciprofloxacina al metronidazol, a menudo se puede reducir la dosis de metronidazol para limitar la probabilidad de que aparezcan efectos secundarios.

Ciprofloxacina

La ciprofloxacina (o ciprofloxacino) suele tolerarse bien y tiene muy pocos efectos secundarios evidentes. El más común es un aumento en la cantidad de diarrea, que suele ser temporal y tiende a disminuir a medida que la ciprofloxacina produce una mejoría en la enfermedad. Hay ciertas preocupaciones con respecto a la utilización de ciprofloxacina durante el embarazo debido a los posibles efectos sobre el cartílago y el desarrollo de las articulaciones en el feto. Por motivos similares, no se suele prescribir ciprofloxacina a niños.

Fármacos inmunosupresores

Los fármacos inmunosupresores provocan cierta supresión de la respuesta inmunitaria del organismo, lo que puede resultar beneficioso en la EII porque la enfermedad implica hiperactividad o respuesta exagerada del sistema inmunitario a algo presente en el organismo o en el entorno circundante. Los fármacos inmunosupresores que se

Infecciones por hongos
Las infecciones vaginales por hongos son un efecto secundario común que puede ocurrir en mujeres que toman antibióticos, en especial si los éstos se toman durante más de una o dos semanas. Es posible que la infección no desaparezca con los fármacos habituales para tratar las infecciones por hongos hasta después de suspender los antibióticos.

utilizan con más frecuencia para tratar la EII son azatioprina, 6-mercaptopurina, metotrexato y ciclosporina.

Para que sean útiles, los inmunosupresores deben utilizarse en un rango muy estrecho de inmunosupresión para que los pacientes no se vuelvan demasiado susceptibles a las infecciones. Incluso cuando se emplean en las dosis adecuadas, estos fármacos aumentan el riesgo de ciertos tipos de infecciones, por lo general de pequeña extensión, que varía de un medicamento a otro.

Azatioprina y 6-mercaptopurina

La importancia de la azatioprina (Imuran®) y la 6-mercaptopurina (Purinethol®) en el tratamiento de la EII ha sido reconocida desde que se utilizaron por primera vez en las décadas de 1960 y 1970.

Beneficios de la azatioprina y de la 6-mercaptopurina

- La azatioprina y la 6-mercaptopurina son útiles para mantener a los pacientes en remisión y reducir, con el tiempo, la necesidad de otros medicamentos, como los esteroideos.
- Por lo general, está aceptada la eficacia de estos fármacos para tratar la enfermedad de Crohn, pero también se han utilizado en la colitis ulcerosa, donde su utilidad es más controvertida.
- Parecen ser seguras para los niños, con quienes se emplean para evitar la necesidad de tandas repetidas de esteroideos. Sin embargo, se ha producido cierta preocupación por el aumento del riesgo de una forma rara de cáncer de los ganglios linfáticos (linfoma) en hombres jóvenes; como consecuencia, muchos médicos emplean otras terapias para tratar a esos pacientes.
- Hay estudios de muchas mujeres que han tomado azatioprina o 6-mercaptopurina durante el embarazo sin ningún efecto negativo ni en el curso del embarazo ni sobre el bebé. De todos modos, aún no es posible demostrar por completo que estos medicamentos sean seguros durante el embarazo, y cualquier consideración de utilizarlos durante la gestación requiere una discusión completa y detallada entre la paciente y su médico sobre los riesgos de continuar con la medicación y los riesgos de suspenderla.
- También se ha observado que la azatioprina es eficaz en la enfermedad de Crohn cuando se emplea en combinación con uno de los medicamentos biológicos más nuevos, infliximab (Remicade®). Cuando se usa en personas que no han sufrido la enfermedad de Crohn durante mucho tiempo y que no han sido tratadas previamente con inmunosupresores, la combinación de azatioprina e infliximab es más eficaz que cualquiera de los dos medicamentos administrados solos. No se ha probado de manera específica si este beneficio de la terapia combinada se extiende al uso de otros medicamentos biológicos, como adalimumab (Humira®). En la colitis ulcerosa, parece que la combinación de azatioprina e infliximab puede ofrecer una ventaja sobre cualquiera de los dos tratamientos por separado, pero aún queda mucho por demostrarlo.

Aunque son fármacos diferentes, funcionan de la misma manera y se consideran intercambiables. La azatioprina y la 6-mercaptopurina se administran en píldoras una vez al día.

Tratamiento a largo plazo

La azatioprina y la 6-mercaptopurina son fármacos de acción muy lenta respecto a sus efectos beneficiosos. Una vez que se inicia el tratamiento, por lo general, se necesita tres meses de promedio para que tengan el máximo efecto. Como consecuencia, no resultan útiles para tratar los brotes agudos de EII, ya que la mayoría de los pacientes que experimentan síntomas de enfermedad activa no pueden esperar tres meses para que mejoren sus síntomas.

Por lo general, cuando un paciente con EII comienza con azatioprina o 6-mercaptopurina, se entiende que se trata de una estrategia de tratamiento a largo plazo, de al menos tres años. Saber cuándo suspender la azatioprina o 6-mercaptopurina en individuos que han respondido bien a ellas es extremadamente difícil, si bien la mayoría de los expertos sugiere que se requiere un mínimo de cuatro años antes de suspender la terapia en un paciente a quien le ha funcionado. De todos modos, si se han producido brotes menores a pesar de la terapia con azatioprina o con 6-mercaptopurina, es probable que aparezcan brotes más graves si se suspende el fármaco incluso después de cuatro años o más de terapia.

Efectos secundarios

Aunque requieren un control continuo con análisis de sangre, la azatioprina y la 6-mercaptopurina se suelen tolerar muy bien. Un porcentaje muy reducido de personas experimenta náuseas o malestar gastrointestinal, pero la mayoría de los pacientes no tienen efectos secundarios que les hagan ser conscientes de que están tomando medicamentos. De todos modos, existen complicaciones raras pero graves.

Alergias

Pueden ocurrir reacciones alérgicas, que se manifiestan con fiebre, erupciones cutáneas y empeoramiento de los síntomas de la EII.

Pruebas de función hepática anormales

Asimismo, las pruebas de función hepática pueden ser anormales. En la mayoría de los casos, estas anomalías no van asociadas a ningún síntoma, y, por ello, se necesita una monitorización de los análisis de sangre para detectarlas. Dichas anomalías pueden deberse a diferencias hereditarias entre las personas con respecto a cómo metabolizan estos fármacos, y pueden mejorar con modificaciones en la dosis del fármaco. Las anomalías en las pruebas de función hepática también pueden estar relacionadas con reacciones alérgicas.

Pancreatitis

La azatioprina y la 6-mercaptopurina pueden provocar pancreatitis (inflamación del páncreas) en aproximadamente el 3 por 100 de los pacientes que toman dichos fármacos. Se trata de un efecto secundario potencialmente grave que a menudo requiere hospitalización. Por lo general, si la pancreatitis no aparece durante las primeras semanas de tratamiento, ya no aparecerá. En cambio, si lo hace, significa que esa persona ya no podrá volver a tomar azatioprina o 6-mercaptopurina.

Infecciones y complicaciones de sangrado

La dosis de azatioprina o de 6-mercaptopurina prescrita inicialmente para un paciente individual se calcula en función de su peso. Sin embargo, debido a las diferencias en el metabolismo del fármaco entre una persona y otra, es posible que la dosis deba modificarse en función de los análisis de sangre. Cuando la dosis del fármaco es demasiado elevada para una persona determinada, la producción de glóbulos blancos (células que ayudan a combatir las infecciones) y de plaquetas (células que son importantes en la coagulación de la sangre) en la médula ósea puede disminuir, lo que incrementa el riesgo de infecciones graves o de complicaciones hemorrágicas.

Si los niveles de estas células son demasiado bajos, por lo general se debe reducir la dosis del fármaco o, en algunos casos, llegar a suspenderla. Medir la cantidad de glóbulos blancos y plaquetas en la sangre es una manera sencilla y económica de controlar el efecto de la azatioprina y la 6-MP en la médula ósea. Sin embargo, hay

Monitorización
Se requiere una monitorización continua de los análisis de sangre siempre que un paciente esté tomando azatioprina o 6-mercaptopurina. En un principio, esto puede ser tan frecuente como un análisis a la semana, pero en el caso de aquellos pacientes que han estado tomando una dosis estable sin anomalías en los análisis de sangre, es probable que se puedan espaciar a uno cada dos o tres meses. La monitorización continua es necesaria porque pueden aparecer anomalías después de muchos meses o incluso años de seguir estable con el medicamento.

que tener en cuenta que son sólo medidas indirectas de cuánto subproducto activo de los fármacos llega al torrente sanguíneo. Más recientemente, se han desarrollado otros análisis de sangre para medir de manera directa el nivel de los subproductos del fármaco activo en el torrente sanguíneo, lo que puede permitir un control más preciso de la dosificación del fármaco, pero la mayoría de los médicos aún no ha adoptado esta técnica como práctica habitual.

Enzima tiopurina metiltransferasa

Hay un análisis de sangre que mide la tiopurina metiltransferasa (TPMT), una enzima clave que determina cuánto subproducto activo se produce por una dosis determinada del fármaco. Esta enzima es anormal o está ausente en un porcentaje muy reducido de personas (aproximadamente 1 de cada 300 individuos). Las personas que carecen de esta enzima producen niveles muy altos del subproducto activo y corren el riesgo de desarrollar reducciones graves en el número de glóbulos blancos y de plaquetas.

Si a los pacientes se les hace la prueba de esta enzima y se descubre que no la tienen, probablemente no deberían ser tratados con azatioprina o 6-mercaptopurina, o bien deberían ser tratados con dosis muy bajas. Como este análisis de sangre no está muy extendido, aún lo emplean pocos médicos. Por ello, lo que a menudo se hace es administrar más o menos la mitad de la dosis del fármaco que se estima que se necesitará, y se hace un seguimiento del recuento de glóbulos blancos y de plaquetas durante varias semanas. Si no hay una caída repentina en los recuentos, se aumenta la dosis hasta la dosis objetivo y se continúa con el seguimiento estricto de los análisis de sangre.

Incluso aunque el recuento de glóbulos blancos se mantenga normal durante los primeros meses después de que una persona comienza con un tratamiento de azatioprina o de 6-mercaptopurina, en cualquier momento puede producirse una reducción en el recuento. Si bien el riesgo es mucho menor que durante los primeros meses, es necesario un control continuo de los análisis de sangre mientras el paciente está tomando el fármaco.

Riesgo de sufrir cáncer

Una de las cuestiones más difíciles para pacientes y médicos cuando consideran el empleo de inmunosupresores como la azatioprina y la 6-mercaptopurina es el potencial de aparición de cáncer. Cada vez que existe supresión de la respuesta inmune, hay un aumento teórico en el riesgo de desarrollar cáncer. Esto se ha estudiado extensamente en pacientes que han sido tratados con azatioprina y 6-mercaptopurina. Por lo general, parece que el empleo de estos fármacos para tratar la EII no incrementa el riesgo de la mayoría de las formas de cáncer, con las posibles excepciones de linfoma (una forma rara de cáncer de los ganglios linfáticos), ciertas formas de cáncer de piel y cáncer de cuello uterino.

Aunque no se puede hacer nada para prevenir o controlar el linfoma, existen formas en que los pacientes con EII pueden reducir el riesgo de cáncer de piel o cáncer de cuello uterino. Para la prevención del cáncer de piel, es muy efectivo evitar la exposición al sol o protegerse contra las quemaduras solares con ropa o protectores solares con factor solar elevado. También es importante que un médico examine cualquier lesión cutánea inusual, nueva, que haya cambiado o que haya aumentado de tamaño. En el caso del cáncer de cuello uterino, la vacunación contra el virus del papiloma humano (VPH) reduce el riesgo, y las pruebas de Papanicolaou periódicas ayudarán a detectar lesiones tratables tempranas antes de que evolucionen a cáncer.

No es una cura

Si bien estos fármacos pueden ser efectivos para controlar los síntomas de la enfermedad durante muchos meses o incluso años, no curan la EII. Cuando se interrumpe el tratamiento, la enfermedad puede reaparecer, con síntomas a veces peores que antes de comenzar la terapia de inmunosupresión. Como resultado, muchos médicos son reacios a suspender el tratamiento en un paciente que se encuentra bien, incluso cuando han transcurrido más de cuatro años. Ciertamente, si ha existe algún signo de inflamación a pesar de que la persona no ha tenido síntomas significativos, probablemente no sea prudente considerar suspender la terapia.

Metotrexato

El metotrexato se utilizó originalmente para tratar ciertos tipos de cáncer. Interfiere con la producción del material genético, el ADN, que, a su vez, reduce la formación de nuevas células inmunorreactivas, lo que da lugar a inmunosupresión. El metotrexato también

Riesgo mínimo
Aunque el uso de azatioprina o de 6-mercaptopurina puede aumentar el riesgo de linfoma, el riesgo para cualquier persona que tome estos fármacos es extremadamente pequeño. Se ha calculado que un individuo de entre 20 y 29 años tendría que tomar azatioprina durante más de 4300 años para observar un caso adicional de linfoma. El riesgo de la mayoría de los otros tipos de cáncer no es mayor entre las personas que toman azatioprina o 6-mercaptopurina que entre aquellas que no toman uno de estos fármacos.

puede tener alguna acción antiinflamatoria que puede hacerlo aún más beneficioso para tratar la EII.

Hoy en día, el metotrexato se emplea con mucha más frecuencia en el tratamiento de trastornos inflamatorios crónicos, como la artritis reumatoide o la enfermedad de Crohn, que en el tratamiento del cáncer. Para tratar los trastornos inflamatorios, el metotrexato se suele tomar una vez por semana, ya sea por vía oral o mediante una inyección subcutánea o intramuscular.

Efectos secundarios

El metotrexato suele tolerarse bien, aunque algunas personas experimentan náuseas y, a veces, vómitos. Suele suceder el día de la semana en que se toma el metotrexato. Por lo general, este efecto secundario puede evitarse o reducirse tomando el fármaco por la noche antes de acostarse y un suplemento de ácido fólico vitamínico el día que se toma el metotrexato, o tomando un medicamento antiemético.

Daño hepático

Cuando un paciente toma metotrexato, es necesario monitorizar las pruebas de función hepática porque el fármaco puede provocar

---

Beneficios del metotrexato

- El metotrexato se emplea en muchas de las mismas situaciones que la azatioprina y la 6-mercaptopurina.
- Es eficaz en el tratamiento de la enfermedad de Crohn activa que no ha respondido de manera adecuada a los esteroideos, como la prednisona, y, una vez que se ha controlado la enfermedad, es útil para mantenerla en remisión y evitar tratamientos repetidos con esteroideos.
- No está claro si el metotrexato es eficaz para el tratamiento de la colitis ulcerosa.
- En pacientes con artritis reumatoide, el metotrexato a menudo se administra en combinación con medicamentos biológicos, como infliximab (Remicade®), lo que aumenta la eficacia de estos fármacos. Esta misma estrategia no ha demostrado ser efectiva en la EII, aunque el uso de metotrexato sí parece reducir la cantidad de anticuerpos que se forman contra infliximab. Éstos son potencialmente importantes porque pueden incrementar la posibilidad de efectos secundarios del infliximab y pueden reducir su eficacia. Sin embargo, estos menores niveles de anticuerpos contra infliximab no se ha traducido en una mayor eficacia del metotrexato.

daño hepático y cicatrización. Si éstas son anormales, se debe suspender el fármaco o reducir la dosis. El riesgo de daño hepático puede aumentar con un consumo de alcohol de moderado a intenso. El riesgo parece incrementarse cuanto más tiempo toma el medicamento el paciente. También hay que realizar una monitorización de los hemogramas, como en el caso de la azatioprina o de la 6-mercaptopurina, pero, por lo general, se puede iniciar el fármaco a las dosis indicadas sin que exista un riesgo significativo.

Neumonía alérgica

Otro efecto secundario que rara vez se observa en pacientes que reciben metotrexato es la neumonía alérgica. Si un paciente que toma metotrexato tiene tos y dificultad para respirar, se recomienda un estudio adicional para buscar una posible neumonía.

Ciclosporina

La ciclosporina es un fármaco inmunosupresor muy potente que se emplea a menudo en pacientes trasplantados para prevenir el rechazo del órgano trasplantado. Se ha probado tanto en el caso de la colitis ulcerosa como en la enfermedad de Crohn. Si bien la ciclosporina no parece tener ningún papel en el tratamiento de la enfermedad de Crohn, sí permite controlar los brotes graves de la enfermedad en la colitis ulcerosa.

Tratamiento

Por lo general, la ciclosporina se administra al principio como una infusión intravenosa continua. El tratamiento intravenoso no se interrumpe hasta que el paciente comienza a mejorar significativamente o hasta que resulta evidente que no está mejorando y se necesita cirugía para controlar el brote.

Cuando un paciente mejora de un modo destacado gracias a la ciclosporina intravenosa, este fármaco se sustituye por una forma que se toma por vía oral (Neoral®). Una vez que el paciente mejora y toma medicamentos orales, se le da de alta hospitalaria y se mantiene el tratamiento con Neoral® durante entre tres y seis meses. En la mayoría de los casos, cuando se le da el alta al paciente se inicia un tratamiento con azatioprina y se continúa después de suspender Neoral® para mantener la enfermedad en remisión.

Beneficios de la ciclosporina

- Los estudios han demostrado sistemáticamente que la ciclosporina es eficaz para controlar de un modo razonable los brotes graves de la enfermedad en la colitis ulcerosa.
- La ciclosporina es una opción para los pacientes que han probado la mayoría de los otros tratamientos médicos para su enfermedad y no dieron el resultado deseado o los tuvieron que interrumpir por culpa de los efectos secundarios.
- La ciclosporina se administra casi en exclusiva a pacientes hospitalizados con ataques graves de colitis ulcerosa, por lo general cuando no han respondido a un ciclo de tratamiento con esteroideos intravenosos.
- La ciclosporina permite a los pacientes «comprar» cierto tiempo para controlar mejor la enfermedad, aunque sea de manera temporal, antes de la cirugía, y así poder salir del hospital y pensar más en las opciones que tienen a su alcance. Por lo general, si disponen de cierto tiempo para reflexionar y las decisiones no se toman bajo coacción, las personas se sienten mejor acerca de sus decisiones, ya sea someterse a una cirugía o continuar con el tratamiento médico.

Último recurso
La ciclosporina no se emplea en las primeras etapas del tratamiento de la colitis ulcerosa debido a su potencial para causar efectos secundarios graves. Incluso con los mejores tratamientos médicos para mantener la remisión, alrededor del 50 por 100 de los pacientes que toman ciclosporina para controlar un brote grave terminan necesitando cirugía al cabo de un año.

Efectos secundarios

La ciclosporina debe ser recetada únicamente por médicos que estén familiarizados con su uso y sepan cómo monitorizar a los pacientes que la reciben y qué efectos secundarios buscar. Las infecciones graves y el daño renal son posibles efectos secundarios graves. Otros efectos secundarios del empleo de ciclosporina son la hipertensión arterial, los temblores, las convulsiones e hirsutismo (crecimiento del vello, por lo general, no en los lugares donde se desea que crezca).

Infecciones graves

Al igual que con otros medicamentos inmunosupresores, la ciclosporina puede aumentar la susceptibilidad a las infecciones. Esto parece ser más cierto con la ciclosporina que con muchos de los otros inmunosupresores.

Existen casos de pacientes que desarrollan infecciones inusuales o raras que no se verían en una persona cuyo sistema inmunitario no está suprimido. Algunas de ellas pueden llegar a ser fatales, sobre todo si no se detectan y se tratan a tiempo. Pueden aparecer sin una disminución de los glóbulos blancos que ayudan a combatir las infecciones. Como consecuencia, la monitorización del recuento de glóbulos blancos en los análisis de sangre no puede predecir quién sufrirá este tipo de complicación.

Daño renal

Cuando se administra ciclosporina, es bastante habitual monitorizar los niveles del fármaco presentes en el torrente sanguíneo. Esto se hace cada día cuando se inicia el tratamiento por primera vez, y, aunque se puede reducir la frecuencia una vez que el paciente cambia a la forma de cápsula, debe seguir haciéndose mientras siga recibiendo el medicamento. El control de los niveles en sangre es importante para reducir el riesgo de daño renal por la ciclosporina, pero no es una garantía.

Fármacos no biológicos (moléculas pequeñas)

Los medicamentos como los esteroideos, la sulfasalazina, el 5-ASA, la azatioprina, el metotrexato y la ciclosporina son diferentes de los nuevos tipos de fármacos biológicos que se han desarrollado en las últimas dos décadas para el tratamiento de la EII. A diferencia de los biológicos, no son proteínas; son mucho más pequeños en tamaño que los medicamentos biológicos y, por lo general, no se descomponen ni se inactivan en el estómago o el intestino delgado, como sucede con las proteínas. Estos fármacos son absorbidos cuando se toman por vía oral o actúan a nivel local sobre el revestimiento interno del intestino para reducir la inflamación. Por este motivo, se pueden tomar en forma de píldoras o cápsulas y siguen siendo efectivos en el tratamiento de la EII.

Las terapias no biológicas tienen algunas ventajas potenciales claras; el problema es que los fármacos no biológicos más antiguos no funcionan muy bien o están asociados a muchos efectos secun-

Sin anticuerpos
Dado que los fármacos no biológicos consisten en moléculas comparativamente pequeñas que no son proteínas, el sistema inmunitario no los ve como un peligro potencial y no produce anticuerpos contra ellos. Esto es una ventaja, porque los anticuerpos pueden provocar efectos secundarios o pueden hacer que un medicamento biológico deje de funcionar.

darios. En los últimos años ha existido cierto interés en desarrollar y probar fármacos no biológicos que tengan un efecto más específico sobre el sistema inmunitario, lo que ha conllevado niveles de eficacia y seguridad similares a los de los fármacos biológicos, pero con la comodidad de que pueden tomarse en forma de píldora. A continuación, se analiza un tipo de estas nuevas terapias no biológicas, los inhibidores de la quinasa Janus.

Inhibidores de la quinasa Janus

Los inhibidores de la quinasa Janus (JAK, por sus siglas en inglés) son fármacos que bloquean la actividad de la enzima JAK, que interviene en la regulación de la respuesta inmunitaria del organismo. Se han desarrollado o están en desarrollo varios fármacos inhibidores de JAK para el tratamiento de diversos trastornos sanguíneos y afecciones inflamatorias, incluida la EII.

Existen varios subtipos de la enzima JAK en el organismo, y diferentes inhibidores de JAK pueden afectar a la acción de estos subtipos en distinta medida. Estas variaciones pueden tener cierto impacto sobre la eficacia de un fármaco en particular en el tratamiento de la EII; además, también se ha descubierto que tienen una influencia destacada sobre los posibles efectos secundarios del fármaco.

Tofacitinib (Xeljanz®) fue el primero de los inhibidores de JAK que se descubrió que era efectivo para el tratamiento de la EII, y ha sido aprobado para su empleo por las autoridades reguladoras de varios países. Se ha demostrado que es eficaz en el tratamiento de la colitis ulcerosa. En cambio, no se ha probado adecuadamente en

Beneficios del tofacitinib

- En la colitis ulcerosa, el tofacitinib puede reducir la inflamación y controlar un brote.
- Si se continúa el tratamiento con tofacitinib después de la desaparición de un brote, puede reducir la posibilidad de que ocurra otro brote.
- Dado que los inhibidores de JAK son moléculas pequeñas y no son proteínas, se pueden administrar por vía oral en forma de píldora o de cápsula.

la enfermedad de Crohn, pero algunos de los otros inhibidores de JAK, incluidos filgotinib y upadacitinib, están siendo sometidos a estudios de eficacia para dicha patología.

Efectos secundarios

Los inhibidores de JAK parecen tolerarse relativamente bien. No son esteroideos, por lo que no tienen todos los posibles efectos secundarios que a menudo se asocian este tipo de fármacos. De todos modos, suprimen la respuesta inmunitaria del organismo, lo que aumenta el riesgo de infección.

Otros efectos secundarios parecen estar relacionados del subtipo de JAK afectado por el fármaco. En algunos casos, existe la posibilidad de un aumento de la concentración de lípidos en la sangre, como el colesterol; en otros, existe la posibilidad de anomalías en el recuento sanguíneo o cambios en la función renal. Estos cambios deben ser monitorizados con análisis de sangre.

Herpes zóster

Una infección que se ha visto con más frecuencia de lo esperado en personas que toman tofacitinib es el herpes zóster, una erupción cutánea dolorosa provocada por el mismo virus que provoca la varicela. Por lo general, se localiza en una zona de la piel, pero puede ser bastante doloroso y puede hacer que la persona tenga dolor y decoloración de la piel incluso después de que la infección haya desaparecido. Por suerte, existe una vacuna que reduce la posibilidad de contraer herpes zóster, pero aún no se han realizado suficientes estudios para saber su eficacia en personas que toman tofacitinib u otros inhibidores de JAK.

Fármacos biológicos

A finales de la década de 1990, se desarrolló y probó infliximab (Remicade®), el primer fármaco biológico para el tratamiento de la EII. Desde entonces, se han descubierto varios fármacos biológicos más que también son efectivos para la EII. Los productos biológicos son

Infliximab fue la primera
terapia biológica
aprobada para su uso en
la EII, y es muy eficaz en
el tratamiento de varias
formas de EII. Fue
aprobado para su
empleo en la
enfermedad de Crohn en
1998 en Estados Unidos
y en 2001 en Canadá.
Unos años más tarde se
aprobó en ambos países
su empleo para la colitis
ulcerosa.

bastante diferentes de los fármacos que los precedieron en el tratamiento de la EII, medicamentos como los esteroideos, la sulfasalazina, el 5-ASA, la azatioprina y el metotrexato. Los fármacos biológicos están diseñados para bloquear moléculas o receptores celulares específicos que son importantes para promover la inflamación intestinal, o bien para activar otras moléculas o receptores que juegan un papel clave en la reducción de la inflamación intestinal. Tienen el potencial de proporcionar un tratamiento muy específico.

Los fármacos biológicos son proteínas o partes de una proteína, y son mucho más grandes y complejos que los medicamentos disponibles con anterioridad. Como consecuencia de ello, son más difíciles de desarrollar y de fabricar. Su desarrollo y producción requieren una tecnología especial conocida como ingeniería genética, por lo que a veces se les llama fármacos de diseño. Están diseñados para dirigirse específicamente a partes clave de la respuesta inmunitaria que promueven la inflamación en la EII y, al mismo tiempo, no afectar en potencia a otras partes de la respuesta inmunitaria. Se piensa que los tipos más antiguos de fármacos son mucho menos selectivos en cuanto a sus objetivos. En teoría, por lo tanto, los fármacos biológicos pueden ser más efectivos y podrían provocar menos efectos secundarios.

Debido al gran tamaño de las moléculas que componen los fármacos biológicos y al hecho de que son proteínas, hacer que lleguen al torrente sanguíneo y a los tejidos también puede suponer todo un desafío. No pueden ser absorbidos por el organismo si se toman por vía oral en forma de píldora o cápsula. Además, si se toman por vía oral, la proteína será descompuesta e inactivada por el ácido del estómago y por los procesos digestivos del intestino delgado. Por lo tanto, los fármacos biológicos deben administrarse como una infusión intravenosa directamente en una vena o como una inyección subcutánea. Esto puede suponer una desventaja para las personas para quienes las inyecciones o los tratamientos intravenosos son dolorosos o molestos.

Otro posible inconveniente es que, dado que un fármaco biológico es una proteína grande y normalmente no se produce en el cuerpo humano, el sistema inmunitario de una persona puede verlo como algo «extraño» o un peligro potencial y desarrollar anticuerpos contra él. Así es como el sistema inmunitario nos protege contra las infecciones: fabricando anticuerpos contra las proteínas de los virus y las bacterias, que ayudan a eliminar o matar los virus y las bacterias. Sin embargo, cuando se fabrican anticuerpos contra un fármaco biológico, pueden adherirse al fármaco e impedir que funcione o hacer que sea eliminado más rápidamente del organismo, lo que puede reducir o impedir la eficacia del fármaco en el tratamiento de la EII.

Bloqueadores del factor de necrosis tumoral alfa (TNF-α)

El primer tipo de fármacos biológicos desarrollados para el tratamiento de la EII se diseñó para inactivar o bloquear los efectos de una proteína llamada factor de necrosis tumoral alfa (TNF-α, por sus siglas en inglés). A menudo se denominan inhibidores del TNF o terapias anti-TNF. Son muy efectivos en el tratamiento de varias formas de EII.

Aunque son muy similares en cómo funcionan, existen algunas diferencias en potencia importantes entre los diversos bloqueadores del TNF-α que pueden hacer que uno en concreto sea la opción preferida en una situación determinada.

Infliximab (Remicade®, Inflectra®, Remsima®)

Infliximab es un anticuerpo, fabricado mediante tecnología genética, compuesto, en parte, de proteína humana y, en parte, de proteína de ratón. Se adhiere al TNF-α y lo inactiva. El TNF-alfa es una proteína de gran importancia en el proceso de la inflamación, y el bloqueo de su acción provoca una mejora en la inflamación intestinal y en los síntomas de la EII.

Tratamiento
Dado que el anticuerpo de infliximab es en sí mismo una proteína, no se puede tomar por vía oral, sino que, por lo general, se admi-

nistra se administra por vía endovenosa en infusión de una o dos horas en una unidad específica para tratamientos inyectables o en otros centros, consultorios o unidades ambulatorias.

El ciclo inicial de tratamiento prescrito puede variar dependiendo del médico. Algunos aconsejan una o posiblemente dos infusiones administradas con un intervalo de dos a cuatro semanas y luego evalúan la respuesta al tratamiento antes de decidir sobre la utilidad de otros tratamientos. Otros administran un «régimen de inducción estándar» de tres dosis que incluye una infusión inicial, una segunda dos semanas después y una tercera cuatro semanas después de la segunda. Después de la tercera infusión, se evalúa la respuesta y se toman otras decisiones de tratamiento.

Los pacientes que están muy enfermos y son hospitalizados por culpa de su EII pueden ser tratados con dosis de infliximab más altas que las estándar, administradas con más frecuencia de lo habitual.

Una vez que un paciente con EII ha respondido a un ciclo inicial de infliximab, la repetición de dosis de infliximab (por lo general cada seis a ocho semanas) ayudará a mantener la mejoría inicial. Los médicos a menudo pedirán un análisis de sangre que mida la concentración de infliximab en el torrente sanguíneo justo antes de administrar una dosis. El nivel del fármaco a menudo proporcionará alguna pista sobre la frecuencia con la que se debe administrar infliximab y si es necesario aumentar o, en casos ocasionales, reducir la dosis.

Sabemos por ensayos clínicos que infliximab continúa limitando el riesgo de recaída o brote durante al menos un año después de que se inicia el tratamiento. Aunque en realidad no disponemos de información de los estudios clínicos sobre qué sucede después de un año, según la experiencia de muchos médicos que tratan a pacientes con infliximab, los brotes tienden a producirse con más frecuencia si el tratamiento se interrumpe incluso después de un año.

La respuesta a infliximab puede ser muy impresionante, y puede parecer que la enfermedad se ha «curado», pero una vez que se suspende infliximab, aumenta el riesgo de síntomas recurrentes. No parece existir una «estrategia de abandono» clara para la mayoría de los pacientes cuando se inicia el tratamiento con infliximab. Esto

Efecto de la dosificación

La dosificación repetida de infliximab puede producir la curación completa del revestimiento interno del intestino, algo que no se observa sistemáticamente con ninguna de las terapias médicas anteriores, con la posible excepción de la azatioprina y la 6-mercaptopurina. También parece que el empleo de infliximab puede provocar una reducción de la necesidad de hospitalización y de cirugía en las personas con enfermedad de Crohn.

puede ser difícil de aceptar tanto para los pacientes como para los médicos, pero se debe tener en cuenta el hecho de que tanto la enfermedad de Crohn como la colitis ulcerosa son trastornos crónicos y que infliximab es un tratamiento y no una cura. Funciona sólo mientras se toma.

CASO DE ESTUDIO — Naveen

Naveen vuelve a visitar a su gastroenteróloga dos semanas después para revisar los resultados de la prueba. Se siente mejor desde que comenzó a tomar prednisona, con menos diarrea y calambres abdominales, pero todavía ve sangre en las heces y se siente cansado.

La doctora le explica que la resonancia magnética ha confirmado los resultados de la ecografía, pero también ha mostrado que tiene dos segmentos separados del intestino delgado que están inflamados. Uno mide unos 50 cm de longitud y se encuentra en la última parte del intestino delgado (el íleon terminal), mientras que el otro se halla un poco más arriba en el intestino delgado y mide unos 30 cm de longitud. La gastroenteróloga le explica que significa que tiene una enfermedad extensa y que debería tomar un medicamento biológico y no esperar a ver cómo le va con la prednisona.

Le recomienda un bloqueador del TNF-α, como infliximab o adalimumab, porque confía en que estos fármacos pueden revertir potencialmente algunas de las áreas de inflamación que se aprecian en la colonoscopia y la enterografía por resonancia magnética y, por lo tanto, reducen la posibilidad de que en el futuro necesite cirugía. La doctora reconoce que, si termina necesitando una cirugía, será muy complicada y extensa, y puede hacer que tenga problemas para absorber líquidos y nutrientes de su dieta, o incluso podría acabar con una ostomía.

Naveen está preocupado por tener que tomar un fármaco tan potente y por los posibles efectos secundarios, ya que su doctora le ha comentado que es probable que deba seguir tomándolo durante varios años. Está especialmente preocupado porque los médicos no han tenido tanta experiencia con los bloqueadores del TNF-α como con otros fármacos como la prednisona. Pero su gastroenteróloga le explica que el riesgo de un efecto secundario grave es muy pequeño (de más o menos un caso de cada 5000), mientras que el riesgo de que necesite cirugía si su enfermedad de Crohn no se controla de manera adecuada con fármacos es con bastante probabilidad superior al 50 por 100. Ante esta situación, Naveen decide seguir adelante con un bloqueador del TNF-α.

Anticuerpos

Algunos pacientes que toman infliximab desarrollarán anticuerpos contra el fármaco tras recibir varias dosis, motivo por el cual a menudo se conocen como anticuerpos antifármacos. Los anticuerpos pueden aumentar el riesgo de determinados efectos secundarios y,

Dado que infliximab es una proteína «extraña» (en parte proteína humana y, en parte, de ratón), puede activar el sistema inmunitario para fabricar anticuerpos contra el fármaco. Éstos pueden provocar un aumento de las reacciones a la infusión y una pérdida de la eficacia de infliximab con el tiempo.

en algunos casos en los que se forman anticuerpos, se observa cierta disminución en la duración del efecto beneficioso percibido. Al principio, el efecto beneficioso de una infusión puede tener una duración de ocho semanas antes de que los síntomas comiencen a reaparecer, pero cuando se desarrollan anticuerpos contra infliximab, el período puede reducirse a seis semanas, o incluso a cuatro.

En algunos casos, infliximab parece dejar de funcionar por completo. Entonces, para recuperar un efecto beneficioso, puede ser efectiva la administración de otro bloqueador del TNF-α que sea proteína completamente humana, ya que en teoría no sería bloqueado por anticuerpos contra infliximab. En la actualidad, adalimumab (Humira®) es el único bloqueador del TNF-α de origen por completo humano que está aprobado para su uso en algunos países, como Estados Unidos o Canadá, tanto para la enfermedad de Crohn como para la colitis ulcerosa. Golimumab (Simponi®), otro bloqueador del TNF-alfa humano, está aprobado para su uso sólo para la colitis ulcerosa, aunque muchos médicos han descubierto que también es eficaz para la enfermedad de Crohn.

El mismo análisis de sangre que mide el nivel de infliximab en el torrente sanguíneo también puede detectar anticuerpos. En la mayoría de los casos en los que existen anticuerpos contra infliximab, la cantidad de este fármaco en el torrente sanguíneo es demasiado baja, y, en algunos casos, es indetectable.

Seguridad a corto plazo

Desde su autorización, infliximab se ha utilizado mucho en todo el mundo, no sólo para tratar la EII, sino también la artritis reumatoide, entre otros trastornos. El historial de seguridad a corto plazo ha sido excelente, aunque esto no quiere decir que no tenga efectos secundarios potenciales, sino que éstos suelen ser relativamente raros o leves y más o menos fáciles de manejar.

Reacción a la infusión

El efecto secundario más frecuente es una reacción aguda que aparece en entre el 5 y el 10 por 100 de los pacientes durante el proceso de infusión, la mayoría de las veces experimentada como sofocos, calor y enrojecimiento junto con una sensación de opresión en el pecho y dificultad para respirar. No parece ser una reacción alérgica, pero puede estar relacionado con la rapidez con la que se infunde el medicamento.

Aunque la reacción puede llegar a ser bastante angustiosa, nunca es grave ni pone en peligro la vida. Esta reacción siempre desaparece después de suspender temporalmente la infusión y administrar

Beneficios de infliximab

- En los ensayos clínicos, se descubrió que infliximab era eficaz para tratar los síntomas de la enfermedad de Crohn activa: entre el 60 y el 80 por 100 de los pacientes respondieron positivamente al fármaco. La mejora parece ocurrir con mucha rapidez en muchos pacientes, a menudo a los pocos días de la primera dosis, y los pacientes a veces experimentan una mejora en su sensación general de bienestar, energía y apetito a las pocas horas de recibir una dosis.
- Muchos de los pacientes que se estudiaron por primera vez en los ensayos clínicos tomaban otros medicamentos para la enfermedad de Crohn (5-ASA, esteroideos o inmunosupresores) y no notaron una respuesta significativa a estos tratamientos hasta que recibieron infliximab. Estos pacientes, a veces descritos por los médicos como «resistentes al tratamiento», suponen el mayor reto para los médicos que tratan la enfermedad de Crohn; son los pacientes que con mayor frecuencia requieren hospitalización y cirugía.
- Infliximab también se ha mostrado efectivo en el tratamiento de fístulas debidas a la enfermedad de Crohn. Con anterioridad no existía ningún tratamiento eficaz comprobado para esta preocupante complicación, aunque los antibióticos a menudo pueden reducir parte del dolor y el drenaje a corto plazo. Infliximab es el primer tratamiento que se ha demostrado que hace que las fístulas dejen de drenar, y con dosis repetidas puede evitar que el drenaje se repita. De todos modos, existe mucha controversia sobre si las fístulas tratadas con infliximab realmente sanan (es decir, el canal acaba cerrándose) o tan sólo dejan de drenar, permaneciendo el canal abierto. Sin embargo, desde la perspectiva del paciente, la distinción no es apremiante, ya que el resultado más importante es la eliminación del dolor y del drenaje de la fístula.
- Dos estudios extensos han demostrado que infliximab es eficaz en el tratamiento de pacientes con colitis ulcerosa activa que no han respondido a otros tratamientos; una vez más, los pacientes «resistentes al tratamiento». Parece que la dosis repetida cada ocho semanas ayuda a mantener la mejoría inicial que se observa con infliximab en aproximadamente el 60 por 100 de los pacientes.
- Infliximab se ha convertido en el tratamiento de elección para los pacientes hospitalizados con un brote grave de colitis ulcerosa y que no responden a varios días de tratamiento con esteroideos intravenosos. Estos pacientes se enfrentan a una probabilidad muy alta de necesitar cirugía si no se emplea infliximab, e incluso con este fármaco, muchos de ellos no responden lo bastante bien como para evitar la cirugía. Se están llevando a cabo diversas investigaciones para saber cómo administrar la dosis óptima de infliximab a estos pacientes muy enfermos.

un antihistamínico o acetaminofeno (Tylenol®). Una vez que se ha resuelto la reacción, se puede reanudar la infusión a un ritmo más lento. Por lo general, a medida que avanza, se puede volver a aumentar la velocidad. Estas reacciones se pueden prevenir con la toma de antihistamínicos o esteroideos justo antes de la infusión de infliximab.

Infecciones

Infliximab puede afectar al sistema inmunitario y hacer que una persona sea más susceptible a padecer ciertas infecciones, en especial la tuberculosis. Poco después de que se aprobara el uso de infliximab para la enfermedad de Crohn y la artritis reumatoide, se observaron varios casos de tuberculosis en pacientes que estaban recibiendo este tratamiento. Muchos de estos casos ocurrieron en los tres meses posteriores al inicio de infliximab. Tras este descubrimiento, a los pacientes que inician el tratamiento con infliximab se les suele realizar una prueba de tuberculosis mediante una prueba cutánea y, posiblemente, una radiografía de tórax. Si se detecta tuberculosis, por lo general se recomienda el tratamiento de la tuberculosis antes de comenzar con infliximab. Este protocolo ha permitido una reducción significativa en los índices de tuberculosis, que ha vuelto a los niveles que se observaban antes de la introducción de infliximab en el mercado.

Seguridad a largo plazo

Aunque la mayoría de los médicos que atienden a muchos pacientes con EII se sienten cómodos con la seguridad a corto plazo y los beneficios potenciales de infliximab y otros bloqueadores del TNF-α de uso frecuente, como adalimumab (Humira®) y golimumab (Simponi®), todavía existen ciertas reservas sobre la posibilidad de efectos a largo plazo, que se harán visibles sólo después de muchos años de uso.

Infliximab se utilizó por primera vez en ensayos clínicos a mediados de la década de 1990, y, como resultado, hay un seguimiento razonable a largo plazo de muchos pacientes para aportar información temprana sobre la seguridad a largo plazo. En la actualidad

P **¿Qué fármacos son seguros para las mujeres que sufren EII y se quedan embarazadas?**

R No se sabe con certeza si alguno de los fármacos que se emplean para tratar la EII es seguro durante el embarazo porque no se han llevado a cabo los estudios necesarios para demostrar la seguridad completa, y es poco probable que se lleven a cabo alguna vez. A pesar de ello, se tiene mucha experiencia en el uso de la mayoría de estos medicamentos, y no parece que haya ninguna evidencia de un mayor riesgo para el embarazo o el feto con la mayoría de los fármacos utilizados para tratar la EII. La única excepción segura es el metotrexato, que se ha demostrado que provoca abortos espontáneos y malformaciones en el feto.

Dado que hace mucho menos tiempo que se están utilizando como tratamientos para la EII, existe menos experiencia con el uso de los fármacos biológicos y los de molécula pequeña más novedosos, como tofacitinib, durante el embarazo. De todos modos, desde que se emplean los bloqueadores del TNF-α, se ha tratado a un número considerable de mujeres con infliximab y adalimumab, y no parece existir un mayor riesgo de malos resultados durante el embarazo o de malformaciones congénitas. Estos fármacos pasan del torrente sanguíneo de la madre al feto durante el último trimestre del embarazo, y en algunos casos se pueden encontrar en la sangre del bebé incluso nueve meses después del parto. Hasta el momento, no se ha comunicado ningún efecto secundario entre los bebés de madres que reciben tratamiento con un bloqueador del TNF-α. De todos modos, se suele recomendar que a los bebés no se les administren vacunas vivas durante los primeros seis a nueve meses de vida si sus madres estaban tomando estos fármacos durante el último trimestre del embarazo, porque el sistema inmunitario del bebé podría verse suprimido y, teóricamente, es posible que una vacuna viva provoque una infección. La transferencia del fármaco de la madre al bebé ha suscitado dudas sobre si infliximab, adalimumab y golimumab deben suspenderse de manera temporal durante los últimos meses del embarazo.

Existe una considerable controversia en torno a este tema y, aunque parece que el fármaco podría suspenderse durante unos meses al final del embarazo sin un gran riesgo de brote de EII, el riesgo parece aumentar cuanto más tiempo la mujer esté sin tomarlo. Además, si se reinicia la terapia con el TNF después de un intervalo de varios meses, puede existir un mayor riesgo de reacciones alérgicas posteriores y es posible que una reducción de la eficacia a largo plazo del fármaco. Todos estos factores los deben tener en cuenta tanto la mujer como su médico al decidir qué hacer con la terapia con bloqueadores del TNF-α durante las últimas etapas del embarazo.

El otro fármaco TNF-α, certolizumabpegol (Cimzia®), no parece que pase a la sangre del bebé durante el embarazo, y puede proporcionar alguna ventaja teórica sobre los otros dos fármacos durante el embarazo. Sin embargo, en la mayoría de los casos en los que una mujer embarazada ya está tomando infliximab o adalimumab durante el embarazo y le va bien desde la perspectiva de su EII, no es recomendable cambiar de medicación.

no existe ninguna evidencia concluyente de que infliximab provoque un aumento de efectos tardíos, como cáncer. Sin embargo, en Estados Unidos, infliximab recibió una cualificación que indica una asociación con un mayor riesgo de linfoma, una forma relativamente rara de cáncer de los ganglios linfáticos. Si bien no hay pruebas directas de que infliximab conlleve este riesgo, existen evidencias de que otros fármacos diseñados para bloquear la acción del TNF-α pueden incrementar el riesgo de linfoma en pacientes con artritis reumatoide. Hasta cierto punto, esto es similar a «ser culpable por asociación». Aún tendrán que pasar varios años para conocer con certeza el riesgo de linfoma que conlleva el empleo deinfliximab, pero por el momento no hay ningún motivo para evitar su prescripción.

De todos modos, si bien no existen pruebas directas sólidas de que el infliximab provoque linfoma, sí se ha relacionado una forma particularmente rara de linfoma que aparece sobre todo en hombres jóvenes con el uso de bloqueadores del TNF-α. Sin embargo, este tipo de linfoma sólo se ha observado en pacientes que tomaron fármacos inmunosupresores, como azatioprina o 6-mercaptopurina, combinados con un bloqueador del TNF-α; en ausencia de fármacos inmunosupresores, este tipo de linfoma no aparece en pacientes que reciben bloqueadores del TNF-α. Dado que este tipo de linfoma es particularmente agresivo y devastador, muchos médicos evitan prescribir azatioprina o 6-mercaptopurina con bloqueadores del TNF-α, aunque existan evidencias de que la combinación puede mejorar la eficacia del bloqueador del TNF-α.

Adalimumab (Humira®)

Adalimumab es un anticuerpo contra el TNF-α que, a diferencia de infliximab, que contiene cierta cantidad de proteína de ratón, es un anticuerpo por completo humano. De todos modos, cuando se le administra a un individuo, su sistema inmunitario aún considera que el anticuerpo adalimumab es «extraño» y puede provocar la formación de anticuerpos contra el fármaco, si bien ésta parece ser menos frecuente con adalimumab que con infliximab. Al igual que

Conveniencia
A diferencia de infliximab, que se administra a través de una infusión intravenosa, adalimumab se administra mediante una inyección subcutánea cada una o dos semanas. Como resultado, ofrece algunas ventajas en términos de conveniencia para los pacientes, a quienes se les puede enseñar a inyectarse el fármaco en lugar de tener que ir a una clínica en la que se les administre la infusión de infliximab.

236

infliximab, adalimumab es eficaz en el tratamiento a corto y largo plazo de la enfermedad de Crohn y en algunos pacientes con colitis ulcerosa.

Como adalimumab no se administra por infusión intravenosa, no conlleva el riesgo de una reacción a la infusión como sucede con infliximab. Sin embargo, a veces aparece dolor local y enrojecimiento en el lugar de la inyección de adalimumab. Esto ocurre sólo en una pequeña minoría de pacientes y, por lo general, es leve y no desaparece pronto.

Golimumab (Simponi®)

Golimumab es otro anticuerpo que se ha desarrollado contra el TNF-α. Al igual que adalimumab, es completamente humano. Aunque se pueden desarrollar anticuerpos contra golimumab, sucede con muy poca frecuencia. Golimumab se administra como una inyección subcutánea, por lo general dos veces en dos semanas y luego una vez cada cuatro semanas. Es eficaz para el tratamiento de brotes de colitis ulcerosa, y en el caso de aquellas personas que experimentan mejoría con golimumab, continuar con su prescripción ayuda a mantener la mejoría. Golimumab no ha sido aprobado para el tratamiento de la enfermedad de Crohn, pero eso se debe a que no se han diseñado ni realizado ensayos clínicos para determinar si es un tratamiento eficaz y seguro para tratar dicha enfermedad. Sin embargo, algunos médicos han prescrito golimumab para sus pacientes con enfermedad de Crohn, con algunos buenos resultados.

Sin reacciones a la infusión
Al igual que infliximab o adalimumab, golimumab aumenta el riesgo de infecciones; sin embargo, dado que no se administra por infusión intravenosa, las reacciones a la infusión observadas con infliximab no ocurren con golimumab.

Certolizumabpegol (Cimzia®)

Certolizumabpegol es una terapia biológica desarrollada para bloquear la acción del TNF-α, similar a infliximab, adalimumab y golimumab. Se diferencia de estos tres fármacos en que no es un anticuerpo completo, sino sólo un fragmento de un anticuerpo que se une a una molécula grande llamada PEG para ralentizar su eliminación del organismo. Al igual que con adalimumab y golimumab, se administra por inyección subcutánea, en principio tres veces durante un período de cuatro semanas y luego una vez cada cuatro semanas. Se ha demostrado que es eficaz en el tratamiento de la enfermedad de Crohn, pero su uso para esta indicación se ha aprobado sólo en Estados Unidos y Suiza.

Otras terapias biológicas

Vedolizumab (Entyvio®)

Incógnitas
Se desconoce si vedolizumab es efectivo contra algunas de las complicaciones de la EII que ocurren fuera del intestino, como artritis, reacciones cutáneas y complicaciones hepáticas, o si tiene algún efecto en las complicaciones de la fístula que pueden aparecer con la enfermedad de Crohn.

Vedolizumab es un fármaco biológico que, a diferencia de otros fármacos biológicos que se utilizan para tratar la EII, se desarrolló para tratar únicamente la EII, y no se emplea para tratar otras enfermedades inflamatorias, como la artritis. El motivo por el que se usa sólo para tratar la EII es que es «específico para el intestino», puesto que consiste en un anticuerpo que se adhiere a los glóbulos blancos en el torrente sanguíneo y evita que pasen de allí al intestino, donde provocan inflamación. Lo que hace que vedolizumab sea tan único es el hecho de que no evita que los glóbulos blancos entren en otros tejidos del organismo; como resultado, no parece suprimir el sistema inmunitario de todo el cuerpo, sino sólo el del intestino.

El resultado general es que reduce la inflamación en el intestino de los pacientes con enfermedad de Crohn y colitis ulcerosa, pero no aumenta el riesgo de infección ni de otros efectos secundarios que suelen ir asociados al uso de fármacos inmunosupresores. Esta

Beneficios de vedolizumab

- Vedolizumab es eficaz para tratar los síntomas de un brote de colitis ulcerosa o de enfermedad de Crohn.
- Si se continúa más allá del período de tratamiento inicial de seis semanas, vedolizumab puede reducir más los síntomas y puede ayudar a limitar la posibilidad de que reaparezcan los síntomas de un brote.
- Vedolizumab suprime el sistema inmuitario del intestino, pero no el de todo el organismo.

ventaja teórica de vedolizumab se ha confirmado en el uso cotidiano, con infecciones graves que ocurren muy raramente, y, cuando lo hacen, es difícil establecer una relación entre el tratamiento con vedolizumab y la infección.

Vedolizumab se administra por infusión intravenosa, por lo general cada ocho semanas, aunque, en algunas ocasiones, cada cuatro semanas.

Ustekinumab (Stelara®)

Ustekinumab es otro fármaco biológico que ha demostrado ser un tratamiento eficaz para la enfermedad de Crohn, pero hasta el momento no se ha probado adecuadamente en la colitis ulcerosa. Es un anticuerpo que se adhiere y bloquea la acción de dos proteínas, conocidas como interleucina-12 e interleucina-23, que provocan un aumento de la inflamación en los tejidos; cuando su acción se ve bloqueada por ustekinumab, se reduce la inflamación provocada por la enfermedad de Crohn.

Ustekinumab no se ha probado como tratamiento para la colitis ulcerosa, pero en la enfermedad de Crohn permite controlar los síntomas de un brote. El primer tratamiento se suele administrar como una infusión intravenosa. Después de la primera dosis intravenosa, ustekinumab se administra como una inyección subcutánea, que puede ser aplicada por el propio paciente o por un familiar, cada ocho semanas.

Ustekinumab tiene muy pocos efectos secundarios notables. Sin embargo, suprime hasta cierto punto la respuesta inmunitaria del

Psoriasis
Mucho antes de que se demostrara que era eficaz para tratar la enfermedad de Crohn, se sabía que ustekinumab era un muy buen tratamiento para la psoriasis, una enfermedad inflamatoria de la piel que provoca erupciones escamosas con comezón y que resultan antiestéticas.

Beneficios de ustekinumab

- En la enfermedad de Crohn, ustekinumab ayuda a controlar los síntomas de un brote.
- Si se continúa tomando después del primer tratamiento, puede ayudar a mantener la mejoría de los síntomas.
- Para las personas que estaban siguiendo una terapia con esteroideos para tratar la enfermedad de Crohn sin una mejoría significativa, ustekinumab puede ayudar a reducir su dosis de esteroideos o incluso a dejarlos por completo.

organismo, y, como consecuencia de ello, se produce un pequeño aumento en el riesgo de infecciones. Es probable que este mayor riesgo no sea muy diferente del que acompaña a muchos de los otros inmunosupresores que se emplean para tratar la EII.

Otros inhibidores de la interleucina-12 y la interleucina-23

Existen diversos fármacos que bloquean la acción de la interleucina-12 y la interleucina-23, o bien sólo esta última. Estos fármacos aún están en desarrollo y se están probando para tratar la EII y otras enfermedades, si bien existen indicaciones preliminares de que algunos de ellos pueden ser efectivos. Sólo más pruebas y ensayos clínicos determinarán su lugar en el tratamiento de la enfermedad de Crohn y la colitis ulcerosa.

Biosimilares

Cuando vence la patente de un medicamento de marca, otras empresas lo copiarán para fabricarlo y venderlo. Estas copias se conocen como medicamentos genéricos y, por lo general, son mucho más baratos que el de marca, en parte porque las compañías que los fabrican no tienen que llevar a cabo toda una serie de pruebas, rigurosas y muy costosas en tiempo y dinero, para conseguir la aprobación de un nuevo medicamento para el tratamiento de una determinada afección o enfermedad. Por el contrario, sólo tienen que demostrar que su fármaco es químicamente idéntico al de marca y que en el organismo actúa de la misma manera.

Los medicamentos genéricos se han utilizado para tratar prácticamente cualquier problema, desde hipertensión arterial e hipercolesterolemia hasta enfermedades cardíacas y EII. Sin embargo, la fabricación de una copia exacta de un fármaco sólo es factible en el caso de los fármacos de molécula pequeña, y los fármacos biológicos son moléculas mucho más grandes y mucho más complejas. Aunque los productos biológicos no se pueden copiar para producir un verdadero fármaco genérico, se pueden producir fármacos muy similares que reproduzcan muchos o la mayoría de los aspectos de un fármaco biológico específico. A menudo se conocen como biosimilares.

Las regulaciones relativas a la aprobación de fármacos biosimilares varían en cierto sentido de un país a otro. Por lo general, se debe demostrar que un biosimilar es muy semejante al fármaco biológico original (a menudo llamado el originador) en lo que respecta a su estructura química y lo que hace en sistemas modelo experimentales que prueban importantes propiedades biológicas del fármaco. En la mayoría de los países, el fármaco biosimilar debe someterse a pruebas de ensayos clínicos que lo comparen con el originador en una enfermedad o problema humanos para los cuales éste esté aprobado para su uso. Si se demuestra que el biosimilar es muy semejante (es decir, que no existen diferencias importantes cuando se emplea para tratar una enfermedad humana), entonces puede aprobarse para su uso en esa enfermedad.

En la mayoría de los casos, el biosimilar también se aprueba para su uso en todas las demás enfermedades para las que se ha aprobado el producto original. Un ejemplo es el desarrollo de un biosimilar de infliximab que se probó por primera vez en el laboratorio y resultó ser casi indistinguible químicamente del original de infliximab (Remicade®). Luego se comparó la efectividad y seguridad del

Más por venir
Remicade® es el primer fármaco biológico para el tratamiento de la EII para el cual existe un biosimilar (comercializado como Inflectra® o Remsima®), pero, sin duda, aparecerán más a medida que otros fármacos biológicos pierdan la protección que les confiere la patente.

El factor coste

Los biosimilares tienen el potencial de ayudar a limitar el coste rápidamente creciente del tratamiento farmacológico para la EII, ya que suelen ser bastante más baratos que los medicamentos biológicos originales. Sin embargo, el tema de los biosimilares genera muchos sentimientos encontrados entre las personas con EII y sus familias, en particular aquellos que ya están tomando un biológico original, como Remicade®, y les está yendo bien. Les preocupa, por ejemplo, que el plan de seguro que paga sus fármacos los obligue a cambiar del original al biosimilar. Esto puede ser perfectamente seguro sin un riesgo significativo de un brote de EII, pero una persona puede no estar dispuesta a correr incluso un riesgo extremadamente pequeño. Pueden preguntarse: «¿Por qué debo cambiar mi medicación cuando me va tan bien? ¿Sólo para que mi seguro pueda ahorrar algo de dinero?». En cierto modo tienen razón. De todas maneras, también puede haber beneficios de coste para el enfermo, en especial si está pagando de su bolsillo una parte de su medicación.

biosimilar de infliximab con las de Remicade® en personas con artritis reumatoide, una enfermedad para la cual está aprobado infliximab. Los resultados fueron casi idénticos entre los dos fármacos, y el biosimilar de infliximab recibió la aprobación regulatoria en muchos países para todas las enfermedades para las que se utiliza Remicade®. Esta aprobación incluía la enfermedad de Crohn y la colitis ulcerosa, aunque el biosimilar de infliximab no se había probado en la EII. Desde entonces, se evidenciado que el biosimilar de infliximab no es muy diferente de Remicade® cuando se prescribe para la enfermedad de Crohn y la colitis ulcerosa.

Terapias médicas futuras

Las causas de la inflamación anormal y el daño en el intestino de una persona con colitis ulcerosa o con enfermedad de Crohn son muy complicadas y hay muchos pasos en el control normal de la inflamación y la reparación de los tejidos dañados durante los cuales pueden aparecer problemas. Es muy probable que en los próximos años se desarrollen nuevos tratamientos que apunten a corregir esos problemas y que estén disponibles para el tratamiento de la EII. Es casi seguro que algunos de estos desarrollos estarán guiados por lo que aprendamos de los estudios de las causas subyacentes de la EII.

Tratamientos que se dirigen al microbioma

Hay numerosas evidencias de que, de alguna manera, las bacterias intestinales están relacionadas con el desarrollo de la EII. Los experimentos llevados a cabo con modelos animales de EII han demostrado claramente que las bacterias son necesarias para que aparezca la colitis. En los seres humanos, el tipo y la variedad de bacterias presentes en los intestinos de las personas con EII son diferentes de los que se encuentran en las personas que no tienen EII. Hay especies o cepas bacterianas particulares que parecen proteger contra la inflamación y otras que parecen provocarla o aumentarla.

Es evidente que la comunidad bacteriana presente en el intestino (el llamado microbioma intestinal) está involucrada en el desarrollo de la EII. Como resultado de estas observaciones, se ha producido un considerable interés en desarrollar terapias para la EII que modifiquen de alguna manera el microbioma intestinal.

Probióticos

Los probióticos son bacterias que se cree que tienen propiedades para mantener o promover la salud. Están presentes en numerosos productos comercializados que contienen millones o miles de millones de bacterias. Algunos contienen una única especie o cepa bacteriana, mientras que otros contienen una combinación de diferentes cepas para tratar de maximizar los potenciales beneficios para la salud. Se supone que en los probióticos las bacterias están vivas, o al menos en un estado latente con la capacidad de activarse una vez llegan al intestino de la persona que los ha ingerido.

Se han probado varios probióticos para tratar la EII con resultados algo inconsistentes. Así, se probó una cepa bacteriana llamada *E. coli* Nissle en pacientes con colitis ulcerosa cuya enfermedad estaba en remisión, y se descubrió que era tan eficaz para reducir la posibilidad de un brote como tomar un medicamento 5-ASA.

Otro probiótico que es popular entre los pacientes con EII es VSL#3, una combinación de ocho cepas bacterianas diferentes reunidas en un polvo que se toma por vía oral. Se ha estudiado sobre todo en personas con colitis ulcerosa a las que se les había extirpado quirúrgicamente el colon y construido una «bolsa pélvica» o reservorio ileoanal utilizando una porción del intestino delgado restante. Estos pacientes a veces desarrollan inflamación en la bolsa, con síntomas muy parecidos a los de la colitis ulcerosa. En algunos estudios, se ha observado que VSL#3 previene el desarrollo de reservoritis (inflamación del reservorio) y reduce los síntomas en personas que sufren esta patología.

Aparte del probiótico *E. coli* Nissle, no hay evidencia de que otro probiótico, incluido el VSL#3, sea eficaz para mejorar los resultados en la colitis ulcerosa o la enfermedad de Crohn. Para muchas personas con reservoritis que toman VSL#3, su experiencia no

El peso de la evidencia
Dado que los probióticos no se consideran fármacos, los fabricantes de probióticos no están necesariamente obligados a aportar la misma cantidad o la misma calidad de evidencias que las compañías farmacéuticas deben aportar para demostrar la eficacia y seguridad de sus fármacos antes de que salgan al mercado.

es tan positiva como los resultados que se comunicaron en algunos ensayos clínicos. Además, cuando se toma en las dosis estudiadas en los ensayos clínicos, el tratamiento con probióticos puede ser relativamente costoso.

A pesar del hecho de que existe una evidencia sólida limitada que respalde el uso de probióticos en el tratamiento de la EII, parecen ser extremadamente seguros y, de hecho, abordan un posible mecanismo de la enfermedad que las terapias farmacológicas tradicionales no abordan. Este hecho atrae a muchas personas que padecen EII y merece más estudios.

Trasplante microbiano fecal

Una forma de terapia bacteriana que estos últimos años ha llamado mucho la atención es el trasplante microbiano fecal (TMF). La idea que subyace tras este método es similar a la de la terapia con probióticos, pero en lugar de que el paciente ingiera un número limitado de cepas bacterianas empaquetadas en una cápsula o en unos polvos, el TMF toma todas las diferentes cepas bacterianas presentes en el intestino grueso de una persona sana (el donante) y las trasplanta a una persona que padece colitis ulcerosa o enfermedad de Crohn (el receptor). El objetivo es restablecer un microbioma más «normal» en el paciente con EII y controlar la inflamación y los síntomas. La esperanza es que la normalización del microbioma y la mejora de la EII sean duraderas.

El problema es que hay una enorme variación en cómo se lleva a cabo el TMF, y como consecuencia de ello, resulta muy difícil interpretar los resultados de los estudios que han tratado de determinar si el TMF es un tratamiento efectivo y seguro para la EII. Las principales variables incluyen quién es el donante, cómo se procesa su muestra de heces y cómo y cuándo se le administra al receptor. Se ha demostrado que estos factores (sobre todo quién es el donante) afectan significativamente a los resultados obtenidos con el TMF.

Algunos estudios han administrado el trasplante inyectando la solución que contiene la bacteria en el colon a través de un colonoscopio; otros mediante un enema, e incluso otros, a través de un tubo que pasa por la nariz hasta el estómago y el intestino delgado. Además, diferentes estudios han administrado el TMF en distintos momentos, de manera que varía la cantidad de tiempo que transcurre entre el momento en que se extrae la muestra de heces del donante y el momento en que se le realiza el trasplante al receptor, y en diferentes frecuencias, lo que dificulta aún más la interpretación y la comparación de los resultados.

Una preocupación potencial con el TMF es su seguridad. Dado que se trasplantan miles de millones de bacterias del donante al receptor, es posible que algunas de ellas puedan provocar enfermedades. Otra posibilidad preocupante es que también se puedan transmitir otros microbios, como virus, algunos de los cuales son transmisores de graves enfermedades, como el VIH o la hepatitis. Aunque siempre se examina antes a los donantes para detectar este tipo de virus e infecciones, la detección no siempre es totalmente precisa y existe un riesgo potencial (aunque lo cierto es que resulta mínimo) de trasplante de una bacteria o un virus que provoque la enfermedad. Para minimizar este riesgo, los médicos que realizan el TMF a menudo utilizan a un familiar cercano del receptor como donante. Por lo general, los pacientes se sienten más cómodos recibiendo el trasplante de un miembro de la familia que de un completo desconocido.

De todos modos, hasta el momento, y a pesar de todo el interés y la teoría que hay detrás, el TMF está lejos de demostrarse como una terapia eficaz y segura para tratar la EII. Es muy posible que se descubra que es eficaz en algunas situaciones y para algunas formas de EII, pero muchos de los detalles aún deben resolverse.

Medicina alternativa y complementaria

Aunque se han producido avances importantes en el tratamiento de la enfermedad de Crohn y de la colitis ulcerosa con el desarrollo de fármacos nuevos y efectivos, todavía hay algunas personas con EII que no tienen un buen control de su enfermedad con la farmacoterapia y siguen teniendo síntomas a pesar del tratamiento. Estas per-

Preparaciones liofilizadas
Se han desarrollado preparaciones de TMF liofilizadas, lo que permite que las bacterias vivas se puedan almacenar durante períodos más prolongados antes de administrarlas. Sin liofilización, el trasplante debe llevarse a cabo a las pocas horas de obtener la muestra de heces del donante, lo que dificulta la coordinación del TMF desde un punto de vista práctico.

Muchas personas consideran que la MAC es más segura o más natural que la farmacoterapia tradicional, aunque no siempre es así. El hecho de que algo sea «natural» o de origen vegetal no significa que sea seguro. Muchos productos naturales para la salud no están sujetos a las mismas pruebas de seguridad y control de calidad que se requieren para los fármacos tradicionales. De todos modos, la mayoría de los productos naturales que los pacientes con EII suelen probar parecen ser bastante seguros, aunque a veces se han comunicado efectos secundarios.

sonas a veces recurrirán a otras formas no tradicionales de controlar su enfermedad o sus síntomas.

Las terapias no tradicionales se conocen como medicina alternativa y complementaria (MAC). Este término abarca un amplio abanico de diferentes formas de terapia, desde la marihuana hasta el masaje. Dependiendo de cómo se defina la MAC, los estudios han demostrado que hasta la mitad de los pacientes con EII han recurrido a ella en algún momento del curso de su enfermedad. Algunas personas optan por probar una forma de MAC no porque hayan agotado todos los métodos de farmacoterapia tradicional, sino porque les preocupa el impacto que ésta tendrá sobre su organismo o sobre su sistema inmunitario, o porque la MAC encaja mejor con su propia visión de su enfermedad y la perciben como más segura o más «natural».

Muchas de las terapias empleadas como parte de la MAC consisten en productos o extractos a base de plantas. Ciertamente, es posible que estas terapias puedan tener algún efecto en la EII. Algunos de los fármacos que se han venido utilizando en la medicina occidental tradicional son derivados de plantas, por lo que no es difícil creer que algunos productos derivados de las plantas podrían ser antiinflamatorios o ayudar a proteger el revestimiento intestinal y proporcionar algún beneficio a las personas que padecen EII. Muchos enfermos de EII comunican una mejoría en los síntomas cuando prueban productos naturales, y algunos incluso afirman que tienen buena salud y sin tener que tomar fármacos mientras los toman. Por desgracia, hay muy pocas evidencias que respalden estas observaciones y afirmaciones, y hasta el momento se han llevado a cabo muy pocos estudios científicos sobre la MAC que permitan concluir que son efectivos y seguros para tratar la EII.

Uno de los problemas con la MAC es que muchos médicos no están familiarizados con ella porque no se le da mucho énfasis en el plan de estudios de la mayoría de las facultades de medicina o en los másteres especializados, y porque no se han llevado a cabo estudios científicamente sólidos para evaluar de manera adecuada las numerosas terapias posibles. Como resultado de todo ello, muchos médicos consideran que no pueden recomendar el uso de la MAC para controlar la EII. Luego, muchos pacientes recurren a los médicos de MAC, quienes pueden hacer recomendaciones que no se basan en evidencias científicas aceptadas, a pesar de que estas sugerencias a menudo son aceptadas de buen grado por los pacientes. Esto no supone necesariamente un problema, pero algunos pacientes que deciden probar la MAC suspenderán su tratamiento tradicional para la EII, quizás porque la terapia tradicional no está teniendo el efecto deseado sobre su EII, o bien porque está teniendo efectos secundarios molestos; es más preocupante cuando un paciente interrumpe los tratamientos que tienen un impacto beneficioso sobre su EII porque quiere probar la MAC.

CASO DE ESTUDIO   # Rebecca

Rebecca es una mujer de 34 años que trabaja como gerente en una tienda de productos naturales para la salud. Después de experimentar dolores en la parte inferior derecha del abdomen, con algo de hinchazón y náuseas, le diagnosticaron la enfermedad de Crohn, con afectación de la última parte del intestino delgado (el íleon terminal).

En realidad, no había experimentado muchos cambios en sus hábitos intestinales ni sangre en las heces, y en un principio se sospechó que su dolor se debía a quistes ováricos. Sin embargo, una ecografía reveló un segmento engrosado del intestino delgado que medía unos 15 cm de largo. Además, un análisis de sangre reveló una anemia leve pero no deficiencia de hierro, y un nivel elevado de proteína C reactiva (un marcador de inflamación) en sangre.

Tras visitar a un gastroenterólogo, éste le sugirió un ciclo de terapia con budesónida, que ella acabó por aceptar a regañadientes, pero no tuvo ningún impacto sobre sus síntomas. En su visita de seguimiento, el gastroenterólogo le sugiere un ciclo de prednisona, pero Rebecca conoce suficientemente bien los posibles efectos secundarios y decide que no quiere tomar esta medicación. Sale de la visita sin receta médica y sin un plan claro de lo que va a hacer.

Ella sabe que varios de los clientes de su tienda tienen enfermedad de Crohn o colitis ulcerosa, y les va preguntando qué productos les han resultado útiles para controlar su enfermedad más allá de la farmacoterapia convencional. Los comentarios de cada uno de ellos son diferentes, pero decide probar una combinación de tres preparaciones naturopáticas distintas, ninguna de las cuales parece afectar la frecuencia con la que experimenta el dolor o su intensidad. Rebecca decide probar la marihuana como una forma de controlar sus síntomas. Para ella, fumar marihuana ayuda a eliminar sus náuseas y alivia el dolor.

Cuando vuelve a visitar a su médico de cabecera, éste repite los análisis de sangre y descubre que su nivel de proteína C reactiva sigue siendo elevado. El médico pide otra ecografía que revela que el segmento anormal del intestino delgado está prácticamente igual que cuando le diagnosticaron por primera vez la enfermedad de Crohn.

Marihuana (cannabis) y los cannabinoides

Es probable que todos los médicos que tratan a personas con EII hayan oído a un paciente explicándole que fumar, inhalar o ingerir marihuana ayuda a su EII. Esta observación ha estimulado el interés en el empleo de cannabinoides (la familia de sustancias quími-

Medicina alternativa y complementaria

Las siguientes son algunas de las terapias alternativas a las que a veces recurren los pacientes para el control de la EII y sus síntomas.

Terapias derivadas de plantas:
- Aceite de onagra (*Oenothera biennis*).
- Ajenjo o absenta (*Artemisia absinthium*).
- Aloe vera.
- Arándanos (*Vaccinium* sp.).
- Boswellia o incienso indio (*Boswellia serrata*).
- Chirettao andrographis (*Andrographis paniculata*).
- Corteza de olmo rojo (*Ulmus rubra*).
- Curcumina (principio activo de la cúrcuma, *Curcuma longa*).
- Lei Gong Teng (*Tripterygium wilfordii*).
- Marihuana (cannabis) y cannabinoides.
- Trigo (*Triticum aestivum*).

Terapias mentales:
- Afrontamiento del estrés.
- Hipnoterapia.
- Imágenes guiadas.
- Intervenciones mente-cuerpo.
- *Mindfulness*.
- Técnicas de relajación.
- Terapia cognitiva.

Acupuntura y moxibustión
Terapias basadas en el ejercicio

Algunas personas consideran que el trasplante microbiano fecal (TMF), las terapias con probióticos y las terapias dietéticas, como la suplementación con aceite de pescado, son formas de medicina alternativa y complementaria. Todas ellas se comentan en otras secciones de este libro.

cas causantes de los efectos de la marihuana sobre el sistema nervioso) para el tratamiento de la EII. Un ensayo clínico halló que la marihuana reducía los síntomas de la enfermedad de Crohn, pero no observó que la marihuana tuviera ningún efecto sobre la inflamación intestinal. Una conclusión lógica, cuando se examinan con cuidado los resultados, es que la marihuana puede ayudar a aliviar algunos de los síntomas más frecuentes observados en la enfermedad de Crohn (como pérdida de apetito, náuseas y calambres abdominales), pero lo hace a través de su efecto sobre el cerebro y tal vez también sobre los nervios que conectan con el intestino, no reduciendo la inflamación o curando el intestino.

Un estudio posterior, en el que se utilizó un derivado cannabinoide de la marihuana que no tiene efecto sobre el cerebro, no encontró un impacto significativo en los síntomas de la enfermedad de Crohn. En la actualidad, la marihuana puede considerarse un tratamiento sólo para algunos síntomas relacionados con la EII, y no hay evidencias de que tenga algún efecto positivo sobre la enfermedad subyacente.

Terapias mente-cuerpo

Las terapias mente-cuerpo incluyen el *mindfulness*, la hipnoterapia, la terapia cognitiva, el afrontamiento del estrés, las técnicas de relajación, las imágenes guiadas y las intervenciones mente-cuerpo. Por lo general, estas terapias parecen mejorar la depresión, la ansiedad y el bienestar psicológico, pero los estudios no han encontrado que tengan un efecto sobre la inflamación intestinal, los síntomas intestinales o el dolor. Sin embargo, muchas personas con EII descubren que estas terapias les ayudan a hacer frente a su enfermedad, sus síntomas y el impacto sobre su bienestar psicológico.

Diseños de estudios de investigación clínica

Existe un amplio abanico de diferentes diseños de estudios clínicos, pero el más utilizado es el ensayo controlado aleatorizado. En este

Acupuntura y moxibustión

Para tratar la EII se han probado diversas terapias orientales tradicionales, como la acupuntura y la moxibustión, y se han llevado a cabo varios estudios en pacientes con enfermedad relativamente leve. Algunos de estos estudios han demostrado una mejora en los síntomas intestinales, pero es básico saber si tuvo lugar una mejora correspondiente en la inflamación. Algunos estudios también han observado que la función del sistema inmunitario cambiaba cuando se aplicaba acupuntura o moxibustión.

tipo de estudio, se asigna al azar (por ejemplo, tirando una moneda al aire) a los pacientes con una determinada afección (por ejemplo, la enfermedad de Crohn) para que reciban la «terapia estándar» o la «terapia experimental». Luego se realiza un intenso seguimiento de los pacientes durante un período de tiempo, y se miden y monitorizan los resultados de interés. Un resultado puede ser, por ejemplo, la desaparición de todos los síntomas de la enfermedad de Crohn. Al comparar el porcentaje de personas que reciben terapia estándar con el de las que reciben terapia experimental a los que les desaparecen los síntomas, los investigadores pueden llegar a una conclusión sobre cuál de las dos terapias funciona mejor.

Riesgo

Por definición, si participas en este tipo de pruebas, también se implementan medidas de seguridad para protegerte. De todos modos, hay que tener en cuenta que siempre implican ciertos riesgos

P Mi médico se me propuso participar en un estudio de investigación. ¿Qué implica participar en un estudio? ¿Debería hacerlo? Si lo hago, ¿seré un «conejillo de indias»? De lo contrario, ¿mi médico se enfadará conmigo?

R La investigación clínica sobre la EII es un tipo de investigación de importancia crítica que tiene como objetivo encontrar y desarrollar nuevos y mejores tratamientos para la enfermedad. También puede ayudar a determinar qué tratamiento, entre un abanico de los ya existentes o disponibles, es el mejor en una situación determinada. Las compañías farmacéuticas también necesitan investigación clínica para conseguir la aprobación de un nuevo fármaco para una determinada enfermedad. Si se descubre una cura para la EII en un laboratorio donde se ha desarrollado y probado en ratones, en última instancia tendrá que probarse en humanos con EII.

No existen motivos correctos o incorrectos para que participes en una investigación clínica. Las personas participan en la investigación clínica por diversas razones. Algunas quieren tener la oportunidad de probar nuevas terapias a las que por lo general no tendrían acceso porque aún no han sido aprobadas para su uso o porque tienen un precio prohibitivo. Otras desean avanzar en la investigación para que en el futuro otros enfermos puedan beneficiarse de los nuevos conocimientos que se obtendrán del estudio. Finalmente, a algunas personas les gusta el seguimiento y la supervisión cercanos, y el acceso rápido y fácil al equipo de atención médica que se suele brindar como parte de un ensayo clínico.

inherentes. Éstos deben describirse detalladamente en una hoja de información al paciente y consentimiento informado, que deberás firmar antes de que comience el estudio. Este documento describe en qué consiste el estudio, quién lo lleva a cabo y por qué, qué implica participar en él (por ejemplo, número y tipos de visita, procedimientos y pruebas), cuáles son los riesgos potenciales que corres al participar, cuáles son los beneficios potenciales para ti, cuáles son tus derechos dentro del estudio y cuáles son tus derechos si decides no participar en él.

Después de leer el documento, que a menudo puede ser bastante largo, tendrás la oportunidad de hacer preguntas al coordinador o al investigador del estudio. Si lo crees conveniente, puede llevarte el documento a casa para poder volver a revisarlo y, si es necesario, comentarlo con tu familia y amigos o con otro médico. Antes de aceptar participar en un estudio, debes sentirte cómodo con la decisión.

Ensayos de doble ciego

Muy a menudo, los participantes del estudio y los médicos «están a ciegas» con respecto a la asignación del grupo de estudio, es decir, no saben a qué grupo se ha asignado un individuo en concreto. Esto se mantiene mediante el uso de «comprimidos falsos» o placebos, idénticos a los fármacos que se están probando. Si participas en un estudio de este tipo y si el proceso de ocultación funciona, deberías desconocer si estás recibiendo la terapia estándar o la experimental.

Preguntas a formular

- ¿Cuál es el propósito del estudio?
- ¿Por qué los investigadores creen que el nuevo tratamiento que se está probando puede ser efectivo?
- ¿Se ha probado antes?
- ¿Qué tipos de pruebas y tratamientos están involucrados?
- ¿Cómo se comparan los posibles riesgos, efectos secundarios y beneficios del estudio con mi tratamiento actual?
- ¿Cuáles son los tratamientos alternativos de que dispongo?
- ¿Cómo podría este ensayo afectar a mi vida diaria?
- ¿Cuánto dura el ensayo?
- ¿Se requerirá hospitalización?
- ¿Quién pagará el tratamiento?
- ¿Me reembolsarán otros gastos, como el aparcamiento o los desplazamientos?
- ¿Cómo son las visitas de seguimiento a largo plazo que forman parte de este estudio? ¿Podré recibir el medicamento estudiado una vez que haya concluido mi participación en el estudio?
- ¿Se me proporcionarán los resultados del ensayo?
- ¿Quién se encargará de mi seguimiento?

Obligación

No debes sentirte obligado a participar en el estudio, y la decisión de no participar no debe afectar a la atención médica que recibes del profesional de la salud. De manera similar, si en cualquier momento durante el desarrollo de un estudio clínico decides que ya no deseas participar, tu atención no se verá afectada.

Opción quirúrgica

Aunque muchos pacientes, familias y médicos se centran en la medicación como el recurso principal para tratar la EII, los fármacos son sólo un aspecto del cuidado del paciente. Éste debe abarcar no sólo la farmacoterapia, sino que también debe abordar, cuando sea necesario, los aspectos nutricionales y psicológicos de la enfermedad. Además, la cirugía es una parte muy importante en la EII.

La necesidad de cirugía no necesariamente debe considerarse un fracaso del paciente con EII, de su familia o del equipo de salud. Si bien los avances recientes en la farmacoterapia pueden reducir la necesidad de cirugía en el futuro, en algunas situaciones la intervención quirúrgica puede proporcionar a los pacientes un alivio de los síntomas que tal vez no sea posible lograr con medicación.

8

Tratamiento quirúrgico de la EII

Kelly

A Kelly, la estudiante universitaria con colitis ulcerosa, le ha funcionado muy bien el tratamiento farmacológico prescrito inicialmente por su especialista. Le recetaron prednisona y, aunque notó cierta hinchazón en la cara y un ligero aumento de peso, estaba muy contenta de que sus síntomas de calambres abdominales, diarrea, urgencia para defecar y sangrado rectal desaparecieran. Su dosis de prednisona se redujo durante un período de diez semanas y, por último, se suspendió. Pasó a recibir una terapia de mantenimiento con 5-ASA.

Aunque a Kelly le fue bien durante ocho meses, sus síntomas reaparecieron con fuerza durante el siguiente curso escolar. De nuevo, se sintió mejor con un ciclo de prednisona de diez semanas, pero experimentó tres brotes más en los siguientes dos años, cada uno de los cuales requirió un ciclo de prednisona y mejoró más lentamente y con más secuelas que el brote anterior. Los brotes reaparecieron a pesar de que un gastroenterólogo le prescribió a Kelly el fármaco biológico infliximab, y no podía dejar la prednisona sin sentirse mucho peor. Continuó teniendo efectos secundarios muy preocupantes por culpa de la prednisona. Desesperada, Kelly probó incluso varios remedios naturopáticos y un tratamiento con probióticos.

En su siguiente visita a su gastroenterólogo, Kelly le dice que se siente «harta» de su enfermedad, de los medicamentos y de sus efectos secundarios. Ha tenido que faltar a clase varios semestres por culpa de su enfermedad. Quiere tener vida. Entonces, su gastroenterólogo le plantea la posibilidad de la cirugía para poder manejar mejor su enfermedad. Ella sabe que la EII no se puede curar, y se pregunta si la cirugía sería sólo una solución temporal. Desea saber qué tipo de cirugía necesitaría. También si tendrá que llevar una bolsa para recoger las heces. ¿Podrá tener hijos? Ha oído que existen algunas técnicas quirúrgicas nuevas que son menos invasivas, y se pregunta si podría ser candidata para uno de esos procedimientos. Su médico se complace en aconsejarla sobre las opciones de cirugía.

Riesgo de la cirugía
Aproximadamente entre el 70 y el 80 por 100 de las personas que padecen la enfermedad de Crohn y más o menos entre el 20 y el 40 por 100 de las que sufren colitis ulcerosa requerirán cirugía en algún momento después de su diagnóstico. De todos modos, estas estimaciones se basan en informaciones de décadas anteriores y no reflejan de manera necesaria el efecto de los avances recientes en la farmacoterapia. Existen algunos indicios que indican que las tasas quirúrgicas están disminuyendo, coincidiendo con la introducción de estas nuevas terapias. Sin embargo, todavía hay un porcentaje sustancial de pacientes con EII que terminan requiriendo cirugía para su enfermedad.

Necesidad de cirugía

Aunque existen muchas terapias farmacológicas para el tratamiento de la enfermedad de Crohn y la colitis ulcerosa, hay casos en los que este tratamiento no logra un control adecuado de los síntomas o en los que los efectos secundarios del tratamiento son demasiado graves o superan los que el paciente puede tolerar. Los síntomas de la EII pueden ser tan graves, aparecer tan repentinamente o persistir durante tanto tiempo que la cirugía se convierte en una opción preferida o requerida. También existen casos en los que puede aparecer una complicación de la EII que no puede abordarse de manera adecuada con la farmacoterapia, pero que sí puede resolverse con cirugía.

Análisis riesgo-beneficio

En algunos de estos casos, los síntomas no mejoran con el tratamiento porque la enfermedad ha provocado un daño o una cicatrización en el intestino y, por lo general, los fármacos no consiguen revertir la mayoría de estos daños. Como consecuencia, es posible que la persona que padece EII nunca se sienta completamente sana y puede tener limitaciones significativas en el trabajo y la vida social a pesar de estar tomando medicación. En estas situaciones, la cirugía puede ayudar a la persona a sentirse más sana y con menos limitaciones en el trabajo, la escuela o las actividades de ocio. Aunque la cirugía implica algunos riesgos (tanto el de que no sea del todo efectiva o que la EII pueda reaparecer, como el riesgo de que pueda aparecer una complicación), y, a pesar de que la cirugía siempre implica algún tiempo lejos del trabajo, la escuela o las actividades habituales, así como cierto grado de dolor y malestar, llega un punto en que el sufrimiento que provoca la EII es mayor que todos estos riesgos de la cirugía. Dicho de otra manera, en algún momento, un paciente con EII decide aceptar estos riesgos reales y potenciales de la cirugía para tener más posibilidades de sentirse bien.

P **¿En qué consiste la cirugía? ¿Cuánto tiempo tendré que permanecer en el hospital?**

R La mayoría de las intervenciones realizadas para tratar la EII tienen ciertas características en común. En primer lugar, el profesional médico que realizará la cirugía será un cirujano, por lo general otro especialista que no es el médico que ha estado a cargo de los otros aspectos de su tratamiento, normalmente un gastroenterólogo (un internista con experiencia en el tratamiento de trastornos gastrointestinales). En segundo lugar, la mayoría de las intervenciones quirúrgicas requieren una o más incisiones en el abdomen para que el cirujano pueda acceder a las zonas afectadas del intestino. En tercer lugar, la mayoría de las operaciones requieren anestesia general y una estancia en el hospital después de la cirugía. La duración del ingreso en el hospital depende, en gran medida, de la naturaleza de la operación, pero en promedio se sitúa entre siete y diez días, si bien las complicaciones de la cirugía pueden aumentar el tiempo de permanencia en el hospital. Finalmente, el tiempo hasta la recuperación total es de unas seis semanas, pero depende en gran medida del tipo de operación, del estado de salud general y del estado nutricional del paciente antes de la cirugía, así como del nivel de motivación del paciente.

Ileostomía y colostomía

La ostomía, ya sea una ileostomía o una colostomía, es una forma de cirugía para tratar la EII. «Ostomía» es el término genérico para un procedimiento que abre una abertura en el intestino a través de las capas de la pared abdominal y la piel. Esta abertura a veces se denomina estoma.

Una ileostomía consiste en sacar fuera de la piel la última parte del intestino delgado (el íleon), mientras que si es el intestino grueso (colon) la parte que se saca fuera de la piel, la técnica se denomina colostomía. En ambos procedimientos, se hace pasar a través de la piel un extremo cortado del intestino o bien un asa de éste. Cuando se saca al exterior un asa, suele ser una ostomía temporal con la intención de cerrarla o, si es necesario, convertirla en una ostomía terminal permanente. Con la ostomía terminal, se da la vuelta a la pared del intestino después de sacarla a través de la pared abdominal y su borde se sutura a la piel circundante.

Sin procedimiento estándar

No existe una «cirugía estándar» para la EII, sino más bien un pequeño número de operaciones que abarcan la mayoría de las situaciones. La naturaleza exacta de la cirugía debe personalizarse de la misma manera que la farmacoterapia debe adecuarse según las circunstancias particulares del paciente, el área del tracto gastrointestinal afectada y los objetivos de la cirugía.

Una colostomía suele encontrarse al mismo nivel que la piel circundante, mientras que, por lo general, una ileostomía sobresale entre 1,5 y 2,5 cm por encima del nivel de la piel.

Dado que el estoma consiste en el revestimiento interno del intestino, suele ser rosado o rojo y puede parecer doloroso. Sin embargo, no tiene terminaciones nerviosas sensibles al dolor y, por lo tanto, en realidad no resulta doloroso al tacto.

Algunas personas se niegan a someterse a una cirugía porque no quieren considerar hacerse una ileostomía. En algunos casos, esto significa que la persona enferma cada vez más y se va debilitando porque es incapaz de controlar adecuadamente su EII con farmacoterapia. Cuando, por último, estas personas se someten a cirugía, pueden tener un mayor riesgo de complicaciones porque están más enfermas y débiles, y pueden tener una inmunidad reducida contra las infecciones. Como consecuencia de ello, la cicatrización de las incisiones quirúrgicas puede no ser tan buena y corren un mayor riesgo de sufrir infecciones. Por suerte, para la mayoría de las personas, la idea de tener una ileostomía es peor que la realidad de tener una ileostomía, sobre todo cuando la cirugía tiene un impacto tan significativo en la sensación de bienestar. Una vez extirpado quirúrgicamente el intestino enfermo, la persona suele comenzar a sentirse mejor, su estado nutricional empieza a mejorar, y su inmunidad, también.

P **Si necesito una cirugía para la EII, ¿significa que tendré que llevar una bolsa en el abdomen para recoger las heces?**

R Una cirugía para tratar la EII no necesariamente significa que tengas que llevar una bolsa o un dispositivo para recoger las heces del estoma. De hecho, la mayoría de las personas que se someten a cirugía no necesitan llevar una bolsa después de la operación y, si la tienen que llevar, suele ser temporal hasta que se revierte o se cierra el estoma.

Procedimientos quirúrgicos para la colitis ulcerosa

Si bien la colectomía con ileostomía fue la intervención más frecuente para tratar la colitis ulcerosa hasta las décadas de 1970 y 1980, en la mayoría de los casos, la ileostomía fue reemplazada con el procedimiento de la bolsa pélvica.

Colectomía

Al considerar la cirugía, los pacientes con colitis ulcerosa tienen una gran ventaja frente a los pacientes con enfermedad de Crohn porque su enfermedad afecta sólo al intestino grueso (colon): cuando se extirpa quirúrgicamente el intestino grueso, la enfermedad se «cura».

Antes de finales de la década de 1970 y principios de la de 1980, someterse a una colectomía significaba que se tenía que hacer pasar el intestino delgado a través de una incisión en la piel como en una ileostomía para que el material fecal pasara a una bolsa o a un dispositivo externo. Para la mayoría de las personas con colitis ulcerosa, suponía el final de sus problemas con la EII. Ya podían interrumpir cualquier medicación y se sentían sanos sin experimentar sangrado o dolor abdominal.

Sin embargo, la intervención quirúrgica hacía que estuvieran físicamente cambiados. Para muchos enfermos, la idea de una ileostomía permanente no era fácil de aceptar y, a pesar de que la mayoría de los pacientes se adaptan bien a una ileostomía, todavía no era lo que cualquiera pudiera considerar un resultado «ideal», dejando de lado todas las demás consideraciones.

Procedimiento de bolsa pélvica

Para abordar las reacciones personales adversas que pueden aparecer tras una ileostomía habitual, los cirujanos han desarrollado el procedimiento de la bolsa pélvica, también conocido como anastomosis de la bolsa ileoanal. Hoy en día se les ofrece este procedimiento a la mayoría de los pacientes que requieren una colectomía

Ileostomía, colostomía, ileostomía en asa de derivación

Ileostomía terminal

Ileostomía en asa de derivación

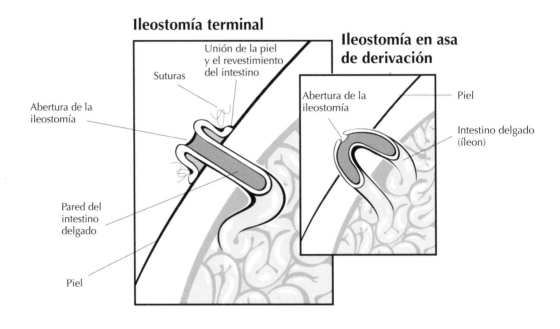

Unión de la piel y el revestimiento del intestino

Suturas

Abertura de la ileostomía

Pared del intestino delgado

Piel

Abertura de la ileostomía

Piel

Intestino delgado (íleon)

Colostomía terminal

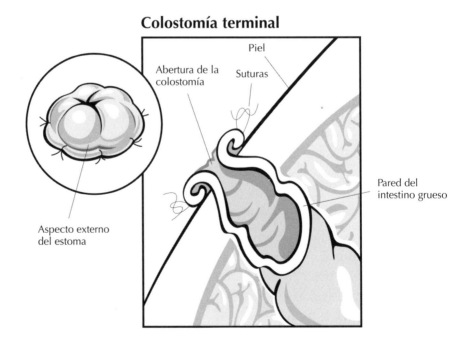

Piel

Abertura de la colostomía

Suturas

Pared del intestino grueso

Aspecto externo del estoma

Vivir con un estoma

A la mayoría de las personas que tienen un estoma les va muy bien y se adaptan sin problemas a las necesidades. Rara vez deben modificar sus actividades cotidianas o evitar la actividad física. Los deportes de competición y las relaciones sexuales son posibles para una persona intervenida. Inmediatamente después de la cirugía, el estoma puede estar algo inflamado, pero la hinchazón suele bajar durante las primeras seis semanas después de la cirugía. Un estoma casi nunca debe ser un impedimento para llevar una vida plena y activa.

Dispositivos

El aparato que se adhiere a la piel y que sostiene la bolsa sobre un estoma se conoce como dispositivo. Hay varios tipos de dispositivos disponibles, cada uno con sus propias ventajas e inconvenientes. Es posible que los pacientes deban probar varios dispositivos diferentes antes de encontrar uno que funcione bien para su complexión, la ubicación del estoma y su estilo de vida.

La ayuda de una enfermera de terapia enterostomal puede ser extremadamente valiosa para evitar la frustración y encontrar un dispositivo adecuado lo más rápido posible después de la cirugía. La enfermera de terapia enterostomal también puede desempeñar un papel importante en la educación del paciente con EII sobre el cuidado y el mantenimiento adecuados del estoma, reduciendo así la posibilidad de problemas futuros.

Autoconciencia

A las personas a menudo les preocupa que el dispositivo se note debajo de la ropa, pero en la mayoría de los casos, los demás no se darán cuenta de que tienes un estoma a menos que lo digas. Una enfermera de terapia enterostomal puede ayudarte con varios métodos o trucos para tratar de mantener oculto el dispositivo.

Consistencia de las heces

La consistencia de las heces que salen por el estoma varía según la dieta, la ingesta de líquidos y la hora del día. Hay un período de adaptación después de la cirugía en el que las heces pueden pasar de ser principalmente líquidas a tener una consistencia más espesa. Con una ileostomía, las heces suelen tener una consistencia de papilla o pasta de dientes después de varias semanas o meses, pero casi nunca son del todo sólidas. Con una colostomía, las heces pueden acabar siendo sólidas.

Olores y gases

Los olores y los gases también son una preocupación. Por lo general, los olores no suponen un problema siempre que el dispositivo esté correctamente ajustado en el estoma y no tenga fugas. El mal olor sólo se hace patente al vaciar la bolsa, y, como suele hacerse en un baño, los ambientadores pueden ayudar a enmascararlo. La limpieza adecuada del borde inferior de la bolsa, por donde se vacían las heces, también ayudará a evitar el mal olor una vez que se haya vaciado la bolsa.

Los gases pueden ser un problema más difícil de tratar. Intenta evitar tragar aire, respirar por la boca, fumar, mascar chicle y beber bebidas gaseosas o carbonatadas, ya que tienden a aumentar la cantidad de gas que pasa a través del estoma hacia el dispositivo. Si hay mucho gas, la bolsa se llena muy rápido y requiere vaciarla más a menudo.

Líquidos y electrolitos

Dado que los pacientes con una ileostomía no tienen un colon funcional, su capacidad para absorber líquido y electrolitos puede verse limitada. Normalmente no suele ser un problema, pero las personas que tienen una deshidratación crónica pueden tener un mayor riesgo de ciertos tipos de cálculos renales. En un clima cálido, donde una persona con una ileostomía puede sufrir una mayor pérdida de líquidos y electrolitos a través del sudor, asegúrate de mantener una ingesta adecuada de agua (al menos de dos a tres litros diarios) y de tomar mucha sal con las comidas, o, si es necesario, tomar pastillas de sal.

Relaciones íntimas

Antes de iniciar la actividad sexual, es importante no tener un dispositivo completo. Algunas personas prefieren utilizar dispositivos especiales más pequeños y correas que aseguran el aparato durante la actividad sexual. Una vez más, tu enfermera de terapia enterostomal te puede ayudar a encontrar el dispositivo adecuado para tus necesidades. También puedes advertir que determinadas actividades o posiciones son más satisfactorias o más seguras tanto para ti como para tu pareja. Esto requiere cierta experimentación o ensayo y error.

Empezar una nueva relación sexual puede plantear retos particulares para alguien con un estoma. Aunque es posible que tu reciente pareja ni siquiera sepa que tienes un estoma al principio de conoceros, es aconsejable ser honesto y abierto sobre este tema antes de empezar a mantener relaciones sexuales. Puede ser un momento muy crítico en una relación y requiere cierto grado de estabilidad.

La naturaleza de la explicación que le des a tu pareja debe adaptarse a las necesidades de ambos, pero debería incluir una indicación de que te operaron por un problema intestinal y que la cirugía te ha permitido recuperar tu salud hasta tal punto de que te sientes suficientemente bien como para mantener relaciones sexuales. Tu pareja también debe entender que, como resultado de la cirugía, parte de tu intestino sale a través de la piel y que tienes que recoger las heces en una bolsa o en un dispositivo seguro.

Revelaciones

Un estoma no tiene por qué interferir en la intimidad y las relaciones sexuales con la pareja, pero no hay duda de que requiere su comprensión y, a menudo, cierto tiempo para adaptarse. Puedes sentirte «sucio» o «indeseable» por culpa del estoma. Explicar a tu pareja tus preocupaciones y temores es un paso importante, y tu pareja también puede tener inquietudes o preguntas que tú puedes ayudar a responder.

por colitis ulcerosa. Sin embargo, los pacientes de edad avanzada y aquellos con el mecanismo del esfínter anal (válvula) dañado, sobre todo mujeres que han sufrido daño en el esfínter como consecuencia de un parto difícil o traumático, pueden no ser candidatos para la operación. La gran mayoría de los pacientes con colitis ulcerosa que se someten al procedimiento de bolsa pélvica están satisfechos con los resultados de la intervención. En el procedimiento de la bolsa pélvica, el cirujano extirpa el colon y la mayor parte del recto. A continuación, toma el extremo inferior del intestino delgado, lo abre parcialmente (íleon) y lo pliega sobre sí mismo para convertirlo en una bolsa de gran capacidad. Finalmente, une esta bolsa a la parte inferior restante del recto, que está justo encima del ano.

En la mayoría de las situaciones, el intestino delgado que queda por encima de la bolsa se saca fuera de la piel como una ileostomía temporal, que se revierte (se cierra) en una segunda operación que se lleva a cabo entre tres y seis meses después. La ileostomía temporal evita que la materia fecal atraviese la bolsa, lo que facilita que ésta cicatrice bien o, al menos, reduce las consecuencias negativas y el riesgo de infección si existe algún problema con la cicatrización.

Si un paciente se encuentra muy enfermo o malnutrido, o toma fármacos biológicos o esteroideos en el momento de realizar la colectomía, se suele aplazar la creación de la bolsa hasta que mejore su salud, esté mejor nutrido y haya dejado de tomar esteroideos y fármacos biológicos.

Complicaciones

Tras el procedimiento de la bolsa pélvica puede ocurrir una serie de complicaciones. Algunas de ellas están relacionadas con la intervención quirúrgica en sí (riesgo de la anestesia general, neumonía, coágulos de sangre en las piernas o en los pulmones, e infección de la herida o apertura de ésta), y son comunes a cualquier tipo de cirugía abdominal. Algunas de estas complicaciones son relativamente menores y se pueden controlar, pero otras pueden llegar a representar serios obstáculos para los pacientes que desean recuperar una vida normal y con buena salud.

Meteorismo

Aunque los gases no son necesariamente un indicio de un problema con la bolsa, puede ser vergonzante, y las grandes cantidades de gases producidos también pueden hacer que los pacientes sientan que tienen que defecar con más frecuencia de lo normal.

Procedimiento de la bolsa pélvica (ileal)

Dibujo 1

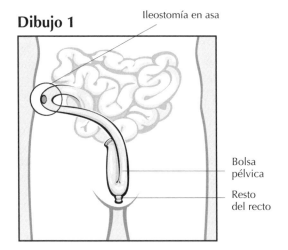

Ileostomía en asa

Bolsa pélvica

Resto del recto

Por lo general, el procedimiento de bolsa pélvica se lleva a cabo en dos o tres fases. En una primera etapa, se forma la bolsa doblando el intestino delgado (íleon) sobre sí mismo para formar una «J». A continuación, se abre la parte inferior de la «J» y se cose al pequeño segmento del recto restante (dibujo detallado). Por último, se crea una ileostomía en asa temporal por encima de la bolsa (dibujo 1) y varios meses después se cierra la ileostomía (dibujo 2), dejando así un tracto digestivo intacto (dibujo 3).

Dibujo 2

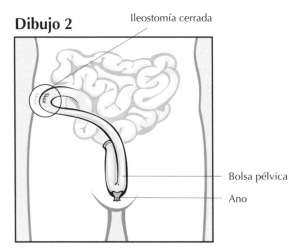

Ileostomía cerrada

Bolsa pélvica

Ano

Dibujo detallado

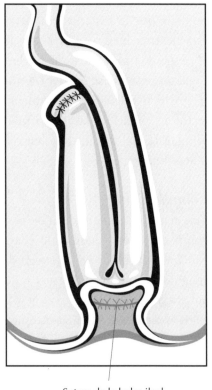

Sutura de la bolsa ileal al resto del recto

Dibujo 3

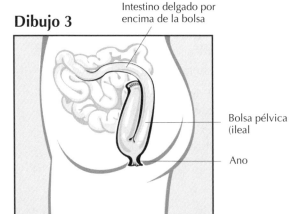

Intestino delgado por encima de la bolsa

Bolsa pélvica (ileal

Ano

Vivir con una bolsa pélvica

Después de la cirugía de la bolsa pélvica y el cierre de la ileostomía temporal, los pacientes suelen tardar varias semanas, o incluso meses, en acostumbrarse al funcionamiento de la bolsa.

Movimientos intestinales

Por lo general, los pacientes realizarán entre cuatro y doce deposiciones diarias (entre seis y ocho de media), pero sin calambres, urgencia ni sangrado. Las heces a menudo tienen una consistencia blanda o suelta, pero pueden estar algo formadas en algunos pacientes. Sin embargo, la frecuencia de las deposiciones puede variar mucho, dependiendo de diversos factores, como la cantidad de líquido ingerido y los tipos de alimentos que conforman la dieta.

Olor y consistencia de las heces

Muchos pacientes que se han sometido al procedimiento de la bolsa pélvica explican cambios en el olor de las heces y en la cantidad y el olor de los gases. Las heces tienden a ser muy irritantes para la piel y, si no se limpia bien después de defecar, la piel puede enrojecer, aparecer comezón, doler o incluso agrietarse. Las cremas protectoras que contienen zinc a veces pueden resultar útiles para proteger la piel.

En algunos casos, la consistencia de las heces y el olor de los gases pueden modificarse ajustando la dieta. Aunque hay ciertos alimentos que se desaconsejan para las personas que se han sometido al procedimiento de la bolsa pélvica, encontrar cuáles van bien y cuáles no suele ser una cuestión de prueba y error.

Escurrimiento fecal

Puede producirse una fuga de heces por el ano después del procedimiento de la bolsa pélvica. Suele ocurrir sobre todo mientras se duerme, y, por lo general, es una pequeña cantidad que sólo provoca un ligero escurrimiento fecal o *soiling*. Normalmente se puede gestionar colocando una pequeña almohadilla dentro de la ropa interior o del pijama. Los episodios regulares de pérdida del control de heces durante el día son raros.

Control intestinal

Aunque los pacientes con bolsa pélvica pueden tener más evacuaciones de las que se considerarían «normales» y las heces a menudo son más blandas y con un olor más intenso de lo normal, el hecho de que, por lo general, puedan controlar su necesidad de evacuar, que ya no necesiten fármacos para controlar sus síntomas y que se sientan bien compensa estos inconvenientes. La mayoría de los pacientes están bastante satisfechos con la intervención y se encuentran mucho mejor que antes de la cirugía y mejor de lo que imaginaban que estarían con una ileostomía.

Heces muy sueltas

Para las personas con heces muy blandas o acuosas, puede ir bien complementar la dieta con una fuente de fibra soluble, como el psyllium. En algunos casos, los antidiarreicos, como loperamida (Imodium®), pueden reducir la frecuencia de las deposiciones lo suficiente como para hacerlas mucho más cómodas, especialmente en situaciones sociales o laborales.

Obstrucción intestinal

Quizás la complicación más común es una obstrucción intestinal, que causa dolor abdominal, náuseas, vómitos y, por lo general, una disminución de las deposiciones. Puede ocurrir pocos días después de la cirugía, y se cree que se debe a las adherencias (tejido cicatricial) que se forman en el exterior del intestino después de la cirugía. Estas adherencias pueden provocar vueltas o retorceduras del intestino, causando la obstrucción.

Infecciones

En el procedimiento de la bolsa pélvica, la sutura o las grapas donde se crea la bolsa o se fija al recto pueden tener fugas o romperse. Esto puede provocar un absceso o una infección grave en la cavidad abdominal. La mayoría de las fugas de la bolsa sanarán sin tener que volver a intervenir al paciente; sin embargo, es importante evitar este tipo de complicaciones antes de que aparezcan, porque no sólo son potencialmente graves a corto plazo, sino que también pueden empeorar el funcionamiento de la bolsa meses o incluso años después, mucho después de que la fuga haya sanado. Esto implica que puede haber más deposiciones de media, más fugas potenciales de heces y posibles problemas para vaciar la bolsa.

Reservoritis

Otra complicación que puede aparecer después de una cirugía de bolsa pélvica es una inflamación del revestimiento interno de la bolsa, conocida como reservoritis. Este problema ocurre en aproximadamente el 10-15 por 100 de los pacientes que se someten a la intervención, aunque algunos centros con mucha experiencia con el procedimiento de la bolsa pélvica comunican porcentajes más elevados de reservoritis.

La reservoritis se manifiesta con síntomas como aumento de la frecuencia de las deposiciones y heces sueltas, calambres abdominales, pérdida del control de las deposiciones, sangre en las heces y malestar general.

Tratamiento de la reservoritis

Antibióticos: aparentemente, las bacterias son importantes en la aparición de la reservoritis, porque ésta casi siempre responde a un ciclo de antibióticos de 7 a 14 días. Es bastante diferente de la colitis ulcerosa, enfermedad en la que los antibióticos no suelen ser efectivos. La ciprofloxacina (Cipro®) es el antibiótico de elección para el primer tratamiento de la reservoritis, aunque muchos médicos prescriben metronidazol (Flagyl®) o bien una combinación de ambos.

Un pequeño porcentaje de pacientes que se recuperan de un primer episodio de reservoritis desarrollan episodios repetidos. Por lo general, suelen responder de nuevo a otra tanda de antibióticos, pero algunos de estos pacientes terminan teniendo algún grado de reservoritis persistente o en curso, y pueden requerir un tratamiento regular con antibióticos para mantener la reservoritis bajo cierto control.

Probióticos: otro enfoque para controlar la reservoritis crónica o para prevenir episodios recurrentes es el empleo de probióticos, las llamadas bacterias buenas, como *Lactobacillus acidophilus* y *Bifidobacterium*, que suelen estar presentes en el intestino humano. Cuando se toman probióticos, por lo general en forma de cápsula o como polvos mezclados con alimentos o bebidas, pueden tener un efecto beneficioso sobre la salud de la bolsa previniendo episodios recurrentes de reservoritis. Los probióticos también pueden estar presentes en algunos tipos de yogures.

Medicamentos: cuando los antibióticos no funcionan para tratar una reservoritis crónica, de vez en cuando se prueban algunos de los fármacos que se emplean habitualmente para tratar la colitis ulcerosa. Sin embargo, estos medicamentos no suelen ser demasiado adecuados.

Cirugía: es raro que un paciente requiera la extirpación quirúrgica de la bolsa pélvica por una reservoritis crónica y una función deficiente de la bolsa. En esos casos se suele requerir una ileostomía porque existe una elevada probabilidad de que, si se crea una nueva bolsa, vuelvan a aparecer problemas similares.

Procedimientos quirúrgicos para la enfermedad de Crohn

A diferencia de la colitis ulcerosa, la enfermedad de Crohn puede afectar a cualquier parte del tracto gastrointestinal, y después de la resección quirúrgica de un área enferma puede reaparecer en segmentos del intestino previamente no afectados. Aunque en teoría hay muchos tipos diferentes de intervenciones que se pueden llevar a cabo para tratar la enfermedad de Crohn, en la práctica unas cuantas operaciones representan la mayoría de las que realmente se realizan, sobre todo resecciones del intestino delgado y del grueso, y procedimientos perianales.

Mientras que la extirpación del intestino grueso en la colitis ulcerosa conduce a una «cura» sin posibilidad de que la enfermedad se repita en el intestino delgado o en otras partes del tracto gastrointestinal, la enfermedad de Crohn puede reaparecer en segmentos del intestino previamente no afectados tras la resección quirúrgica de una parte enferma. Esto puede conducir a la necesidad de múltiples operaciones y la resección de nuevos segmentos intestinales en cada intervención.

La tendencia de la enfermedad de Crohn a reaparecer en segmentos del intestino antes no afectados es uno de los principales motivos que dan los pacientes para no querer someterse a la cirugía. Les preocupa que, después de tomarse todas las molestias y asumir el dolor y el riesgo de la cirugía, podrían volver a la «casilla de salida» al cabo de uno o dos años de haberse sometido a la cirugía. Sin embargo, de manera similar a la situación con la colitis ulcerosa, evitar la cirugía o posponerla demasiado cuando la enfermedad no se controla de manera adecuada con fármacos puede provocar un empeoramiento progresivo del estado general del paciente y una reducción de la inmunidad. Cuando finalmente se lleva a cabo la cirugía, esto puede conducir a un aumento de infecciones y complicaciones, así como períodos de recuperación más prolongados.

Resección del intestino delgado

La operación más común que se realiza para tratar la enfermedad de Crohn es una resección del intestino delgado. Por lo general, se hace porque un área del intestino delgado se ve afectada por la enfermedad de Crohn y ha provocado cicatrización y estrechamiento de la luz intestinal a través de la cual pasan los alimentos. Esto produce síntomas de dolor, hinchazón, náuseas y vómitos después de las comidas, e incluso puede provocar una obstrucción intestinal. También puede ser necesaria una resección del intestino delgado cuando se ha formado una fístula o un absceso de un segmento afectado del intestino, o cuando los síntomas de inflamación activa en el intestino delgado (calambres abdominales, diarrea, pérdida de peso) no responden a la farmacoterapia.

Resección ileocecal

Cuando el intestino grueso no tiene una enfermedad de Crohn evidente, sólo se reseca la primera parte del colon, llamada ciego. Se conoce como resección ileocecal: la última parte del íleon y la primera parte del colon se extirpan juntas como un único fragmento de intestino.

P ¿Qué es el síndrome del intestino corto?

R El abordaje quirúrgico de la enfermedad de Crohn puede requerir varios procedimientos diferentes y diversas repeticiones del mismo procedimiento. En última instancia, esto puede conducir a la extirpación de tanto intestino que deja a los pacientes incapaces de alimentarse y de mantener el equilibrio de líquidos y electrolitos a través de la ingesta de alimentos y líquidos. Este problema, conocido como síndrome del intestino corto, es una consecuencia grave de la cirugía de la enfermedad de Crohn, y puede llevar a la necesidad de alimentación intravenosa a largo plazo o permanente en el hogar (nutrición parenteral total domiciliaria).

Para evitar este problema, existe la tendencia, siempre que sea seguro, de retrasar la cirugía para la enfermedad de Crohn, y cuando se necesite, por lo general el cirujano intentará resecar sólo la cantidad mínima de intestino necesaria para tratar el problema inmediato.

Extensión de la resección

Si bien cualquier parte del intestino delgado puede verse afectada por la enfermedad de Crohn, la sección más frecuente es la última parte del intestino delgado (íleon terminal), justo antes de que el intestino delgado se una al intestino grueso. Dado que el intestino enfermo y el estrechamiento asociado suelen extenderse hasta la unión entre el intestino delgado y el grueso (válvula ileocecal), resulta técnicamente imposible para el cirujano extirpar sólo el intestino delgado, siendo necesario extirpar la válvula ileocecal y una porción adyacente del intestino grueso. La cantidad de intestino grueso resecado depende de si también está afectado o no.

Resección del intestino delgado

Cuando hay un segmento normal de intestino delgado entre el último tramo del intestino delgado afectado y la válvula ileocecal, técnicamente es posible extirpar sólo el segmento afectado del intestino delgado y no extirpar nada del intestino grueso. Se conoce como resección del intestino delgado.

Anastomosis

En todas estas operaciones, la extirpación de un segmento de intestino deja dos extremos de intestino delgado libres o abiertos, o un extremo abierto de intestino delgado y uno de intestino grueso.

Resección ileocólica
Si parte del intestino grueso está afectado por la enfermedad de Crohn (con más frecuencia en el lado derecho en un área que afecta al ciego y parte del colon ascendente), a menudo se reseca junto con el íleon terminal. Esta operación se conoce como resección ileocólica.

Estos extremos se suturan o se grapan para restablecer el flujo continuo del contenido intestinal a lo largo del tracto gastrointestinal.

Sin embargo, en algunas situaciones, el cirujano puede decidir crear un estoma temporal sobre el sitio de conexión quirúrgica (la anastomosis) para evitar que el contenido intestinal pase por la anastomosis y tenga más posibilidades de curarse por completo. Por lo general, se sigue este procedimiento cuando ha habido un absceso o una infección no controlada en el área de la anastomosis antes de la cirugía y el riesgo de mala cicatrización es mayor. En la mayoría de los casos, el estoma se cierra con otra intervención quirúrgica varios meses después.

Estenoplastia

Los pacientes que han sufrido múltiples resecciones intestinales previas o que tienen varios segmentos del intestino delgado afectados corren el riesgo de desarrollar el síndrome del intestino corto si se les extirpa quirúrgicamente gran parte del intestino. Una estenoplastia (a menudo se utiliza el anglicismo estricturoplastia en el argot médico) es un método para evitar la extirpación de segmentos adicionales de intestino. Hay diversas técnicas para realizar una estenoplastia, pero todas ellas implican abrir el segmento afectado y estrechado del intestino, y crear un paso interno más ancho por el que pasen los alimentos sin provocar síntomas de obstrucción.

De todos modos, la estenoplastia no siempre se lleva a cabo cuando existe un segmento estrechado del intestino delgado, al menos por tres motivos: el segmento afectado es demasiado largo (múltiples segmentos cortos estrechados son ideales para la estenoplastia); el segmento a veces está demasiado enfermo y engrosado, lo que dificulta el trabajo quirúrgico, o el segmento con estrechamiento es corto pero el riesgo del procedimiento de la estenoplastia (fuga, infección, obstrucción recurrente) no compensa el potencial beneficio de evitar una resección, que, por lo general, es mucho más fácil de realizar. En la situación en la que el segmento afectado es muy corto, la resección de ese segmento conlleva muy poco riesgo de complicaciones o de desarrollo futuro del síndrome del intestino corto.

Reducir el riesgo
La estenoplastia consiste en tratar de abrir segmentos estrechados del intestino delgado para evitar tener que extirparlos. Al conservar los segmentos afectados del intestino, es posible reducir el riesgo futuro del síndrome del intestino corto, que podría aparecer si se extirpara el intestino afectado.

Estenoplastia

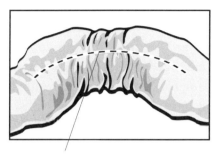

Sección estrechada

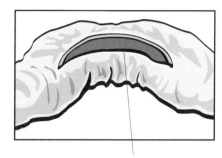

Incisión

Se hace una incisión a lo largo del segmento estrechado del intestino y luego se sutura para ensanchar la luz.

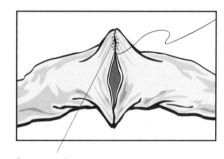

Se suturan juntos

Sedal

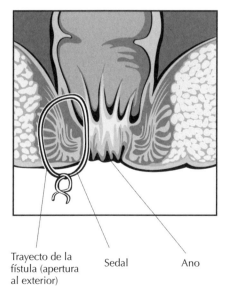

Trayecto de la fístula (apertura al exterior)

Sedal

Ano

Drenaje del absceso

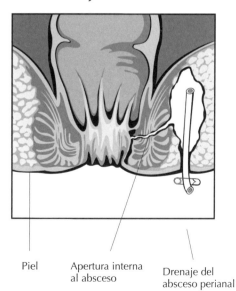

Piel

Apertura interna al absceso

Drenaje del absceso perianal

269

Resección del intestino grueso (colectomía)

En la enfermedad de Crohn, la resección de todo o de parte del intestino grueso es menos frecuente que la resección del intestino delgado. Por lo general, se lleva a cabo cuando todo o parte del colon está afectado por la enfermedad de Crohn y los síntomas no se pueden controlar con farmacoterapia. Ocasionalmente, la intervención se lleva a cabo por una o más estenosis en el colon o por una fístula o un absceso que aparecen en el colon.

Hay algunos segmentos comunes de colon que se pueden extirpar, y cada una de estas intervenciones se conoce con su propio nombre, que describe la parte del colon extirpada: la mitad derecha del colon en una hemicolectomía derecha, la mitad izquierda del colon en una hemicolectomía izquierda y el colon sigmoide en una resección sigmoidea.

Colectomía parcial

Una colectomía puede ser parcial o completa. En una colectomía parcial, sólo se extirpa una parte del intestino grueso y, por lo general, los dos extremos cortados del intestino se suturan el uno con el otro.

Colectomía subtotal

Una colectomía subtotal implica la extirpación de todo el intestino grueso, con la excepción del recto y quizás el extremo inferior del colon sigmoide. En esta operación, la última parte del intestino delgado (íleon) se conecta al recto para formar una anastomosis ileorrectal o al colon sigmoide para formar una anastomosis ileosigmoidea.

Opción de bolsa pélvica

La mayoría de los cirujanos que realizan el procedimiento de bolsa pélvica ofrecerán la intervención a un paciente que parece tener colitis ulcerosa, pero en quien no se puede descartar por completo la enfermedad de Crohn, siempre que no haya abscesos, fístulas o úlceras en o alrededor del ano, no existan evidencias de un problema con la función del esfínter anal y el paciente comprenda que existe un mayor riesgo de fracaso de la bolsa.

Proctocolectomía total

Si se extirpan todo el colon y el recto, la operación se denomina proctocolectomía total. Por lo general, el extremo del intestino delgado se saca fuera de la piel como en una ileostomía. Los pacientes con enfermedad de Crohn conocida no suelen ser candidatos para la cirugía de reconstrucción de la bolsa pélvica, excepto en circunstancias especiales.

Cirugía de la bolsa pélvica

La colitis ulcerosa no reaparece después de extirpar el recto y el colon, pero la enfermedad de Crohn puede reaparecer en la bolsa y en el intestino delgado por encima de la bolsa si el paciente se ha sometido a la cirugía de bolsa pélvica. A menudo implica una función deficiente de la bolsa, complicaciones médicas y la infelicidad de un paciente que ha pasado por varias operaciones con la expectativa de ser «curado».

Colitis ulcerosa equivocada

Aunque en la mayoría de los casos los procedimientos de la bolsa pélvica no se les suelen ofrecer a los pacientes con enfermedad de Crohn conocida, existen algunos pacientes a los que, a pesar de un reconocimiento y un estudio exhaustivos antes de la cirugía, se les diagnostica colitis ulcerosa, pero más adelante se descubre que en realidad sufren enfermedad de Crohn. Esto puede ocurrir después de que un patólogo haya extirpado todo el colon y lo haya examinado al microscopio, o por la aparición de características de enfermedad de Crohn, como ulceraciones en el intestino delgado por encima de la bolsa, tras un seguimiento de muchos años después de la cirugía.

En estos casos, el paciente con enfermedad de Crohn queda con una bolsa pélvica. Entonces, se pueden probar antibióticos, esteroideos e inmunosupresores, pero la mayoría de los gastroenterólogos optarán por una terapia biológica bloqueadora del TNF-α, como infliximab o adalimumab, como la mejor opción para tratar de salvar la bolsa y evitar la necesidad de una cirugía adicional para su extracción. De todos modos, un porcentaje significativo de pacien-

Sólo en determinadas circunstancias
Si una persona tiene enfermedad de Crohn que afecta al recto y al colon, no se le suele ofrecer como opción el procedimiento de la bolsa pélvica, excepto en circunstancias muy específicas.

Resección del intestino delgado y del intestino grueso

Resección del intestino delgado

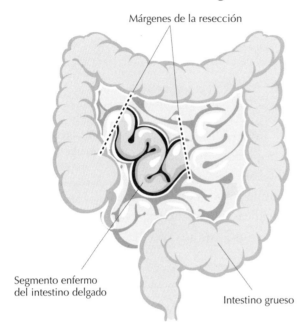

Márgenes de la resección

Segmento enfermo del intestino delgado

Intestino grueso

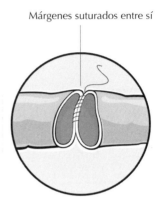

Márgenes suturados entre sí

Cuando se lleva a cabo una resección, se corta el segmento enfermo del intestino y se suturan los márgenes.

Resección del intestino grueso

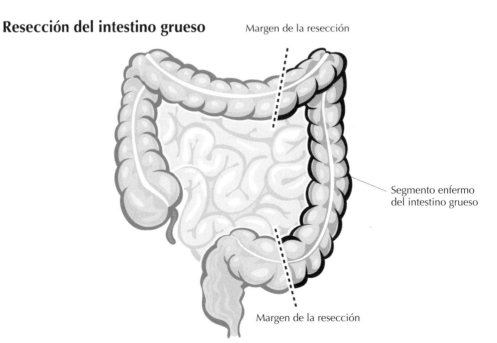

Margen de la resección

Segmento enfermo del intestino grueso

Margen de la resección

tes con enfermedad de Crohn y bolsa pélvica (aproximadamente uno de cada cuatro) terminará necesitando cirugía adicional, y muy posiblemente la extirpación quirúrgica de la bolsa, con la creación de una ileostomía permanente.

Mapeo de fístulas y abscesos

Muchas intervenciones de la enfermedad de Crohn perianal van precedidas por estudios para ayudar a identificar dónde se comunican las posibles fístulas con el recto o entre sí, y para localizar cualquier absceso que pueda haber pero que no se sospeche por el examen habitual que se puede llevar a cabo en la clínica.

Pruebas y exámenes físicos

El examen habitual consiste en inspeccionar visualmente el área que rodea el ano, palpar esa área y utilizar un dedo para palpar el interior del ano y el recto. Otros exámenes incluyen tomografía computarizada, resonancia magnética y ultrasonido endoanal. La ecografía endoanal implica colocar una sonda de ultrasonido en el ano y el recto que emite una onda de sonido de alta frecuencia que rebota en los tejidos y regresa a la sonda. Estas ondas sonoras son detectadas por la sonda y convertidas en imágenes en una pantalla. Qué tipo de estudio se va a llevar a cabo depende en realidad del instrumental disponible en un centro determinado y de la experiencia de los médicos que realizan las pruebas.

Examen quirúrgico

La cirugía para la enfermedad perianal casi siempre implica un examen por parte del cirujano con el paciente sometido a anestesia general (examen bajo anestesia). Cuando el paciente ha recibido anestesia general, todos los músculos de la zona se relajan, lo que permite un mejor examen con una sonda de las aberturas de la fístula. En realidad, el examen bajo anestesia puede ayudar a identificar la enfermedad tan bien como, o en algunos casos mejor que, las pruebas comentadas con anterioridad.

Colitis indeterminada

En algunos casos en los que la EII afecta sólo al colon, la enfermedad de Crohn no se puede diferenciar de la colitis ulcerosa, incluso después de que un patólogo haya extirpado y examinado todo el colon. En esta situación, conocida como colitis indeterminada, se puede ofrecer el procedimiento de la bolsa pélvica a los pacientes, con el conocimiento de que, en última instancia, algunos de ellos en realidad padecerán enfermedad de Crohn, con una mayor probabilidad de fracaso del procedimiento de la bolsa. De todos modos, cuando se comparan todos los pacientes con colitis indeterminada que se han sometido al procedimiento de la bolsa pélvica con pacientes con colitis ulcerosa, se observa que los pacientes con colitis indeterminada tienen sólo un riesgo ligeramente superior de fracaso de la bolsa.

Cirugías perianales

A diferencia de la cirugía para el tratamiento de la enfermedad de Crohn que afecta al intestino, la cirugía para las complicaciones de la enfermedad de Crohn en la zona del ano (enfermedad perianal) no suele implicar la extirpación de ningún segmento del intestino.

La mayoría de las intervenciones tienen como objetivo reducir los síntomas de la enfermedad perianal (la mayoría de las veces, dolor y pus o heces) cuando no han respondido a otras medidas, como baños de asiento, antibióticos, inmunosupresores e infliximab o adalimumab, o cuando ha aparecido un problema agudo, como un absceso.

Incisión y drenaje

Con el mapa adecuado de la extensión de los abscesos o de las fístulas, el cirujano elige un procedimiento para reducir o eliminar los síntomas del paciente. En algunos casos, puede implicar una incisión en la piel cerca del ano para permitir que un absceso drene (incisión y drenaje).

Fistulotomía

En otros casos, cuando hay una única fístula que no atraviesa el esfínter anal, el cirujano puede abrirla con una incisión en toda su longitud (fistulotomía). Esta intervención permite que la fístula se cure de dentro hacia fuera, eliminando así el tracto de la fístula.

Sedal

Cuando hay múltiples fístulas o cuando la fístula cruza el esfínter anal, no es posible realizar una fistulotomía por la elevada probabilidad de dañar el esfínter, lo que provocaría problemas con la pérdida del control de los intestinos (incontinencia).

En su lugar, el cirujano puede pasar un hilo o una fina banda plástica a través de la abertura exterior de la fístula en la piel que rodea al ano, a lo largo del tracto de la fístula que atraviesa la piel y hacia el ano o el recto, a través de la abertura interna de la fístula en el ano o el recto, y hacia fuera por el canal anal. A continuación, se unen los dos extremos del hilo, creando un lazo a través dc la fístula y el ano. Este hilo, llamado sedal, mantiene abierta la fístula y permite que drene de forma controlada.

Esta técnica podría parecer opuesta a uno de los objetivos del tratamiento de la enfermedad perianal, es decir, reducir el drenaje de la fístula. Sin embargo, en muchos pacientes con fístulas, las aberturas de las fístulas se cierran periódicamente, lo que hace que el pus que drena de manera habitual se acumule en el interior. Esto, a su vez, provoca más inflamación en los tejidos que rodean a la fístula y al ano, y se puede formar un absceso. Cualquiera que haya tenido un absceso perianal sabe que es extremadamente doloroso y que puede interferir con actividades sencillas, como sentarse, caminar o dormir. Las evacuaciones intestinalcs también pueden resultar muy dolorosas.

A continuación, el cirujano drena el absceso o, en muchos casos, éste acabará desapareciendo una vez que el tracto de la fístula se haya vuelto a abrir por sí solo. La inflamación recurrente en la zona perianal puede provocar cicatrices y daños, lo que dificulta que sane con el tiempo.

Colgajo quirúrgico

En algunas ocasiones, los cirujanos pueden intentar reparar o cerrar la abertura interna de una fístula allí donde desemboca en el ano o el recto. Se intenta más a menudo cuando la fístula conecta el recto y la vagina. El procedimiento quirúrgico implica tomar un colgajo de tejido que se secciona parcialmente del revestimiento interno del recto y tirar de él hacia abajo y por encima de la abertura de la fístula en el recto. El colgajo se sutura sobre la abertura en un intento de mantenerlo en su lugar. Aparte, se han probado otros métodos

Opción Setón
Para una persona que sigue desarrollando ausencias recurrentes, un setón es una opción preferible. Aunque puede asociarse a cierta irritación local y supuración, suele ser menor en comparación con el dolor que puede producirse cuando se forma un absceso.

Índice de fracaso
Las operaciones de colgajos quirúrgicos, que en el mejor de los casos tienen unos índices de fracaso bastante elevados, de entre el 40 y el 50 por 100, sólo deben intentarse si el recto no tiene enfermedad de Crohn activa, y siempre las debe realizar un cirujano con experiencia en el manejo de las fístulas por enfermedad de Crohn.

para cerrar las fístulas, y uno de ellos consiste en inyectar una sustancia que forma un tapón similar a un gel en la abertura exterior de la fístula. Diversos estudios muestran los buenos resultados obtenidos con esta técnica, pero no se puede considerar una práctica estándar hasta que se disponga de más experiencia y se hayan demostrado mejores resultados.

Enfoque combinado

Un enfoque al que a menudo se recurre para controlar la enfermedad de Crohn perianal es un enfoque quirúrgico y médico combinado, en el que el cirujano drena los abscesos y coloca sedales allí donde sea necesario, y el gastroenterólogo trata la enfermedad de Crohn con fármacos, la mayoría de las veces con infliximab o adalimumab. Aunque no se han realizado grandes ensayos para estudiar este enfoque combinado, parece que puede proporcionar una curación a largo plazo y un mejor control de los síntomas que el que pueden aportar la cirugía o la farmacoterapia por sí solas.

Además, si un paciente tiene EII activa, la diarrea resultante tenderá a agravar los síntomas de la enfermedad perianal. Si el tratamiento farmacológico es efectivo para curar el revestimiento intestinal y reducir la diarrea, por sí solo esto tendrá un efecto notable y beneficioso en la enfermedad perianal.

Por desgracia, este tipo de enfoque combinado no se aplica en todas partes, porque es posible que en algunos lugares cirujanos y gastroenterólogos no trabajen en estrecha colaboración o no tengan el dominio y la experiencia necesarios para tratar esta complicada forma de la enfermedad de Crohn.

Terapia con células madre

El empleo de células madre supone un nuevo enfoque para el tratamiento de las fístulas perianales. Muchas personas ya conocen la terapia con células madre para tratar diferentes tipos de cáncer. En el caso de las fístulas de la enfermedad de Crohn, las células madre se utilizan por su potencial para transformarse en células que pueden producir factores que conducen a la curación de tejidos y al cierre de los tractos de las fístulas.

Durante un examen bajo los efectos de la anestesia, un cirujano inyecta las células madre en las aberturas internas y externas de las fístulas. Esta terapia ha sido aprobada para su uso en la Unión Europea, pero continúa en pruebas clínicas para determinar si realmente es efectiva y segura.

Ileostomía (temporal) en asa de derivación

Para los pacientes con fístulas perianales graves que no responden a estas medidas o que tienen el esfínter anal dañado, una ileostomía (temporal) en asa de derivación puede ser la operación que les aporte mejores resultados.

Al evitar que las heces pasen por el ano y la zona con fístulas y abscesos, esta operación en particular puede conseguir una reducción del drenaje de las fístulas y de la formación de abscesos y, en algunos casos, la curación de las fístulas o heridas quirúrgicas que quedan después del drenaje de un absceso. En esos casos, la ileostomía puede revertirse, o cerrarse, y las fístulas a veces, aunque no siempre, permanecerán curadas.

Ileostomía terminal

Para los pacientes con daño en el esfínter anal, el cierre de la ileostomía puede no ser factible porque se producirá incontinencia o las fístulas y los abscesos pueden reaparecer. En estos casos, la ileostomía en asa puede convertirse en una ileostomía terminal más permanente una vez que la persona afectada se acostumbra a tener un estoma. Por lo general, este tipo de ileostomía suele funcionar un poco mejor que el tipo temporal y es más fácil de cuidar por parte del enfermo.

Resección del recto

Cuando el recto deja de ser funcional durante muchos años, parece existir cierto riesgo de cáncer rectal, que puede ser difícil o incluso imposible de detectar, y el diagnóstico suele ocurrir tarde, cuando ya es prácticamente incurable. Por este motivo, la mayoría de los cirujanos y gastroenterólogos recomiendan extirpar el recto de manera electiva antes de que el cáncer haya podido desarrollarse. Para ello, es mejor esperar a que el estado nutricional del paciente haya mejorado y se haya estabilizado, y haya dejado de tomar fármacos como la prednisona.

Reducir el riesgo de cáncer
Si los pacientes han sido sometidos a una ileostomía terminal para tratar su enfermedad rectal y perianal, se suele recomendar que también se les extirpe quirúrgicamente el recto y el ano, y se cierre el área para reducir el riesgo de padecer cáncer rectal.

Cirugía laparoscópica

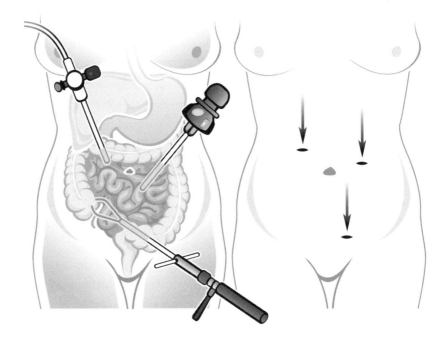

Cirugía laparoscópica

Desde aproximadamente la década de 1990, la cirugía laparoscópica se ha venido utilizando para muchos tipos diferentes de trastornos gastrointestinales, como la enfermedad de la vesícula biliar (colecistitis) y la apendicitis. Este tipo de cirugía, a veces denominada cirugía de acceso mínimo o cirugía mínimamente invasiva, implica el empleo de instrumentos que se pasan a través de varias (por lo general tres o cuatro) incisiones pequeñas realizadas en el abdomen. Uno de los instrumentos es una cámara que le permite al cirujano ver el interior del abdomen sin tener que abrirlo practicando una gran incisión. Los otros instrumentos actúan como las «manos» del cirujano, que se utilizan para cortar, suturar, grapar y todas las demás cosas que haría un cirujano durante una operación estándar de abordaje abierto.

Cuando se extirpa una parte de un órgano, como el intestino, por lo general la incisión en el ombligo se alarga unos centímetros para permitir extraer el intestino. La ventaja del abordaje laparoscópico es que deja cicatrices muy pequeñas en el abdomen, que a menudo no se notan a menos que se examine la zona desde muy de cerca. Además, hasta cierto punto parece reducir, pero no eliminar, el dolor después de la cirugía, y permite un alta hospitalaria más rápida. Para algunas intervenciones, como la de la vesícula biliar, facilita una recuperación más rápida y el retorno al trabajo o las clases.

Limitaciones

Incluso cuando se planea un abordaje laparoscópico cuando se inicia una operación, no siempre es posible completar toda la operación siguiendo esta técnica porque puede haber muchas adherencias (cicatrices) dentro del abdomen de una cirugía anterior que hacen que sea imposible ver lo bastante bien con la cámara laparoscópica. En otros casos, la enfermedad de Crohn es demasiado compleja, con muchas fístulas internas de un segmento de intestino a otro o un absceso asociado a un segmento de intestino inflamado. En este caso, el abordaje laparoscópico sería inseguro. Cuando los cirujanos se encuentren con estas limitaciones y complicaciones, optarán por un abordaje abierto.

Si bien con la cirugía laparoscópica se puede conseguir una reducción importante del dolor, de la estancia hospitalaria y del tiempo de recuperación, estos beneficios frente al abordaje abierto en un caso promedio de EII no son tan evidentes. Sigue habiendo dolor postoperatorio que requiere medicación, la estancia en el hospital es de unos cinco días de promedio si no surgen complicaciones y la baja es de entre tres y seis semanas antes de que la persona intervenida se pueda reincorporar a su trabajo o a la escuela, o pueda desempeñar las actividades cotidianas con cierta normalidad.

Opción laparoscópica

La cirugía laparoscópica se puede emplear en varias operaciones diferentes para intervenir la EII, incluida la colectomía, la resección del intestino delgado o la ileocólica, la extirpación del recto (proctectomía) y el procedimiento de la bolsa pélvica. Cuando las condiciones son las adecuadas, la cirugía laparoscópica se puede llevar a cabo de una manera segura y sin un aumento de las complicaciones con respecto al abordaje abierto. Deja una cicatriz mucho más pequeña en el abdomen que la cirugía abierta. También puede reducir el dolor y acelerar la recuperación.

Prevenir la recurrencia

Riesgo de recurrencia
Aproximadamente uno de cada tres pacientes intervenidos por enfermedad de Crohn tendrá una recurrencia de los síntomas al cabo de entre tres y cinco años si no recibe tratamiento, y una parte de ellos acabará pasando de nuevo por el quirófano.

La cirugía puede ser una forma muy eficaz de controlar la enfermedad de Crohn, si bien puede reaparecer en partes del intestino que antes no estaban afectadas. Como consecuencia de ello, no es extraño que las personas con enfermedad de Crohn requieran dos, tres, cuatro o incluso más operaciones.

Si te has sometido a varias intervenciones y te han extirpado gran parte del intestino, es posible que, en última instancia, no puedas absorber adecuadamente los nutrientes, el agua, los minerales y los electrolitos de los alimentos, y ello puede suponer un problema muy serio, incluso más que la propia enfermedad de Crohn. Al fin y al cabo, el verdadero reto en el campo de la cirugía para la enfermedad de Crohn no es tanto cómo llevar a cabo una operación, sino cómo prevenir que la enfermedad reaparezca después de que se haya extirpado el intestino enfermo.

De todos modos, parece que algunas personas tienen un menor riesgo de enfermedad de Crohn recurrente y es posible que no necesiten tratamiento después de la cirugía. Por desgracia, no existe una buena manera de predecir quién tiene un riesgo elevado y quién tiene un riesgo relativamente bajo.

Tabaco

Quizás la mejor manera de reducir el riesgo de recurrencia de la enfermedad de Crohn después de la cirugía es no fumar. Aunque no se ha demostrado que para los fumadores que dejan de fumar después de la cirugía el riesgo de recurrencia de la enfermedad sea menor, sí se ha demostrado que los fumadores suelen tener recurrencias más tempranas y más graves tras la cirugía. Por lo tanto, si no fumas, no comiences a fumar después de la cirugía, y si fumas, considera intentar dejar de hacerlo. No sólo beneficiará a la enfermedad de Crohn, sino que también conllevará otros beneficios para la salud, como reducción de las enfermedades cardíacas, un menor riesgo de padecer cáncer y menos enfermedades pulmonares.

Medicación

Algunos pacientes, sobre todo aquellos a quienes se les ha extirpado un segmento muy corto del intestino o que han sufrido la enfermedad durante muchos años antes de la cirugía, pueden decidir no tomar medicación tras la cirugía. Para algunos pacientes, un objetivo al someterse a una cirugía es suspender la medicación, y esto debe tenerse en cuenta al discutir un tratamiento de la enfermedad de Crohn después de someterse a la intervención.

Aunque los medicamentos con 5-ASA probablemente sean los más seguros y mejor tolerados, tienen un efecto muy modesto sobre el riesgo de recurrencia, ya que lo reducen entre un 10 y un 12 por 100. El metronidazol y otros antibióticos relacionados también parecen disminuir la recurrencia, pero no todos los pacientes pueden tolerar estos fármacos por el sabor metálico en la boca y el malestar gastrointestinal. No está claro si el efecto beneficioso de los antibióticos se extiende más allá de un año después de la cirugía.

Los inmunosupresores azatioprina y 6-mercaptopurina se utilizan con mayor frecuencia para la prevención de la recurrencia después de la cirugía de la enfermedad de Crohn a pesar de que la evidencia que respalda su empleo no es del todo clara. Sin embargo, existe la sensación entre los médicos expertos en EII de que estos medicamentos se encuentran entre los mejores tratamientos de mantenimiento disponibles y, si se controlan de manera adecuada, tienen buenos índices de seguridad. Estos fármacos se emplean sobre todo cuando una persona ha tenido una enfermedad muy grave o complicada antes de la cirugía, si se le ha extirpado quirúrgicamente un tramo más o menos largo del intestino o si no es la primera operación para la enfermedad de Crohn.

Se ha demostrado que infliximab es eficaz para el tratamiento de los brotes agudos de la enfermedad de Crohn, así como para la terapia de mantenimiento. Dada su efectividad en esas situaciones, también ha habido cierto interés en utilizar infliximab después de la cirugía. Existen algunas evidencias de que es un tratamiento preventivo eficaz después de la cirugía, pero aún queda por determinar qué pacientes se beneficiarían más de su prescripción.

Efectividad del fármaco

Se han probado varios medicamentos como una forma de reducir el riesgo de enfermedad de Crohn recurrente después de la cirugía. De todos modos, ninguno de los fármacos disponibles en la actualidad es totalmente efectivo. Los más utilizados son preparados que contienen ácido 5-aminosalicílico (5-ASA), antibióticos y azatioprina o 6-mercaptopurina (6-MP). Todo ello se analiza más a fondo en el capítulo sobre farmacoterapia.

P **¿Aún puedo quedarme embarazada después de la cirugía?**

R Por lo general, las mujeres aún pueden quedarse embarazadas después de haberse sometido a una intervención quirúrgica para la EII. Sin embargo, en algunos casos, cuando ha existido mucha inflamación y cicatrización en la región inferior de la cavidad abdominal y en la pelvis, donde se encuentran los ovarios y las trompas de Falopio, puede resultar más difícil que una mujer se quede embarazada.

Aunque la mayoría de las operaciones por sí solas no parecen causar problemas para concebir, hay un procedimiento que puede ser algo diferente: el de la bolsa pélvica. Las mujeres que se someten al procedimiento de la bolsa pélvica para tratar la colitis ulcerosa pueden tener menos posibilidades de quedarse embarazadas después de la intervención. Se desconoce el porcentaje exacto de mujeres que se someten al procedimiento y que no pueden quedarse embarazadas, pero puede llegar a una de cada tres. Esto es diferente de la experiencia con la operación que solía realizarse para la colitis ulcerosa (la colectomía total con una ileostomía permanente), en la que la capacidad de quedarse embarazada no parece verse afectada. No se sabe por qué el procedimiento de la bolsa pélvica podría interferir con la capacidad de quedarse embarazada, pero se cree que se debe a la cicatrización que se forma alrededor de las trompas de Falopio como resultado de la operación y que evita que los óvulos realicen el trayecto desde los ovarios hasta el útero.

Medicación y colonoscopia de seguimiento

En un esfuerzo por determinar a qué pacientes recomendarles el tratamiento preventivo después de la cirugía (particularmente para el tratamiento con un fármaco inmunosupresor, como azatioprina o 6-mercaptopurina, o un fármaco TNF-α, como infliximab o adalimumab), muchos gastroenterólogos realizan una colonoscopia en algún momento durante los primeros doce meses después de la cirugía. Es bien sabido que los signos tempranos que se observan mediante la colonoscopia pueden aparecer mucho antes de que reaparezcan los síntomas de la enfermedad de Crohn, y esto ofrece la oportunidad de tratar esta patología antes de que las lesiones progresen a tipos de lesiones más graves, lo que, con frecuencia, puede provocar síntomas y complicaciones. Los pacientes que desarrollan estas lesiones durante del primer año después de la intervención tienen un mayor riesgo de tener una recurrencia de la enfermedad más progresiva o agresiva, y entonces se les ofrece la posibilidad de iniciar una terapia con fármacos, o bien, si ya están siguiendo una farmacoterapia, ajustar o cambiar la terapia para conseguir un mejor control de la enfermedad.

Lauren

Lauren es una mujer de 26 años que trabaja para una agencia de publicidad. Hace siete años que le han diagnosticado enfermedad de Crohn. Primero visitó a su médico con síntomas de dolor abdominal y diarrea, pero no tenía fatiga ni pérdida de apetito ni de peso. Tenía varios bultos dolorosos de color púrpura rojizo en las tibias, que su gastroenterólogo le dijo que eran una característica de la enfermedad de Crohn llamada eritema nodoso.

Lauren recibió tratamiento con budesónida y metotrexato, y, aunque mejoró, no podía dejar de tomar budesónida sin que reaparecieran los síntomas. Finalmente, comenzó a tomar un bloqueador del TNF-α y le fue muy bien; entonces pudo suspender la budesónida y se mantuvo estable.

Sin embargo, cuando se graduó en la universidad, ya no estaba cubierta por el plan de seguro de medicamentos de su madre y perdió unos nueve meses de terapia con bloqueadores del TNF-α mientras se tramitaba la cobertura del plan público de seguro de medicamentos. Cuando terminó la tramitación, sus síntomas habían comenzado a reaparecer a pesar de que todavía estaba tomando metotrexato.

Aunque volvió a tomar el bloqueador del TNF-α cuando se reanudó su cobertura, sus síntomas no mejoraron y, en realidad, estaba experimentando un dolor aún peor que parecía aparecer después de cada comida y duraba varias horas. Iba acompañado de náuseas y una sensación de hinchazón, y, en ocasiones, vomitaba.

Su gastroenterólogo aumentó la dosis del bloqueador del TNF-α, sin resultados aparentes. Sugirió más pruebas, ya que Lauren obviamente no se encontraba bien. Una colonoscopia no mostró signos de la enfermedad de Crohn en el colon, pero una resonancia magnética del intestino delgado (enterografía por resonancia magnética) mostró un segmento de 10 cm de engrosamiento en el último tramo del intestino delgado (el íleon terminal). En ese segmento engrosado, la luz interna del intestino era bastante estrecha, pero parecía que la mayor parte del engrosamiento y estrechamiento se debía a fibrosis (tejido cicatricial). Parecía haber muy poca hinchazón provocada por la inflamación.

Lauren ha vuelto a la clínica de su gastroenterólogo para revisar los resultados de las pruebas y planificar el futuro tratamiento de su enfermedad. Hace poco que se ha comprometido y la boda es dentro de ocho meses. Ella y su prometido planean tener un hijo dentro de un par de años. Lauren menciona todas estas consideraciones en sus conversaciones con su médico.

Su gastroenterólogo le explica que existen otros fármacos biológicos que podría probar, pero no está muy seguro de que en este momento tengan un impacto importante en sus síntomas, ya que la mayor parte de los que está experimentando se deben a la cicatrización. Dado que la enfermedad de Crohn se limita a un segmento relativamente corto del intestino delgado, le explica a Lauren que la cirugía tal vez tendría un resultado muy bueno. Aunque siempre existe la posibilidad de que la enfermedad de Crohn reaparezca después de la cirugía, es probable que ésta le permita gozar durante varios años de buena salud, a lo largo de los cuales podrá casarse y tener hijos, posiblemente sin siquiera tener que tomar medicación.

Lauren está bastante interesada en la opción quirúrgica y pide que la deriven a un cirujano colorrectal.

Niños con EII

Estas preocupaciones sobre la cirugía, la farmacoterapia y la recurrencia de la EII son especialmente importantes cuando se trata a niños con enfermedad de Crohn y colitis ulcerosa. Los padres juegan un papel crucial a la hora de transmitir esta compleja información a sus hijos, mientras los ayudan a tomar la decisión «correcta» para el tratamiento.

9

Tratamiento de la EII
en niños

CASO DE ESTUDIO   **Michael**

Michael es un chico de 14 años que siempre ha sido un buen estudiante. Es muy popular y activo en los deportes, sobre todo en el hockey. Sin embargo, durante el último año más o menos, ha experimentado episodios ocasionales de dolor abdominal y diarrea. Por lo general, duran sólo unos pocos días y desaparecen por sí solos. Aunque Michael ha faltado uno o dos días a la escuela y a las actividades deportivas durante estos episodios, no han ocurrido con frecuencia y sus padres no le han dado mucha importancia.

Sin embargo, Michael ha observado que la mayoría de los niños de su equipo de hockey habían crecido mucho más y estaban pasando por la pubertad, mientras que él no había experimentado el crecimiento acelerado, la voz más profunda y el crecimiento de vello corporal que era normal en sus amigos. La diferencia de tamaño le dificultaba competir en hockey. También se sentía más cansado que de costumbre.

Cuando acudió a la revisión anual, su pediatra lo pesó y lo midió de manera rutinaria. Éste indicó que su índice de crecimiento lineal (altura) había disminuido en los últimos dos años. Antes estaba en el percentil 50 para su edad (en otras palabras, se encontraba casi en el promedio), pero ahora se hallaba en el percentil 10, lo que significa que más o menos el 90 por 100 de los niños de su edad son más altos que él. El pediatra estaba preocupado por este retraso en el crecimiento, así como por la fatiga y los síntomas abdominales de Michael. Decidió pedir algunos análisis de sangre y una ecografía abdominal. Los análisis de sangre mostraron anemia y deficiencia de hierro, y la ecografía mostró un segmento de intestino delgado de 20 cm que parecía engrosado e inflamado, posiblemente debido a la enfermedad de Crohn. Derivó a Michael a un gastroenterólogo pediátrico, quien le realizó una colonoscopia y luego comentó las opciones de tratamiento con Michael y sus padres.

Los tratamientos disponibles incluían farmacoterapia (esteroideos, inmunosupresores, fármacos biológicos), terapia nutricional y cirugía. Después de mucha discusión sobre los pros y los contras, Michael y sus padres optaron por probar la terapia nutricional con el aporte de un suplemento nutricional líquido a través de una sonda nasogástrica y suplementos de hierro. Le enseñaron a colocarse la sonda por la nariz hasta el estómago todas las noches y a quitársela todas las mañanas. Durante el día, tomaba principalmente una dieta líquida, pero de vez en cuando podía disfrutar de algunas de sus comidas favoritas (patatas fritas, pizza y cosas similares) cuando estaba con sus amigos. Tras varios meses de terapia, el nivel de energía de Michael mejoró y no experimentó más episodios de dolor abdominal y diarrea. Su revisión a los tres meses indicó que había crecido 2,5 cm y mostraba algunos signos de que estaba entrando en la pubertad.

Desafíos familiares

Riesgo durante la infancia
Aproximadamente el 20 por 100 de las personas con EII desarrollan la enfermedad cuando son niños o adolescentes. La EII es muy poco común en bebés y niños pequeños, pero la incidencia aumenta poco a poco durante la infancia y la adolescencia.

La enfermedad de Crohn y la colitis ulcerosa son dos trastornos crónicos que, con frecuencia, afectan a los niños. Si eres padre de un niño con EII, sabrás que el manejo de la enfermedad en tu hijo presenta desafíos especiales. Esta patología puede provocar mucha tensión dentro de la unidad familiar, e incluso las familias más unidas pueden tener dificultades para hacer frente al estrés de tener un hijo con una enfermedad crónica para la que no existe cura. Puede ser especialmente difícil cuando los niños son muy pequeños y no saben qué les está pasando. Tratar de explicar a los niños por qué no se encuentran bien nunca es fácil.

Es posible que a los padres les resulte más difícil enfrentarse a los síntomas, la medicación, las hospitalizaciones y la perspectiva de una posible cirugía asociada con la enfermedad de su hijo que al propio niño. Casi todos los niños suelen ser muy resistentes y se adaptan bien a nuevas situaciones y nuevos desafíos, en especial cuando reciben el apoyo adecuado. El apoyo de los padres, de otros miembros de la familia y del equipo de atención médica puede ayudar al niño a hacer frente a los desafíos que se avecinan. El apoyo de amigos y profesores también es importante.

Manejo especial

Aunque la enfermedad de Crohn y la colitis ulcerosa en niños son similares en muchos aspectos a la EII en adultos, la forma en que se presenta esta patología y en que se maneja requieren una consideración especial.

Tipo de enfermedad

Cuando se diagnostica la EII en niños muy pequeños, menores de 5 años, la inflamación suele manifestarse en el colon. Esta colitis podría ser tanto colitis ulcerosa crónica como colitis de Crohn. En niños muy pequeños, la aparición de la enfermedad en el colon no está tan definida como en adolescentes y adultos, lo que dificulta distinguir el tipo de colitis.

Fuera del grupo de edad preescolar, el porcentaje de niños y adolescentes con enfermedad de Crohn o con colitis ulcerosa es similar al observado entre los adultos de la misma región geográfica. En América del Norte, por ejemplo, la enfermedad de Crohn se manifiesta con más frecuencia que la colitis ulcerosa en adultos y en niños mayores y adolescentes.

Localización intestinal

Las localizaciones de la enfermedad en el tracto intestinal son algo diferentes en los niños que en los adultos, si bien existe un importante grado de superposición. En los niños con colitis ulcerosa, la enfermedad afecta con más frecuencia a todo el colon (pancolitis o colitis extensa), mientras que, en los adultos, hasta el 50 por 100 de los pacientes con colitis ulcerosa tendrán una inflamación limitada a la última parte del colon y el recto.

Al igual que en los adultos, en los niños con enfermedad de Crohn se pueden inflamar diferentes partes del tracto intestinal. Con la excepción de los niños muy pequeños, el porcentaje de niños y adolescentes con afectación de intestino delgado, intestino grueso y combinación de intestino delgado y grueso con enfermedad de Crohn parece ser similar al de los adultos. La afectación del tramo superior del intestino delgado (yeyuno) no es común en niños (se da en menos del 10 por 100 de los casos), pero puede ser más frecuente en niños que en adultos.

Crecimiento y desarrollo

Las enfermedades crónicas en los niños pueden afectar al crecimiento y al desarrollo. No solo puede causar problemas la enfermedad en sí, sino también los tratamientos.

Efectos de la enfermedad

La propia EII puede tener un efecto negativo muy importante sobre el crecimiento, incluso antes de que se diagnostique la enfermedad. Un niño puede experimentar un crecimiento deficiente durante varios años antes de que se reconozca y trate la enfermedad de Crohn.

Un descenso en la tasa de crecimiento que ocurre antes de que el niño desarrolle síntomas, como dolor abdominal o diarrea, puede ser muy desconcertante para el pediatra y los padres. A menudo, el motivo no resulta evidente hasta que aparecen otros síntomas y se diagnostica la EII. Este efecto sobre el crecimiento se observa con mucha más frecuencia en la enfermedad de Crohn que en la colitis ulcerosa, si bien no se comprenden muy bien los motivos de esta diferencia.

Efectos secundarios de los fármacos

Históricamente, muchos de los tratamientos administrados a los adultos también se han administrado a los niños, a veces sin pruebas sólidas de que sean igual de efectivos en niños como lo son en adultos. No todos los fármacos que se emplean de manera frecuente en adultos son necesariamente deseables para administrarlos a los niños debido a sus efectos secundarios potenciales y a las preocupaciones sobre la seguridad a largo plazo o los efectos retardados que pueden observarse muchos años después de que se empieza a tomar el medicamento.

Esteroideos

Estos fármacos, como la prednisona, son muy efectivos para reducir la inflamación intestinal tanto en la enfermedad de Crohn como en la colitis ulcerosa, y por este motivo pueden mejorar los síntomas, como el dolor abdominal, la diarrea y el sangrado rectal. Sin embargo, en los niños, también tienen el potencial de reducir notablemente el crecimiento si se presccriben durante períodos prolongados.

Inmunosupresores

En la enfermedad de Crohn, ha habido una tendencia a utilizar inmunosupresores (como azatioprina, 6-mercaptopurina o metotrexato) cada vez que un niño necesita esteroideos para controlar los síntomas de la enfermedad. Cuando son efectivos, estos medicamentos permiten que el niño reduzca poco a poco la toma de esteroideos sin recaídas, así como la necesidad de más ciclos de esteroideos durante un período de varios años. Esta abstinencia de esteroideos es muy importante, ya que el niño puede crecer con normalidad y alcanzar su altura potencial.

Fármacos biológicos

Cada vez se emplean más los fármacos biológicos dirigidos o de «diseño» más nuevos para tratar a los niños con EII, en particular a aquellos que tienen una enfermedad más grave y los que no pueden evitar los esteroideos. Los bloqueadores del TNF-α son los fármacos biológicos usados con más frecuencia en niños, y se ha observado que son muy efectivos y tan seguros o más que los esteroideos o los inmunosupresores como la azatioprina o la 6-mercaptopurina. Los bloqueadores del TNF-α no interfieren con el crecimiento; de hecho, cuando logran controlar con eficacia la inflamación, pueden dar lugar a un crecimiento aún mayor.

Hasta ahora, después de más de veinte años de uso, la seguridad a largo plazo de estos medicamentos parece ser buena. De los fármacos biológicos vedolizumab y ustekinumab, introducidos más recientemente, no existe tanta experiencia en niños, pero hasta el momento no ha habido grandes sorpresas con respecto a las dife-

Preocupación por los esteroideos

Los médicos que tratan a niños con enfermedad de Crohn y colitis ulcerosa prescriben esteroideos para tratar un brote importante de EII, pero evitan su uso prolongado, ya que reconocen que tendría efectos negativos sobre el crecimiento.

rencias entre cómo reaccionan los niños y los adultos a estos fármacos. Sin embargo, aún queda mucho camino por recorrer para garantizar de una manera adecuada tanto la eficacia como la seguridad de los nuevos fármacos biológicos en niños.

Pubertad retrasada

Por lo general, una desaceleración del crecimiento en altura también suele ir asociada con un retraso en el desarrollo puberal. Para la autoestima de un niño con EII, poder seguir el ritmo de crecimiento y desarrollo de los amigos puede ser muy importante. Cuando los amigos de un niño crecen con rapidez y desarrollan las características físicas de una mujer o de un hombre maduros, el niño con EII aún puede tener la estatura y la apariencia de un niño más pequeño. Esto puede hacer que para los niños con EII sea muy difícil encajar con sus compañeros y, por desgracia, puede hacer que sea más probable que se conviertan en el blanco de burlas o incluso de *bullying*. Los problemas con el aspecto físico pueden verse agravados por el efecto de un fármaco, como la prednisona, que puede provocar retraso en el crecimiento, aumento de peso y cara redondeada («cara de luna llena»).

Proteínas inflamatorias

El retraso en el crecimiento y en el desarrollo puberal es el resultado de una serie de factores diferentes pero interrelacionados. Los factores más importantes parecen ser las proteínas inflamatorias liberadas por el intestino enfermo. Estas proteínas pueden tener muchos efectos, incluida la reducción del apetito y, por lo tanto, de la ingesta de alimentos, y la interferencia con las vías de la hormona del crecimiento. Controlar la actividad de la enfermedad con el uso adecuado de fármacos o de cirugía, evitar ciertos medicamentos, como los esteroideos, y seguir una buena alimentación puede ayudar a optimizar el crecimiento de un niño.

Menstruaciones irregulares

Cuando una niña llega a la pubertad y se inician los ciclos menstruales, no es raro que experimente menstruaciones irregulares o incluso que la regla se interrumpa, sobre todo si coincide con un brote de la enfermedad. Incentiva a tu hija para que comunique este problema a su médico, ya que menstruaciones irregulares o ausentes pueden interferir con el desarrollo de unos huesos fuertes. Esto, a su vez, puede conducir a un mayor riesgo de osteoporosis más adelante.

Tratamiento a largo plazo

Tanto la enfermedad de Crohn como la colitis ulcerosa son trastornos crónicos que no se pueden curar con terapia médica o nutricional. Aunque la cirugía puede llegar a ser «curativa» para la colitis ulcerosa, no es una solución perfecta debido a las complicaciones tempranas y tardías.

Existen preocupaciones sobre las consecuencias tardías o a largo plazo que pueden tener los fármacos desarrollados para el tratamiento de la EEI, sobre todo si se toman de forma continua y desde una edad temprana. Estos efectos no siempre se pueden predecir según nuestro conocimiento de cómo funciona el fármaco, y es posible que no sean evidentes durante muchos años después de que éste se haya comercializado para su uso general. Como resultado, es probable que el consumo de cualquier fármaco nuevo para el tratamiento de la EII implique cierta asunción de riesgos, especialmente cuando se trata de niños.

Un tema de especial preocupación en los niños es el empleo de inmunosupresores. Aunque esta clase de medicamentos tiene un muy buen historial de seguridad, como su nombre indica, suprimen el sistema inmunitario hasta cierto punto y, como consecuencia de ello, pueden aumentar ligeramente el riesgo de infecciones. Además, hay algunas evidencias que sugieren que la azatioprina y la 6-mercaptopurina también incrementan en cierto sentido el riesgo de linfoma (cáncer de los ganglios linfáticos).

Este cáncer es bastante infrecuente. Incluso para las personas que toman azatioprina o 6-mercaptopurina, el riesgo sigue siendo muy reducido, quizás del orden de entre uno de cada 5000 y uno de cada 10 000. El riesgo parece ser algo mayor en los varones jóve-

Consideraciones importantes
Si bien los efectos a largo plazo de los tratamientos para la enfermedad, sobre todo los farmacológicos, son consideraciones importantes en los adultos con EII, son aún más importantes en los niños.

nes, y existe una forma particularmente agresiva de linfoma, el linfoma hepatoesplénico de células T, que aparece casi en exclusiva en los varones jóvenes tratados con azatioprina o 6-mercaptopurina. Muchos pacientes con EII y sus familias están dispuestos a correr estos pequeños riesgos potenciales, sobre todo si se consigue un beneficio inmediato al tomar estos medicamentos.

Problemas psicológicos

Para los padres, ya es bastante difícil criar a un hijo sin tener que enfrentarse a una enfermedad crónica como la EII. La adición de IBD a la mezcla crea algunos retos psicológicos especiales para la relación padre-hijo.

Estilos de crianza

Diferentes padres tienen distintas formas de reaccionar ante la enfermedad de un niño. No existe una forma absolutamente incorrecta o ni una del todo correcta de interactuar con un niño con una enfermedad crónica, siempre y cuando se mantenga un entorno de apoyo y cuidado. La EII supone un desafío que debe abordarse en familia.

Independencia creciente

Trabajar con un niño con EII depende de la edad del niño. En los niños más pequeños, los padres deben desempeñar un papel muy activo en el seguimiento y manejo de la enfermedad. De todos modos, debe hacerse de manera solidaria para no ser intrusivo o asfixiante. Los niños deben tener suficiente «espacio» para ir ganando independencia con el tiempo, y, por último, asumir un papel activo en el manejo de su enfermedad.

Enfoque de equipo

Adoptar un enfoque de «equipo» con los niños, en el que se les dé cierto grado de responsabilidad definida para monitorizar y controlar su enfermedad, suele ser una estrategia de crianza eficaz. Esta

Actitudes positivas de crianza

- Tu hijo puede padecer una EII, pero esto no significa que lo quieras o lo valores menos.
- Tu hijo no tiene la culpa de haber desarrollado una EII.
- Tú no tienes la culpa de que tu hijo padezca una EII.
- Tu hijo no te ha decepcionado.

Desarrollo y crecimiento psicológico

No debes permitir que la EII se interponga en el camino del crecimiento emocional y psicológico normal de tu hijo, incluido el desarrollo gradual de la independencia de la familia y la confianza que la acompaña.

responsabilidad puede implicar recordar tomar medicamentos a ciertas horas del día o informar a los padres sobre cualquier síntoma inusual.

Refuerzo positivo

El refuerzo positivo a través del estímulo y pequeñas recompensas, como *stickers*, puede servir para mantener al niño interesado y activo en el manejo de la enfermedad. En último término, esperas que tu hijo asuma estos roles sin estas recompensas al darse cuenta de que ser proactivo funciona bien en el manejo de la enfermedad.

Adolescencia

La relación entre un padre y un niño cambia de manera considerable, y puede volverse más desafiante ante un trastorno crónico cuando el niño entra en la adolescencia. En la adolescencia, la importancia de las relaciones familiares puede ser inferior, mientras que aumenta la importancia de amigos y compañeros. Cuando un adolescente tiene EII, la tendencia natural de los padres a participar de cerca en su cuidado puede ir en contra de su deseo de volverse más independiente, lo que puede llegar a suponer una fuente de tensión entre padres e hijos.

El adolescente puede utilizar el manejo de la enfermedad como un medio para afirmar su independencia, a veces con efectos negativos cuando, por ejemplo, recalcar su independencia significa no tomar los medicamentos prescritos (o no decir a los padres si ha tomado el medicamento), no ser abierto sobre los síntomas o no acudir a las visitas con los médicos. Este problema no tiene una solución fácil, pero cuando estos actos de rebeldía suceden, suelen formar parte de un patrón más amplio de comportamiento independiente. Abordar la situación general en lugar de centrarse específicamente en la enfermedad y su manejo puede ser una manera eficaz de mejorar la cooperación.

Los adolescentes también pueden enojarse y sentirse frustrados con la enfermedad: los síntomas, los controles, las medicaciones y las hospitalizaciones ocasionales. Justo cuando intentan ser como sus amigos, la enfermedad les recuerda que, en cierto sentido, son

Vergüenza

Más allá de ser dolorosos e incómodos, los síntomas de la EII también pueden ser vergonzantes. Para los adolescentes, para quienes la imagen entre sus compañeros suele ser de crucial importancia, la vergüenza de los síntomas puede ser peor que el dolor o la incomodidad.

diferentes. Además, los brotes de la enfermedad y los síntomas asociados pueden obstaculizar su capacidad para asistir a la escuela con cierta regularidad y participar en las actividades sociales y de ocio típicas de los adolescentes: deportes, fiestas, citas o simplemente pasear con los amigos. Aunque a veces puede resultar difícil conectar con un adolescente, padres, maestros y amigos pueden colaborar en estos momentos de dificultad.

Perspectivas

Expectativas realistas
Asegúrate de establecer expectativas realistas sobre el curso de la enfermedad, ya que incluso con el mejor manejo y cumplimiento de la medicación, pueden aparecer brotes de la enfermedad que conlleven hospitalizaciones. Esto no debe verse como un fracaso ni de los padres ni del niño.

Durante estas últimas décadas, los médicos de atención primaria y los pediatras se han familiarizado con la EII. Como resultado de ello, se suele diagnosticar de manera temprana y razonablemente precisa gracias a una combinación de pruebas, como análisis de sangre, estudios de imágenes, endoscopia y biopsias.

Aunque ni la enfermedad de Crohn ni la colitis ulcerosa tienen cura, una vez diagnosticadas, el asesoramiento nutricional, el apoyo psicológico, la farmacoterapia y la cirugía pueden ayudar en las circunstancias adecuadas.

Siguen investigándose las causas de la EII, y los avances, como la identificación del primer gen de susceptibilidad a la enfermedad de Crohn, brindan la esperanza de que se reconozcan las causas y que se puedan aplicar estrategias preventivas en personas con riesgo de desarrollar EII. Además, el desarrollo de nuevas terapias biológicas basadas en los avances en la investigación de la respuesta inmunitaria alterada abre la esperanza de nuevas terapias más eficaces para los próximos años.

Mientras tanto, la estrecha cooperación entre el paciente con EII y el equipo de atención médica brinda la mejor oportunidad para el manejo efectivo de estas enfermedades crónicas. Este libro ofrece una base para dicha cooperación al proporcionar a pacientes, familias y profesionales de atención médica información práctica que los ayude a tomar decisiones y recomendaciones bien fundadas.

Recursos y bibliografía

Asociaciones y agencias

Atlas of Inflammatory Bowel Disease
www.endoatlas.com/atlas_ib.html
Contiene imágenes de áreas del tracto gastrointestinal afectadas por la enfermedad de Crohn y la colitis ulcerosa tomadas durante una colonoscopia o una gastroscopia.

Gastrointestinal Society: Canadian Society of Intestinal Research
231-3665 Kingsway, Vancouver, BC V5R 5W2
Tel.: 1-866-600-4875 (llamada gratuita desde Canadá)
Correo electrónico: info@badgut.org
www.badgut.org
Una organización benéfica registrada que trabaja para aumentar la conciencia; proporciona materiales educativos gratuitos a pacientes y profesionales de la salud y financia investigaciones médicas en el campo de las enfermedades y los trastornos digestivos.

ClinicalTrials.gov
www.clinicaltrials.gov/ct/search?term=inflammatory+bowel+disease
Ofrece un listado de todos los ensayos clínicos de los Institutos Nacionales de Salud de Estados Unidos sobre la enfermedad inflamatoria intestinal en Estados Unidos, Canadá y otros lugares.

Cochrane Collaboration
www.cochrane.org
Cochrane Collaboration es una organización que se dedica a recopilar y sintetizar todos los datos de investigación disponibles sobre

un amplio abanico de intervenciones de atención médica para poder realizar recomendaciones en cuanto al tratamiento basadas en la evidencia.

Crohn's and Colitis Foundation

733 Third Avenue, Suite 510, New York, NY 10017
Tel.: 1-800-932-2423
Correo electrónico: info@crohnscolitisfoundation.org
www.crohnscolitisfoundation.org
Esta fundación apoya la investigación de la enfermedad inflamatoria intestinal y brinda apoyo educativo a pacientes y familias.

Crohn's and Colitis Canada

600-60 St. Clair Avenue East, Toronto, ON M4T 1N5
Tel.: 1-800-387-1479
www.crohnsandcolitis.ca
Esta organización fundada por pacientes se dedica a encontrar una cura para la enfermedad inflamatoria intestinal y cuenta con un foro *online* con preguntas frecuentes y preguntas al médico.

U.S. Food and Drug Administration – Center for Food Safety and Applied Nutrition

www.fda.gov/AboutFDA/CentersOffices/OfficeofFoods/CFSAN/default.htm
Un excelente recurso estadounidense sobre seguridad alimentaria y etiquetado, así como enlaces a varias publicaciones útiles.

Health Canada – Food and Nutrition

www.hc-sc.gc.ca/fn-an/index-eng.php
Un excelente recurso canadiense sobre seguridad alimentaria y etiquetado, así como enlaces a varias publicaciones útiles.

Mount Sinai Hospital Inflammatory Bowel Disease Group

600 University Avenue, Toronto, ON M5G 1X5
www.zanecohencentre.com/ibd

El grupo multidisciplinar sobre enfermedad inflamatoria intestinal del Hospital Mount Sinai en Toronto aporta información para pacientes, profesionales de la atención médica e investigadores, e incluye dos vídeos, uno sobre la vida después de un estoma y el otro sobre el procedimiento de la bolsa pélvica.

National Digestive Diseases Information Clearinghouse
2 Information Way, Bethesda, MD 20892–3570
Tel.: 1-800-891-5389 Fax: 703-738-4929
Correo electrónico: nddic@info.niddk.nih.gov
www.digestive.niddk.nih.gov
Servicio de información y divulgación con información general sobre diversas enfermedades digestivas, entre ellas la enfermedad de Crohn y la colitis ulcerosa.

Ontario Human Rights Commission – Employment
www.ohrc.on.ca/en/issues/employment
Esta página describe tus derechos como posible empleado en la provincia de Ontario, que pueden aplicarse a otras jurisdicciones de América del Norte.

United Ostomy Associations of America
P.O. Box 525, Kennebunk, ME 04043-0525
Tel.: 1-800-826-0826
Correo electrónico: info@ostomy.org
www.ostomy.org
Esta red de grupos de apoyo para la derivación intestinal en Estados Unidos es útil tanto para las personas que han sufrido una intervención de desviación intestinal como para sus cuidadores. También incluye grupos para personas que han sufrido una intervención de derivación urinaria.

Ostomy Canada Association
5800 Ambler Drive, Suite 210, Mississauga, ON L4W 4J4
Tel.: 1-888-969-9698
www.ostomycanada.ca

Esta organización de voluntarios brinda apoyo emocional, así como servicios de enseñanza e información, a personas que se han sometido a una intervención de derivación intestinal y a sus cuidadores.

Libros de recursos para pacientes

If This Is a Test, Have I Passed Yet? Living with Inflammatory Bowel Disease
de Ferne Sherkin-Langer, Fern Publications, 1994.
Relato simpático y en primera persona sobre cómo es vivir con una enfermedad inflamatoria intestinal y algunas estrategias que le han resultado útiles a la autora.

Learning Sickness: A Year with Crohn's Disease
de James M. Lang, Capital Books, 2005.
Relato de un año en la vida de un hombre que finalmente tiene que acabar aceptando que su enfermedad de Crohn forma parte de su vida y requiere cuidados especiales.

Sick and Tired of Feeling Sick and Tired: Living with Invisible Chronic Illness
de Paul J. Donoghuey y Mary E. Siegel, W.W. Norton, 2000.
Descripción muy completa de los problemas de tener que convivir con una enfermedad invisible desde el punto de vista de dos psicólogos.

Codeine Diary: True Confessions of a Reckless Hemophiliac
de Tom Andrews, Harvest Books, 1999.
No se trata de un libro sobre la enfermedad inflamatoria intestinal, sino sobre cómo vivir con hemofilia. Aun así, es un relato muy bien escrito de muchas experiencias sobre vivir con una enfermedad crónica que resultará familiar a las personas con enfermedad de Crohn o con colitis ulcerosa.

Always Change a Losing Game: Playing at Life to Be the Best You Can Be
de David Posen, Firefly Books, 1997.
Incluye varios enfoques prudentes para la reducción del estrés.

The Feeling Good Handbook
de David D. Burns, Plume, 1999 (*El manual de ejercicio de sentirse bien*. Ediciones Paidós Ibérica, 2009).
Este libro de autoayuda, escrito con buen estilo, presenta las técnicas de la terapia cognitiva conductual para la depresión e incluye ejercicios para hacer en casa.

Full Catastrophe Living: Using the Wisdom of Your Body and Mind to Face Stress, Pain, and Illness
de Jon Kabat-Zinn, Delta, 1990 (*Vivir con plenitud las crisis: cómo utilizar la sabiduría del cuerpo y la mente para afrontar el estrés, el dolor y la ansiedad*. Kairós, 2015).
Técnicas de meditación para la reducción del estrés y para la salud.

Textos médicos y artículos científicos

AMERICAN SOCIETY FOR GASTROINTESTINAL ENDOSCOPY STANDARDS OF PRACTICE COMMITTEE *et al.* (2015). «The role of endoscopy in inflammatory bowel disease», *Gastrointestinal Endoscopy*, vol. 81, n.º 5, págs. 1101-1121.e1-13.

BITTON, A. *et al.* (2012). «Treatment of hospitalized adult patients with severe ulcerative colitis: Toronto consensus statements», *American Journal of Gastroenterology*, vol. 107, n.º 2, págs. 179-194.

BRESSLER, B. *et al.* (2015). «Clinical practice guidelines for the medical management of non hospitalized ulcerative colitis: The Toronto consensus», *Gastroenterology*, vol. 148, n.º 5, págs. 1035-1058.e3.

CANDY, S. *et al.* (1995). «A controlled double blind study of azathioprine in the management of Crohn's disease», *Gut*, vol. 37, n.º 5, págs. 674-678.

Casillas S. *et al.* (2005). «Laparoscopic surgery for inflammatory bowel disease», *Digestive Surgery*, vol. 22, n.º 3, págs. 135-142.

Colombel, J. F. *et al.* (2018). «Effect of tight control management on Crohn's disease (CALM): A multicentre, randomised, controlled phase 3 trial», *Lancet*, vol. 390, n.º 10114, págs. 2779-2789.

— (2010). «Infliximab, azathioprine, or combination therapy for Crohn's disease», *The New England Journal of Medicine*, vol. 362, n.º 15, págs. 1383-1395.

— (2007). «Adalimumab for maintenance of clinical response and remission in patients with Crohn's disease: The CHARM trial», *Gastroenterology*, vol. 132, n.º 1, págs. 62-65.

Duchmann, R. *et al.* (1995). «Tolerance exists towards resident intestinal flora but is broken in active inflammatory bowel disease (IBD)», *Clinical and Experimental Immunology*, vol. 102, n.º 3, págs. 448-455.

Ekbom, A. *et al.* (1990). «Ulcerative colitis and colorectal cancer. A population-based study», *The New England Journal of Medicine*, vol. 323, n.º 18, págs. 1228-1233.

Elson, C. O. *et al.* (2002). «Understanding immune-microbial homeostasis in intestine», *Immunologic Research*, vol. 26, n.º 1-3, págs. 87-94.

Farmer, R. G. *et al.* (1985). «Long-term follow-up of patients with Crohn's disease. Relationship between the clinical pattern and prognosis», *Gastroenterology*, vol. 88, n.º 6, págs. 1818-1825.

Feagan, B. G. (2003). «Maintenance therapy for inflammatory bowel disease», *American Journal of Gastroenterology*, vol. 98, Suppl. 12, págs. S6-S17.

— (1995). «Methotrexate for the treatment of Crohn's disease. The North American Crohn's Study Group Investigators», *The New England Journal of Medicine*, vol. 332, n.º 5, págs. 292-297.

— (2013). «Vedolizumab as induction and maintenance therapy for ulcerative colitis», *The New England Journal of Medicine*, vol. 369, n.º 8, págs. 699-710.

— (2016). «Ustekinumab as induction and maintenance therapy for Crohn's disease», *The New England Journal of Medicine*, vol. 375, n.º 20, págs. 1946-1960.

FEFFERMAN, D. S. *et al.* (2005). «Endoscopy in inflammatory bowel disease: Indications, surveillance, and use in clinical practice», *Clinical Gastroenterology and Hepatology*, vol. 3, n.º 1, págs. 11-24.

GEBOES, K. *et al.* (2003). «Indeterminate colitis», *Inflammatory Bowel Diseases*, vol. 9, n.º 5, págs. 324-331.

GILLEN, C. D. *et al.* (1994). «Ulcerative colitis and Crohn's disease: A comparison of the colorectal cancer risk in extensive colitis», *Gut*, vol. 35, n.º11, págs. 1590-1592.

GIONCHETTI, P. *et al.* (2003). «Prophylaxis of pouchitis onset with probiotic therapy: A double-blind, placebo-controlled trial», Gastroenterology, vol. 124, n.º 5, págs. 1202-1209.

GRAND, D. J. *et al.* (2015). «MR enterography in Crohn's disease: Current consensus on optimal imaging technique and future advances from the SAR Crohn's disease-focused panel», *Abdominal Imaging*, vol. 40, n.º 5, págs. 953-964.

GREENBERG, G. R. *et al.* (1994). «Oral budesonide for active Crohn's disease. Canadian Inflammatory Bowel Disease Study Group», *The New England Journal of Medicine*, vol. 331, n.º 13, págs. 836-841.

GRIFFITHS A. M. *et al.* (1995). «Meta-analysis of enteral nutrition as a primary treatment of active Crohn's disease», *Gastroenterology*, vol. 108, n.º 4, págs. 1056-1067.

HANAUER, S. B. *et al.* (2002). «Maintenance infliximab for Crohn's disease: The ACCENT I randomised trial», *Lancet*, vol. 359, n.º 9317, págs. 1541-1549.

JÄRNEROT, G. *et al.* (2005). «Infliximab as rescue therapy in severe to moderately severe ulcerative colitis: A randomized, placebo-controlled study», *Gastroenterology*, vol. 128, n.º 7, págs. 1805-1811.

JOHNSON, G. J. *et al.* (2005). «Review article: Smoking cessation as primary therapy to modify the course of Crohn's disease», *Alimentary Pharmacology & Therapeutics*, vol. 21, n.º 8, págs. 921-931.

KHANNA, R. *et al.* (2015). «Early combined immunosuppression for the management of Crohn's disease (REACT): A cluster randomised controlled trial», *Lancet*, vol. 386, n.º 10006, págs. 1825-1834.

KORNBLUTH, A. *et al.* (2004). «Video capsule endoscopy in inflammatory bowel disease: Past, present, and future», *Inflammatory Bowel Diseases*, vol. 10, n.º 3, págs. 278-285.

KRUIS, W. (2004). «Review article: Antibiotics and probiotics in inflammatory bowel disease», *Alimentary Pharmacology & Therapeutics*, vol. 20, Suppl. 4, págs. 75-78.

LAINE, L. *et al.* (2015). «SCENIC international consensus statement on surveillance and management of dysplasia in inflammatory bowel disease», *Gastrointestinal Endoscopy*, vol. 81, n.º 3, págs. 489-501.e26.

LEE, J. *et al.* (2014). «British Dietetic Association evidence based guidelines for the dietary management of Crohn's disease in adults», *Journal of Human Nutrition and Dietetics*, vol. 27, n.º 3, págs. 207-218.

LÖFBERG, R. *et al.* (1993). «Oral budesonide in active Crohn's disease», *Alimentary Pharmacology & Therapeutics*, vol. 7, n.º 6, págs. 611-616.

LOFTUS, E. V. J. *et al.* (1998). «Crohn's disease in Olmsted County, Minnesota, 1940-1993: Incidence, prevalence, and survival», *Gastroenterology*, vol. 114, n.º 6, págs. 1161-1168.

MARKOWITZ, J. *et al.* (2000). «A multicenter trial of 6-mercaptopurine and prednisone in children with newly diagnosed Crohn's disease», *Gastroenterology*, vol. 119, n.º 4, págs. 895-902.

MAUNDER, R. G. (2005). «Evidence that stress contributes to inflammatory bowel disease: Evaluation, synthesis, and future directions», *Inflammatory Bowel Diseases*, vol. 11, n.º 6, págs. 600-608.

MAWDSLEY, J. E. *et al.* (2005). «Psychological stress in IBD: New insights into pathogenic and therapeutic implications», *Gut*, vol. 54, n.º 10, págs. 1481-1491.

McDONALD, J. W. D. *et al.* (eds.) (2004). *Evidence-Based Gastroenterology and Hepatology*, 2.ª edición. Oxford, Reino Unido: Blackwell Publishing.

McLEOD, R. S. (2003). «Surgery for inflammatory bowel diseases», *Digestive Diseases*, vol. 21, n.º 2, págs. 168-179.

Munkholm, P. *et al.* (1994). «Frequency of glucocorticoid resistance and dependency in Crohn's disease», *Gut*, vol. 35, n.º 3, págs. 360-362.

Narula, N. *et al.* (2017). «Systematic review and metaanalysis: Fecal microbiota transplantation for treatment of active ulcerative colitis», *Inflammatory Bowel Diseases*, vol. 23, n.º 10, págs. 1702-1709.

Peyrin-Biroulet, L. *et al.* (2015). «Selecting therapeutic targets in inflammatory bowel disease (STRIDE): Determining therapeutic goals for treat-to-target», *American Journal of Gastroenterology*, vol. 110, n.º 9, págs. 1324-1338.

Ruemmele, F. M. *et al.* (2014). «Consensus guidelines of ECCO/ESPGHAN on the medical management of pediatric Crohn's disease», *Journal of Crohn's & Colitis*, vol. 8, n.º 10, págs. 1179-1207.

Sandborn, W. J. *et al.* (2013). «Vedolizumab as induction and maintenance therapy for Crohn's disease», *The New England Journal of Medicine*, vol. 369, n.º 8, págs. 711-721.

— (2017). «Tofacitinib as induction and maintenance therapy for ulcerative colitis», *The New England Journal of Medicine*, vol. 376, n.º 18, págs. 1723-1736.

Sands, B. E. *et al.* (2004). «Infliximab maintenance therapy for fistulizing Crohn's disease», *The New England Journal of Medicine*, vol. 350, n.º 9, págs. 876-885.

Sartor, R. B. *et al.* (eds.). (2004). *Kirsner's Inflammatory Bowel Diseases*, 6.ª edición. Filadelfia: WB Saunders.

Satsangi, J. *et al.* (eds.) (2004). *Inflammatory Bowel Diseases*. Filadelfia: Elsevier Limited.

Schwartz, D. A. *et al.* (2015). «Guidelines for the multidisciplinary management of Crohn's perianal fistulas: Summary statement», *Inflammatory Bowel Diseases*, vol. 21, n.º 4, págs. 723-730.

Shen B. *et al.* (2015). «Clinical approach to diseases of ileal pouch-anal anastomosis», *American Journal of Gastroenterology*, vol. 100, n.º 12, págs. 2796-2807.

Sutherland L. R. *et al.* (1993). «Sulfasalazine revisited: A meta-analysis of 5-aminosalicylic acid in the treatment of ulcerative colitis», *Annals of Intern Medicine*, vol. 118, n.º 7, págs. 540-549.

ÍNDICE ANALÍTICO

Acerca del autor

El Dr. A. Hillary Steinhart es catedrático de medicina en el Departamento de Medicina de la Universidad de Toronto y director de la División Combinada de Gastroenterología del Hospital Mount Sinai y la de Red Universitaria de Salud de Toronto. Se licenció en Medicina y cursó un máster en Epidemiología Clínica, ambos por la Universidad de Toronto.

Los intereses de investigación de Hillary incluyen la evaluación de nuevas estrategias terapéuticas para el tratamiento de la enfermedad inflamatoria intestinal, el metaanálisis y la metodología de los ensayos clínicos, la evaluación de la gravedad de la enfermedad, las complicaciones de la enfermedad inflamatoria intestinal y las interacciones fenotipo-genotipo en la enfermedad inflamatoria intestinal. Ha publicado más de cien artículos de investigación, así como dos libros sobre la enfermedad inflamatoria intestinal para pacientes y familiares.

Hillary es el antiguo presidente de la Fundación de Crohn y Colitis del Instituto de Investigación IBD de Canadá, y es editor de la sección clínica de la revista Inflammatory Bowel.

Índice

PRIMERA PARTE
Entender la enfermedad de Crohn y la colitis ulcerosa

SEGUNDA PARTE
Gestionar la enfermedad inflamatoria intestinal